Monographien aus dem Gesamtgebiete der Neurologie
und Psychiatrie

Heft 130

Herausgegeben von

M. Müller-Rüfenacht (Bern) · H. Spatz†-Frankfurt
P. Vogel-Heidelberg

Hermann Dietz

# Die frontobasale Schädelhirnverletzung

Klinisches Bild und Probleme
der operativen Behandlung

Mit einem Geleitwort von K. Schürmann

Mit 31 Abbildungen und 21 Tabellen

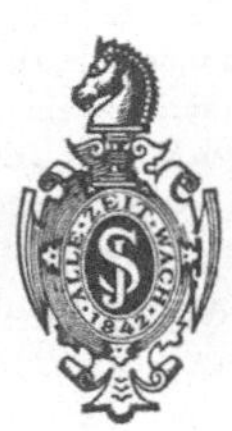

Springer-Verlag Berlin Heidelberg GmbH 1970

Privatdozent Dr. Hermann Dietz
Oberarzt der Neurochirurgischen Universitätsklinik Mainz

ISBN 978-3-662-34942-7          ISBN 978-3-662-35276-2 (eBook)
DOI 10.1007/978-3-662-35276-2



Library of Congress Catalog Card Number 76-100695.



Titel-Nr. 6462

# Geleitwort

Die Zahl schwerer und schwerster Schädelhirnverletzungen ist erschütternd groß. Einen besonders beachtenswerten Anteil an dieser Zahl haben, vor allem im Zusammenhang der Verkehrsunfälle, die frontobasalen Schädelhirnverletzungen, die sehr vielschichtige Probleme aufwerfen — weniger wegen ihrer absoluten Häufigkeit als vielmehr wegen der Eigenart ihrer speziellen therapeutischen Erfordernisse. Denn jede frontobasale Schädelhirnverletzung ist dadurch, daß sie eine Kommunikation zwischen Nasennebenhöhlen und Schädelinnenraum herbeiführen kann, als eine potentiell offene Schädelhirnverletzung anzusehen, die kompromißlos in eine geschlossene überführt werden muß.

Die jahrzehntelangen, sehr fruchtbaren, mitunter recht erbittert geführten Auseinandersetzungen über die Notwendigkeit der operativen Versorgung der frontobasalen Schädelhirnverletzungen sind heute so gut wie abgeschlossen und eindeutig zugunsten eines aktiven operativen Eingreifens entschieden. Jedoch bestehen immer noch sehr unterschiedliche Auffassungen über den Zeitpunkt und die Art des operativen Vorgehens, verbunden mit einer zuweilen bedrückenden Unsicherheit in der Indikationsstellung.

Mit diesen noch strittigen Fragen setzt sich die vorliegende Monographie sehr umfassend und kritisch auseinander, ohne jedoch die Gemüter erneut zu erhitzen. Sie versucht im Gegenteil, unter Würdigung sehr vieler verschiedener Auffassungen und unter Sichtung einer großen Fülle von Literatur, sachlich und aus neurochirurgischer Sicht zu argumentieren. Die Sonderstellung der frontobasalen Schädelhirnverletzung wird herausgearbeitet, die notwendigen diagnostischen Maßnahmen werden beschrieben, insbesondere die speziellen Verfahren zum Nachweis der indirekt offenen Verletzungen werden vollständig aufgeführt und kritisch bewertet. Die sich in logischer Konsequenz schließlich daraus ergebenden operativen Erfordernisse sind, vor dem Hintergrund eines eigenen repräsentativen Krankengutes, überzeugend dargelegt. Es ist zu wünschen, daß sich dieser wichtige Beitrag zum Segen der Verletzten auswirken möge.

Mainz, Dezember 1969          K. Schürmann

# Vorwort

Die frontobasale Schädelhirnverletzung ist wie kaum eine andere Verletzungsart dazu angetan, die Vertreter verschiedener klinischer Fächer (Chirurg, Kieferchirurg, Neurochirurg, Rhinochirurg, Ophthalmologe, Neurologe, Anaesthesiologe) zu gegenseitiger Beratung und auch zu aktiver Behandlung am Krankenbett zusammenzuführen. Die vorliegende Monographie will die Probleme beleuchten, die der Neurochirurg aus seiner Sicht in die Diskussion dieser Form der Schädelhirnverletzung bringen möchte. Es ist dabei das Ziel der Arbeit, die Eigenart und Sonderstellung der frontobasalen Schädelhirnverletzung im Rahmen der Traumatologie des Schädels aufzuzeigen und unter eingehender Würdigung des einschlägigen Schrifttums sowie unter Darlegung der Erfahrungen mit dem eigenen Krankengut auf die Bedeutung dieser Verletzungsart und auf die Notwendigkeit ihrer operativen Versorgung hinzuweisen.

Nach Abschluß der Arbeit ist es mir ein ganz besonderes Bedürfnis, meinem verehrten Lehrer, Herrn Professor Dr. K. SCHÜRMANN, Direktor der Neurochirurgischen Univ.-Klinik Mainz, für seine Unterstützung und Förderung sowie für das mir jederzeit entgegengebrachte Verständnis meinen Dank auszusprechen. Ferner bin ich Herrn Professor Dr. L. DIETHELM, dem Direktor des Instituts für Klinische Strahlenkunde der Universität Mainz, zu Dank verpflichtet für die Möglichkeit, die Röntgenaufnahmen und Szintigramme zu verwerten und zu reproduzieren. Nicht zuletzt danke ich Herrn Professor Dr. F. KÜMMERLE, Direktor der Chirurgischen Klinik der Universität Mainz, für die Erlaubnis, die Krankenblattunterlagen seiner Klinik durchzusehen und zu verarbeiten.

Schließlich gebührt mein Dank allen Freunden, Kollegen und Mitarbeitern, die mich mit Rat und Tat unterstützten.

Dem SPRINGER-Verlag danke ich für sein freundliches Entgegenkommen bei der Herausgabe und Ausstattung der Monographie.

Mainz, Dezember 1969                                                    H. DIETZ

# Inhaltsverzeichnis

# I. Einleitung

Die traumatischen Schädigungen der Schädelbasis — nach den Worten K. H. Bauers [33] „eine Eigentümlichkeit und ein Vorrecht allein des Menschen" — haben im Zeitalter der Technik eine erschreckende Häufung erfahren. In der Konfrontation mit den ärztlichen Problemen dieser Art Schädelhirnverletzungen hat es sich als zweckmäßig erwiesen, die frontobasalen, also jene die vordere Schädelbasis betreffenden Verletzungen, als eine Sonderform herauszuheben [4, 6, 109, 110, 157, 230, 295, 406, 461, 484, 491, 516, 679, 680, 687, 759, 844, 845, 873, 894, 897, 898, 899, 944, 945], weil sie sich in ihrem klinischen Erscheinungsbild, ihren anatomisch bedingten Besonderheiten und der Art ihrer Behandlungsmöglichkeiten als eine eigenständige Gruppe abheben.

Die Entwicklung operativer Behandlungsverfahren erfolgte seit dem 1. Weltkrieg in einer fruchtbaren Auseinandersetzung verschiedener Fachdisziplinen (Chirurgie, Hals-Nasen-Ohrenheilkunde, Neurochirurgie) um das Vorrecht und die Art der bestmöglichen Versorgung der frontobasalen Schädelhirnverletzungen und spiegelt nicht nur einen Abschnitt der Entwicklung der Schädeltraumatologie allgemein, sondern im engeren Sinne auch ein Stück „Entwicklungsgeschichte" der Neurochirurgie.

Über die Notwendigkeit der aktiven chirurgischen Versorgung der frontobasalen Schädelhirnverletzungen bestehen heute kaum mehr Meinungsverschiedenheiten. Die Erfahrungen besonders des letzten Weltkrieges und die Erkenntnis, daß die Komplikationsrate unversorgter wie ungenügend versorgter frontobasaler Schädelhirnverletzungen sehr hoch ist, hat allgemein einer aktiveren Einstellung zum Durchbruch verholfen. Bis heute ist jedoch die Diskussion um das Wann und Wie der operativen Behandlung dieser Art Verletzungen noch nicht abgeklungen. Besonders soweit die verläßliche Verhütung der für die frontobasalen Schädelhirnverletzungen typischen Komplikationen in Frage steht, sind die Ansichten über die anzuwendenden operativen Maßnahmen längst nicht einhellig.

Unter diesen Gesichtspunkten bedarf es keiner besonderen Rechtfertigung, wenn im folgenden — nach einem Rückblick auf die Entwicklung und die Ergebnisse der Behandlung der frontobasalen Schädelhirnverletzungen — anhand der eigenen Erfahrungen bei der Versorgung des Krankengutes der Neurochirurgischen Univ.-Klinik Mainz die hier erarbeitete Operationsmethodik zur Behandlung und Verhütung von Komplikationen nach frontobasalen Schädelhirnverletzungen dargelegt wird.

## II. Eigenart und Sonderstellung der frontobasalen
## Schädelhirnverletzung

Die frontobasale Schädelhirnverletzung stellt jene Sonderform des Schädelbasisbruches dar, die, als Folge einer meist von frontal einwirkenden Gewalt, gekennzeichnet ist durch eine Knochen- und Duraverletzung im Bereiche der vorderen
Schädelgrube und des Übergangs der vorderen zur mittleren Schädelgrube (Keilbein-
und Sellaregion) einerseits und durch eine Schädigung bzw. Verletzung der angren-
zenden Hirnpartien andererseits. Den Modellfall für die Art des Zustandekommens
der frontobasalen Schädelhirnverletzung liefert in unseren Tagen die Verkehrsunfall-
situation: der frontale Aufprall des Schädels beim Abfangen der Horizontalbeschleu-
nigung im Zusammenstoß [33, 34, 285, 322, 344, 406, 452, 684, 735, 760, 761, 850,
790, 804, 915].

Bereits die Erfahrungen der Chirurgie seit der Jahrhundertwende hatten gezeigt,
daß aus Gründen der Symptomatologie und der Therapie eine Unterteilung der
Schädelverletzungen in Konvexitäts- und Basisverletzungen notwendig ist [33, 58,
59, 91, 98, 100, 132, 146, 282, 292, 346, 469, 470, 535, 536, 556, 641, 675, 677, 678,
703, 891].

Wiewohl die allgemeinen klinischen Erscheinungen der Schädelhirnverletzungen
in Relation zu dem Ausmaß der einwirkenden Gewalt weitgehend gleich sind, erfordern doch die für bestimmte Formen der gedeckten Verletzungen spezifischen Komplikationen jeweils verschiedene therapeutische Maßnahmen [157, 197, 310, 356, 377,
406, 464, 469, 559, 679, 680, 687, 692, 760, 802, 803, 804, 863, 895, 898, 899,
900, 901, 905], zumal gerade bei den frontobasalen Schädelhirnverletzungen das
Auftreten solcher spezifischen Komplikationen im Einzelfalle sogar weitgehend von
der chirurgischen Indikationsstellung und Therapie abhängig ist [11, 101, 191, 193,
217, 230, 308, 310, 318, 319, 356, 403, 406, 413, 461, 462, 491, 516, 547, 598, 600,
759, 818, 819, 820, 888, 899, 904, 913, 995].

Die besondere Gefahr der frontobasalen Schädelhirnverletzung besteht in der
Einbeziehung der Nasennebenhöhlen in das Frakturgeschehen der vorderen Schädel-
basis (die besondere anatomische Situation der Lagebeziehungen zwischen vorderer
Schädelbasis und den darunterliegenden Nasennebenhöhlen gibt Abb. 1 wieder).
Die Mitverletzung der basalen Dura durch Frakturen der Schädelbasis über den
Nasennebenhöhlen schafft eine Kommunikation des Schädelinnenraumes mit den
Nasennebenhöhlen bzw. dem Nasenraum und damit die Voraussetzung für alle
Komplikationsmöglichkeiten, die eine offene Schädelhirnverletzung in sich birgt.
(Einen Eindruck von den räumlichen Beziehungen des basalen Stirnhirns zum Nasen-
raum, zu den Siebbeinzellen und dem Orbitaldach soll der in Abb. 2 dargestellte
Frontalschnitt durch den Kopf im Niveau der Crista galli vermitteln.) Diese durch
ihre Art als indirekt offene Schädelhirnverletzung gegebene Komplikationsgefährdung
ist ein wesentlicher Grund der Sonderstellung der frontobasalen Schädelhirnverletzung

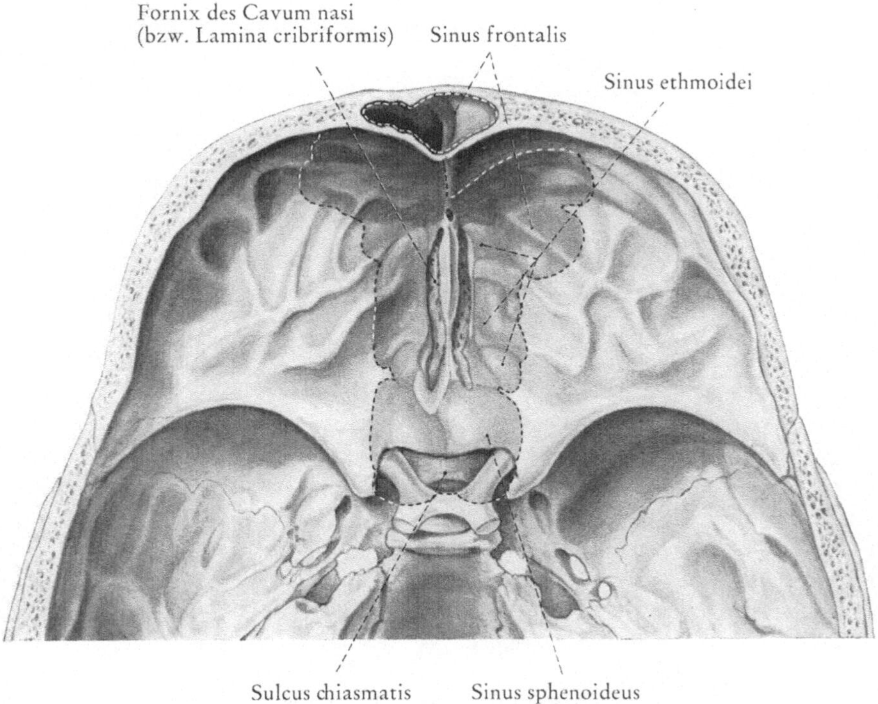



Abb. 1. Lagebeziehungen der Nasennebenhöhlen zur vorderen Schädelbasis
(Nach Ferner u. Kautzky [235])

im Rahmen der Basisfrakturen [3, 4, 12, 49, 109, 110, 157, 193, 230, 231, 308, 316, 356, 357, 406, 461, 491, 516, 598, 687, 898, 899, 900, 946]. Die Eröffnung der Nasennebenhöhlen einerseits und der basalen Dura andererseits durch die Basisfraktur bedingt die Mittelstellung dieser Art Schädelverletzung zwischen den Formen der offenen und der gedeckten Schädelhirnverletzung [356, 1021].

Sehr früh schon trat Voss [944, 945] der Ansicht entgegen, daß die Prognose einer Schädelbasisverletzung lediglich oder auch nur in erster Linie von der Art und Schwere der erlittenen Gehirnschädigung abhinge. Er wies darauf hin, daß gerade bei den Frakturen der vorderen und seitlichen Schädelbasis „das bloße Auftreten von Frakturen für die überwiegende Zahl der Fälle gleichbedeutend ... mit der Entstehung einer komplizierten Fraktur" sei, bei der „eine Kommunikation der Außenwelt mit dem Schädelinnern mit all ihren daraus resultierenden Gefahren zustande kommen" könne [946, S. 13].

Diese Möglichkeit der traumatischen Kommunikation zwischen Schädelinnenraum und Außenwelt ist jedoch nicht ausschließlich eine Eigentümlichkeit der frontobasalen Schädelhirnverletzungen, sondern kommt auch bei den Brüchen der seitlichen Basis, den sog. laterobasalen Schädelhirnverletzungen vor, wenn eine Fraktur im Felsenbeinbereich den Schädelinnenraum über das Innenohr zum Gehörgang oder zur Tuba Eustachii hin eröffnet. Solche indirekt offenen Schädelhirnverletzungen durch laterobasale Frakturmechanismen sind zahlenmäßig häufiger als jene durch frontobasale Schädigungen, entsprechend der stärkeren Beteiligung der mittleren Schädelgrube an

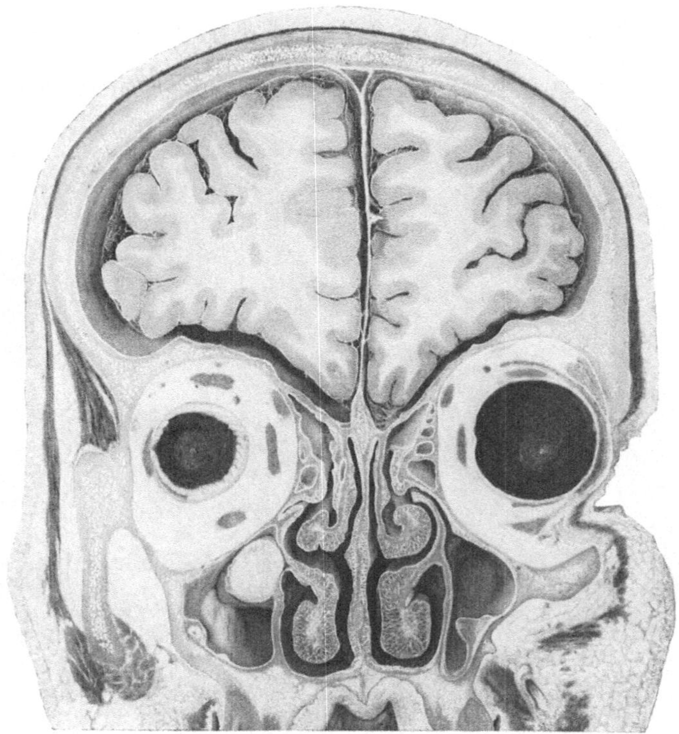

Abb. 2. Frontalschnitt durch den Schädel im Niveau der Crista galli
(Nach Ferner u. Kautzky [235])

der Gesamtzahl der Basisfrakturen: etwa zwei Drittel aller Basisbrüche sollen die mittlere Schädelgrube betreffen [33, 47, 132, 185, 240, 254, 285, 301, 439, 452, 501, 691, 723, 819, 820, 905]. Ihre Komplikationsquote ist jedoch wesentlich geringer als jene der frontobasalen Schädelhirnverletzungen, weil im kompakten Knochenmassiv der Felsenbeinregion relativ bald ein bindegewebiger Durchbau des Frakturspaltes erfolgt und damit ein spontaner Verschluß der Kommunikation die Regel ist [33, 47, 49, 81, 185, 230, 345, 434, 484, 495, 516, 546, 579, 580, 708, 759, 765, 900, 903, 911, 912, 916, 938].

Die Wahrscheinlichkeit einer Mitverletzung der Dura bei Basisfrakturen ist im Bereich der vorderen Schädelgrube im Vergleich zu den übrigen Abschnitten der Schädelbasis aus mehreren Gründen besonders groß:

1. ist die Verhaftung der Dura mit dem Knochen in der frontobasalen Region sehr viel inniger und fester als sonst im Basisbereich [134, 377, 394, 406, 484, 486, 491, 819, 902, 950, 1020];

2. ist die Dura hier dünner und damit vulnerabler [33, 45, 49, 406, 516, 694, 819, 900, 903, 918, 921, 950, 1005, 1006];

3. ist die frontale Basis in der Regel nicht glatt und plan, sondern es sind gerade hier, an der Auflagefläche des basalen Neocortex (Spatz), mehr oder minder starke Impressionen und, entsprechend, Knochenleisten ausgebildet [45, 89, 141, 235, 299, 356, 685, 837, 843, 845] (vgl. Abb. 1);

4. bestehen an den Rändern der Lamina cribriformis und am Übergang zur Crista galli Einfalzungen und Stärkeunterschiede der Dura, die im Falle eines Frakturgeschehens eine Zerreißung begünstigen [109, 110, 133, 235, 245, 272, 316, 356, 357, 436, 502, 726];

5. schließlich liegt am Übergang der Basis zur Stirnhöhlenhinterwand eine Grenzzone von fester zu weniger fester Verhaftung der Dura mit der Schädelinnenfläche [2, 3, 109, 110, 114, 272, 316, 760, 761, 900].

Die Möglichkeit der Kommunikation zwischen Schädelinnenraum und Außenwelt stempelt infolge der Verletzlichkeit der Dura durch Frakturen, die gleichzeitig die Nasennebenhöhlen einbeziehen, *jede frontobasale zu einer potentiell offenen Schädelhirnverletzung*. Die damit verbundenen, in ihrer Art typischen endokraniellen Komplikationsmöglichkeiten heben die frontobasale Schädelhirnverletzung als eine Sonderform aus der Gesamtheit der Basisfrakturen heraus.

Die prognostische Bedeutung dieser Komplikationsgefährdung findet ihren Niederschlag in einem anderen Grund für die Sonderstellung der frontobasalen Schädelhirnverletzung: *die operative Versorgungsnotwendigkeit*. In Verfolgung des Grundsatzes, jede offene Verletzung in eine geschlossene überzuführen, ist zur Vermeidung aller sich aus der indirekt offenen Schädelhirnverletzung entwickelnden endokraniellen Komplikationsmöglichkeiten bei Erkennung oder auch bereits bei Verdacht einer traumatischen Kommunikation der operative Verschluß derselben anzustreben. Die Notwendigkeit einer operativen Intervention zur Wiederherstellung der Abgeschlossenheit des Intraduralraumes — sei es primär, unmittelbar nach der Verletzung, sei es sekundär, nach Eintritt einer Komplikation — gilt, wie die Erfahrung der letzten 4 Jahrzehnte gezeigt hat, nur für die frontobasalen unter den Verletzungen der Schädelbasis. Auch in diesem Punkt unterscheiden sich die frontobasalen von den laterobasalen Schädelhirnverletzungen, die nicht in diesem Ausmaße komplikationsgefährdet sind [3, 4, 5, 6, 33, 49, 81, 109, 110, 193, 230, 234, 316, 356, 357, 362, 377, 393, 394, 406, 461, 484, 485, 490, 491, 516, 598, 618, 619, 694, 695, 759, 760, 761, 819, 900, 902, 945, 946].

Eine dritte Eigenart schließlich, welche die frontobasale Schädelhirnverletzung als eine Sonderform bestätigt, ist die *operative Versorgungsmöglichkeit*. Besonders dieser Umstand hat, zusammen mit der topographischen Situation des frontoorbitalen Schädelbereiches im Interessengebiet mehrerer operativer Fachdisziplinen, in der Auseinandersetzung um die fachliche Zuständigkeit und um die Art der Versorgung sehr befruchtend auf die Entwicklung und den Ausbau der operativen Behandlung der frontobasalen Schädelhirnverletzung eingewirkt.

# III. Zur Klinik der frontobasalen Schädelhirnverletzung

## A. Entstehungsart und Entstehungsbedingungen

Hinsichtlich des Zustandekommens der frontobasalen Schädelhirnverletzung wurde bereits auf die überragende Rolle der Verkehrsunfälle hingewiesen, durch die sich, wie Tönnis betont, nicht nur die ursächliche, sondern auch die zahlenmäßige Gruppierung der Verletzungen zuungunsten der vorderen Schädelbasis verschoben hat [900, S. 833]. Die noch in den zwanziger Jahren relativ seltene Verletzungsart (meist hervorgerufen durch Sturz, Schlag, Hufschlag, Stich oder Schuß) zeigte im Rahmen der Entwicklung des modernen Verkehrs eine gewaltige Zunahme, sowohl was die Häufigkeit als auch die Schwere der Verletzung selbst betrifft. In fast allen uns zugänglichen Arbeiten beträgt der Anteil der Verkehrsunfälle an den jeweils beschriebenen frontobasalen Schädelhirnverletzungen zwischen 30 und 75% [33, 34, 81, 101, 110, 181, 193, 254, 272, 285, 286, 289, 310, 318, 341, 348, 356, 357, 439, 452, 461, 462, 491, 501, 567, 618, 619, 691, 694, 735, 752, 760, 761, 780, 799, 802, 803, 816, 819, 888, 900, 903, 915, 916, 918, 921, 943, 946, 959, 960, 979, 1005]. Mit der Zunahme der Unfallmöglichkeiten des modernen Lebens tritt also zu den indirekten Basisfrakturen die direkte Verletzung des vorderen Bereiches der Schädelbasis, wie Tönnis [900] feststellt. Das heißt, daß die frontobasale Schädelhirnverletzung hinsichtlich Art und Ausmaß wesentlich bestimmt wird von der Art und Weise des Unfallhergangs, also der Art und Richtung der einwirkenden Gewalt.

Folgende *Arten der Gewalteinwirkung* auf den frontalen Schädel lassen sich unterscheiden:

1. *direkte* Gewalteinwirkung:
   a) Aufschlag oder Anprall des Kopfes in der fronto-orbitalen Region;
   b) Einrammung (Impression) von Teilen der Stirn- und besonders der Nasenwurzelregion durch Schlag, Stoß oder Aufprall in frontaler (sagittaler) Richtung;
   c) Perforation in der fronto-orbitalen Region durch Stich, Schuß oder Stoß;

2. *indirekte* Gewalteinwirkung:
   a) Berstungsfraktur durch breit und flächenhaft von parietal bzw. occipital her angreifende Kraft (Fall, Schlag, Stoß);
   b) Quetschung bzw. Zusammenpressung des ganzen Schädels.

Die Kenntnis des Zustandekommens der frontobasalen Schädelhirnverletzung ist wichtig für die Abschätzung des Ausmaßes und der Art der im Schädelinnenraum vorliegenden Verletzungsfolgen. Besonders die für ein evtl. notwendiges operatives Eingreifen sehr wesentliche Frage, ob eine Verletzung der Dura besteht oder nicht, kann bei den — zumindest nach außen hin — „gedeckten" Verletzungen aus dem klinischen Bild nur „unzulänglich" [Tönnis, 900] beurteilt werden. Alle Daten, die

Hinweise dafür zu geben vermögen, sollten deshalb tunlichst ausgeschöpft werden [3, 6, 33, 110, 114, 193, 230, 231, 310, 316, 317, 318, 319, 322, 363, 365, 406, 461, 484, 486, 491, 567, 619, 680, 681, 723, 737, 752, 778, 819, 874, 900, 901, 903, 916, 1005].

Der wichtigste Gesichtspunkt bei der Beurteilung der frischen frontobasalen Schädelhirnverletzung ist der, ob eine *unmittelbar offene,* in der Regel durch die Einwirkung einer scharfen Gewalt entstandene oder eine durch stumpfe Gewalteinwirkung verursachte sog. *gedeckte* Verletzung vorliegt.

Im Falle einer unmittelbar offenen Verletzung, die als solche meist unschwer zu erkennen ist, wird umgehend eine Versorgung eingeleitet werden müssen. Im Falle des gedeckten Traumas dagegen ist eine weitere Diagnostik zur Klärung der Frage notwendig, ob nicht durch Eröffnung der Nasennebenhöhlen und der anliegenden Dura eine *indirekt offene* Schädelhirnverletzung vorliegt. Das Ergebnis der Suche nach Symptomen, die eine solche traumatische Kommunikation zwischen Schädelinnenraum und Außenwelt zu beweisen oder wenigstens nahezulegen vermögen, ist für den weiteren Behandlungsplan insofern bedeutsam, als die Indikation zu einer operativen Intervention davon abhängig zu machen ist [33, 81, 308, 335, 406, 491, 510, 598, 610, 656, 693, 695, 708, 752, 759, 803, 819, 863, 899, 900, 902, 909].

Ein weiterer Gesichtspunkt für die Beurteilung des Schweregrades der frontobasalen Schädelhirnverletzung ist die Frage nach dem *Ausmaß der traumatischen Schädigung des Gehirns selbst,* deren Symptomatik und Komplikationsmöglichkeiten unabhängig von den typischen Erscheinungsformen der Schädigung der frontalen Basis zu betrachten sind. Dabei sind auseinanderzuhalten

a) die Symptomatik der primären, unmittelbar traumatischen Hirnschädigung und
b) die Zeichen unspezifischer, bei jeder Schädelhirnverletzung möglichen Komplikationen als Reaktion dieser Hirnschädigung.

Bei allen gedeckten Schädelhirnverletzungen sind Rindenprellungsherde am häufigsten im Bereich der Basis der Frontallappen, unabhängig von der Richtung der einwirkenden Gewalt [782, 822, 843, 968, 1021]. Unter Zugrundelegung der Einteilung der Richtung der Gewalteinwirkung nach Spatz [843] finden sich bei von hinten einwirkender Gewalt Rindenprellungsherde fast ausschließlich an der Gegenstoßstelle, also frontobasal, frontopolar und temporopolar, während bei der Gewalteinwirkung von vorn (Typ I nach Spatz) der Herd in fast der Hälfte der Fälle im Bereich der Stoßstelle (frontobasal und frontopolar sowie temporobasal und temporopolar) gefunden wird. Dabei kann die Contrecoup-Wirkung den Effekt der direkten Gewalt an der Stoßstelle noch übertreffen [250, 669, 684, 685, 690, 782, 822, 843, 845, 968, 1021].

Einen dritten Gesichtspunkt zur Beurteilung des Ausmaßes der frontobasalen Schädelhirnverletzung bilden die *Weichteil-* bzw. *Knochen-Weichteilverletzungen* am frontoorbitalen Schädel, die entweder (unabhängig von der sonstigen Diagnostik) baldigst versorgt werden müssen oder deren Versorgung im Rahmen der größeren Versorgungsnotwendigkeit bei Eröffnung des Schädels oder der Nasennebenhöhlen in die Hautschnitte einbezogen wird. Es ist hier besonders darauf hinzuweisen, daß bei Einwirkung der Gewalt von frontal-unten her (wie Spatz [842], Fendel und Werner [231] sowie E. Th. Mayer [582] erwähnen) die Weichteile des Mittelgesichts einerseits zur Dämpfung, d. h. Abmilderung der Gewalt beitragen [231, 505, 822], andererseits durch Kompression der in den Nasennebenhöhlen eingeschlossenen Luft eine Sprengwirkung eintreten kann, durch welche Knochensplitter weit in das Fronto-orbitalhirn und die Mittelhirnbasis hineingetrieben werden können [231, 1006].

Auch bei Verletzungen in diesem äußersten Bereich können sekundäre Komplikationen des Wundgebietes auftreten, deren Auswirkungen jedoch vor allem den Rhinochirurgen beschäftigen: durch Einbeziehung der Nasennebenhöhlen in das Frakturgeschehen kann es von einer Infektion der Nasennebenhöhlen aus (Infektion *durch* das Trauma oder bereits *vor* dem Trauma bestehend) bei intakter Dura zu einem Empyem der Nasennebenhöhlen kommen, das auf den Epiduralraum übergreifen kann. Auch die Entwicklung einer Osteomyelitis ist — wie bei allen komplizierten Verletzungen — möglich [356, 438, 461, 962].

## B. Die typischen Erscheinungsformen der frontobasalen Schädelhirnverletzung und ihre Komplikationen

### 1. Die traumatische Kommunikation zwischen Schädelinnenraum und Außenwelt über die Nasennebenhöhlen bzw. die Nase

Das Vorhandensein einer indirekt offenen Verbindung zwischen Intraduralraum und Außenwelt läßt sich nur dann mit Sicherheit nachweisen, wenn entweder ein Austritt von Schädelinhalt (Liquor, Gehirnsubstanz) nach außen oder ein Eintritt von Fremdsubstanz (Luft, Knochenbruchstücke, Fremdkörper) in das Schädelinnere objektiviert werden kann. Der Austritt von Schädelinhalt ist in der Regel leicht festzustellen, wogegen der Eintritt von Fremdstoffen in den Schädel, sofern nicht eine direkt offene Verletzung vorliegt (Schuß, Stich), nur durch gezielte Röntgendiagnostik nachweisbar ist. Die Verletzung kommt in der Regel durch einen direkten Angriff der einwirkenden Gewalt von frontal her zustande. In seltenen Fällen vermag jedoch auch eine Contrecoup-Schädigung (meist infolge Stoß gegen oder Fall auf den Hinterkopf) eine Verletzung im Bereich der frontalen Basis hervorzurufen [250, 253, 308, 457, 492, 669, 685, 790, 891, 959].

*Zur Frage der Häufigkeit.* Genaue Zahlenangaben über die Häufigkeit des Vorkommens der traumatischen Kommunikation sind nicht angebbar. Ein Prozentsatz läßt sich nur erschließen aus Einzelveröffentlichungen über Komplikationen, wobei in den seltensten Fällen das Ausgangsmaterial (Schädelhirnverletzungen, Basisfrakturen, frontobasale Schädelhirnverletzungen) angegeben ist, so daß die Häufigkeit in Relation zu den frontobasalen Schädelhirnverletzungen mit Angaben zwischen 2—3% (Gurdjian und Shawan [318]) und 46% (Coleman [139]) erhebliche Diskrepanzen aufweist. Gründe, die die Angabe verläßlicher Zahlen grundsätzlich erschweren, sind folgende:

die traumatische Kommunikation ist wesentlich häufiger, als sie beobachtet bzw. diagnostiziert wird;

ihre Diagnose ist nicht möglich, wenn aus anderer Indikation sofort operiert werden muß;

leichtere frontobasale Schädelhirnverletzungen kommen in der Regel nicht in eine größere Klinik, so daß sie gar nicht erst registriert werden;

ein nicht unwesentlicher Anteil von Verletzten stirbt bereits auf dem Transport zur Klinik oder in den beiden ersten Tagen nach dem Trauma an der Schwere der Hirnverletzung oder an den Folgen anderer Begleitverletzungen;

Tabelle 1. *Übersicht über das zahlenmäßige und prozentuale Verhältnis frontobasaler Schädelhirnverletzungen zu Schädelhirnverletzungen im allgemeinen und Schädelbasisverletzungen im besonderen nach einigen Angaben aus der Literatur. (Die Zahlen in Klammern hinter den Autoren entsprechen der Nummer im Literaturverzeichnis)*

| | (1) | (2) | | (3) | | |
|---|---|---|---|---|---|---|
| Autoren | Schädel-hirn-verletzg. (Anzahl) | Schädelbasis-verletzungen | | Frontobasale Schädelhirnverletzungen | | |
| | | Zahl | % von (1) | Zahl | % von (1) | % von (2) |
| Koslowski u. Thies [471] | 5900 | 510 | 8,6 | ? | — | — |
| Gögler [285] | 5431 | 1615 | 27,8 | ? | — | — |
| Gurdjian u. Shawan [318] | 2600 | ? | — | 125 | 4,4 | — |
| Raaf [716] | 2194 | ? | — | 123 | 5,6 | — |
| Lang [501] | 2019 | 222 | 10,9 | ? | — | — |
| Pia [692] | 1790 | 166 | 9,2 | ? | — | — |
| Driesen [195] | 1718 | ? | — | 31 | 1,8 | — |
| Calvert [114] | 1700 | 655 | 38,1 | 103 | 6,0 | 15,7 |
| Schürmann [803] | 1639 | ? | — | 81 | 4,9 | — |
| Friedmann u. Frowein [254] | 1386 | — | — | 90 | 6,5 | — |
| Knoflach u. Scholl [469] | 1146 | 175 | 15,3 | ? | — | — |
| Coleman [139] | 940 | 87 | 9,2 | 15 | 1,6 | 17,2 |
| Holub [375] | 914 | 40 | 4,3 | ? | — | — |
| Kiene u. Külz [439] | 441 | 19 | 4,3 | ? | — | — |
| Haynes [344] | 342 | ? | — | 41 | 11,9 | — |
| Schück [799] | 300 | 45 | 15,3 | ? | — | — |
| Unger [916] | 261 | 56 | 21,9 | ? | — | — |
| Köhler [470] | 193 | 7 | 3,6 | ? | — | — |
| Grob [301] | 154 | 70 | 45,4 | 14 | 9,1 | 20,0 |
| Boenninghaus [81] | — | 175 | — | 102 | — | 58,3 |
| Voss [956] | — | 122 | — | 18 | -- | 14,7 |
| Escher [216] | — | 55 | — | 30 | — | 54,5 |
| Eigenes Krankengut | 3230 | 435 | 13,4 | 128 | 3,9 | 29,4 |

bei Veröffentlichungen werden in der Regel nur die Fälle mit Komplikationen ohne Bezugnahme auf die Gesamtzahl der beobachteten Schädelhirnverletzungen oder (anteilig) der frontobasalen Schädelhirnverletzungen angegeben und damit bereits eine Vorauswahl getroffen. Diese Schwierigkeiten der Gewinnung verläßlicher Vergleichszahlen soll die Aufstellung in Tabelle 1 demonstrieren, in der eine Reihe von Autoren aufgeführt sind, die jeweils Gesamtzahlen beobachteter Schädelhirnverletzungen bzw. Schädelbasisverletzungen angeben. Wie die Tabelle zeigt, ist in den seltensten Fällen die Anzahl der frontobasalen Schädelhirnverletzungen verläßlich zu entnehmen, und in nur wenigen Arbeiten ist es möglich, den Anteil frontobasaler Schädelhirnverletzungen zu erschließen.

## a) Radiologische Nachweisverfahren

Der diagnostische Nachweis einer traumatischen Kommunikation ist dann schwer, wenn keine direkte Perforationsschädigung vorliegt, kein Austritt von Liquor oder Eintritt von Fremdstoffen erkennbar ist. In diesen Fällen ist der Nachweis der *Röntgenuntersuchung* vorbehalten. Eine exakte Röntgendiagnostik in konstanter Technik ist daher von besonderer Wichtigkeit [23, 24, 33, 81, 351, 356, 357, 406, 410, 472, 685, 716, 806, 900, 959, 1006]. Bei den vielen sich überlagernden Linien des

Schädelbildes ist eine Fraktur oder gar Fissur schwer erkennbar [33, 45, 89, 230, 299, 369, 516, 567, 579, 900, 901, 905]. Damit eine Schädelfraktur überhaupt zur Darstellung kommt, müssen bestimmte Voraussetzungen erfüllt sein, die Mayer und Schnek [581] im einzelnen aufgezeigt haben. Ein bestimmter Prozentsatz der Basisfrakturen läßt sich röntgenologisch ohnehin nicht nachweisen; die Angaben über die prozentuale Höhe des Anteils der nachweisbaren Frakturen schwanken zwischen 30 und 80% [33, 47, 81, 89, 185, 351, 386, 941]. Dabei werden gerade feinere Frakturlinien der vorderen Schädelgrube als besonders schwer darstellbar bezeichnet [23, 24, 47, 351, 356, 386, 461, 598, 987]. Es wird deshalb in allen Zweifelsfällen die Anfertigung mehrerer Aufnahmen in mehreren Ebenen gefordert [89, 204, 213, 406, 410, 461, 472, 567, 579, 580, 581, 646, 760, 795].

Zur Detaildarstellung sind neben den üblichen Aufnahmen häufig solche in besonderer Technik notwendig wie z. B. seitliche, in der sagittalen Achse verkantete Aufnahmen, die beide Orbitaldächer getrennt zur Darstellung bringen (Tönnis [900]); ferner die Darstellung der Stirnhöhlenvorder- und -hinterwand durch die überkippte axiale Aufnahmetechnik nach Welin [966], die sehr häufig empfohlen wird [45, 80, 369, 642, 870], bzw. durch die schräg-axiale Aufnahme, wie sie von Matzker [572] angegeben wurde; schließlich ist noch zu erwähnen die Darstellung der Siebbein-Orbita-Region nach Rhese [vgl. 546].

Besonders gute Ergebnisse werden durch Schichtaufnahmen der vorderen Schädelgrube in 2 Ebenen erzielt [49, 81, 141, 249, 293, 400, 516, 598, 612, 707, 785, 913], wobei das mehrdimensionale Schichtverfahren besondere Bedeutung gewonnen hat [23, 24, 89, 367, 462, 579, 580, 645, 646, 819, 903]. Die Schichtuntersuchung erbringt u. a. auch die Aufdeckung von atypischen Nasennebenhöhlen-Anlagen, wie z. B. ein breites Ausladen der Keilbeinhöhle nach der Seite, ein Befund, den Morley und Wortzmann [619] in 28% ihrer näher untersuchten Fälle erheben konnten, ferner eine Extension der Siebbeinzellen nach occipital [612, 685] oder die Ausdehnung der supraorbitalen Recessus und ihre Verbindung mit den Stirnhöhlen bzw. den Siebbeinzellen [612, 685]. Wie wichtig die präoperative Kenntnis solcher Befunde ist, haben Morley und Wortzmann [619] zeigen können.

Das Schichtverfahren ist ferner zur Objektivierung eines Hirnprolaps (vor allem in die Siebbeinzellen, wie dies erst neulich wieder von Beickert [49] gezeigt wurde) wie auch zur Feststellung eines Flüssigkeitsspiegels in den Nasennebenhöhlen wichtig. Oftmals sind Spiegelbildungen oder eine einseitige Verschattung der Nasennebenhöhlen der einzige Hinweis für das Vorliegen einer Kommunikation, ohne daß Frakturen nachweisbar wären. Dong, Leger und Belanger [188] berichten über 33 Fälle mit Spiegelbildung in der Keilbeinhöhle, von denen einige keine Frakturen aufwiesen. Kritisch zum Wert des Schichtverfahrens bei der Beurteilung der vorderen Schädelbasis haben sich Messerklinger [598], Theissing [878] sowie Bayer und Werner [36, 37] geäußert.

Stereoskopische Aufnahmen als zusätzliche Hilfe zur Ortung eines Defekts der vorderen Schädelgrube werden von einigen Autoren sehr empfohlen [403, 405, 406, 722, 735, 819, 877, 903, 909, 959]; ihr diagnostischer Wert wird nach E. G. Mayer [580] sowie Psenner [685] jedoch meist überschätzt.

Bei Fehlen anderer Hinweise kann das Röntgenbild u. U. die alleinige Indikation zur Durchführung einer Operation sein, was die Wichtigkeit qualitativ guter Aufnahmen unterstreicht [313, 356, 369, 900, 959, 652, 516, 645 u. a.]. Da sich bei frischen Verletzungen die Patienten oft in einem Zustand der Erregung oder der motorischen Unruhe befinden, in welchem die Anfertigung technisch einwandfreier Aufnahmen unmöglich sein kann, sind die Ansichten über die Notwendigkeit bzw. Zweckmäßigkeit der Durchführung einer Röntgenuntersuchung unmittelbar nach Kliniksaufnahme nicht einhellig [213, 318, 466, 795]. Kotscher [472] hat bei Abwägung der Standpunkte zwei Arten der Röntgenuntersuchung bei Schädelverletzten je nach ihrem Zweck unterschieden: die erste im Sinne einer Behelfsuntersuchung sofort nach dem Trauma zur Information über die einzuschlagende Therapie durch Feststellung von dislozierten Fragmenten, Impressionen, Nasennebenhöhlen-Frakturen etc. und die andere als eine exakte und vollständige Röntgenuntersuchung zu einem späteren Zeitpunkt, wenn dem Verletzten Spezialuntersuchungen und die dazu nötigen Lagerungen zugemutet werden können.

Eine beurteilbare Röntgenaufnahme in mindestens 2 Ebenen sollte in allen Fällen sofort angefertigt werden, erforderlichenfalls muß der Verletzte (was bei Kindern oft nicht zu umgehen ist) dazu sediert oder auch narkotisiert werden [645, 646]. Der primäre Röntgenbefund ist zu wichtig, als daß diese Untersuchung unterbleiben könnte.

Die Erfahrung lehrt, daß auch technisch gute Röntgenaufnahmen das wirkliche Ausmaß der Schädigung oft nicht wiedergeben, das heißt, daß die Verletzung häufig ausgedehnter ist, als sie das Röntgenbild ausweist. Dies ergibt sich aus Sektionsbefunden [685, 686, 842, 843, 968, 1019, 1020, 1021] und auch vom klinischen Bild her [12, 185, 231, 290, 307, 308, 516, 517, 567, 598, 646, 722].

Bauer [33] weist darauf hin, daß die Röntgenaufnahme einen Endzustand wiedergebe, wogegen im Moment der Entstehung das Ausmaß des Frakturgeschehens weit größer sei; was röntgenologisch als Fissur zur Darstellung komme, sei das Endergebnis eines Frakturmechanismus, der statu nascendi klaffend gewesen sei und dabei durchaus in der Lage, eine Zerreißung der dem Knochen unmittelbar aufliegenden basalen Dura zu verursachen. In ähnlichem Sinne ist ein von Messerklinger [598] beschriebener Fall zu werten, bei dem das ganze Siebbeinlabyrinth in einem Block aus seiner Umgebung herausgebrochen und offenbar wieder in seine alte Lage zurückgefedert war; verschiedene Röntgenaufnahmen hatten hierbei keine Fraktur erkennen lassen; eine am 5. Tag nach dem Unfall aufgetretene eitrige Meningitis war der Anlaß zu einer operativen Revision, die eine Duraverletzung aufdeckte.

Ein negatives Ergebnis der Röntgenuntersuchung schließt also das Vorliegen einer Fraktur nicht aus [33, 204, 230, 472, 571, 580]. Nicht selten ist eine Basisfraktur nur aus einer in die Basis auslaufenden Calottenfraktur zu erschließen [33, 351, 472] oder wird — bei negativem Röntgenbefund — durch einen Austritt von Liquor bewiesen.

Gelegentlich wurde versucht, bei bestehender Liquorrhoe den Kommunikationsweg durch *positive Kontrastmittel* röntgenologisch darzustellen. So haben Ghouralal, Meyers und Campbell [273] durch suboccipitale Eingabe von Pantopaque eine nasale Liquorrhoe als otogen nachweisen können. Ferner ist Pribram u. Mitarb. [709] sowie Kaufmann u. Mitarb. [424] die Darstellung eines (nichttraumatischen) Fistelganges durch Injektion von Pantopaque in die Cisterna magna gelungen. Rockett u. Mitarb. [745] sowie Nulsen [652] haben Pantopaque zum Nachweis eines Fistelganges lumbal injiziert, Cantu u. Mitarb. [120] konnten durch intraventrikuläre Eingabe von Pantopaque eine Rhinoliquorrhoe infolge eines angeborenen Fistelganges vom Unterhorn zum Mastoid aufklären. Auch Nulsen hat, wie Raaf [716] mitteilt, Pantopaque zur Darstellung einer traumatischen Fistel intraventrikulär verabfolgt. Jungmann und Peyser [415] berichten über die Darstellung eines Fistelganges von der frontalen Schädelbasis zur rechten Nase nach transcutaner Injektion von Pantopaque durch einen von einer früheren Operation herrührenden Knochendefekt in eine frontale Pneumatocele. Teng und Edalatpour [875] stellten eine Liquorfistel durch Instillation von Pantopaque in die Nase mit entsprechender Lagerung des Patienten dar. Auch Bablik [22] hat diese Art des Nachweises eines Kommunikationsweges versucht. Die Kontrastmitteldarstellung, die recht umständlich und nicht ohne Komplikationen ist, dürfte im Vergleich zu ihrem Aufwand keine wesentliche diagnostische Hilfe bedeuten.

Eine besondere Bedeutung im Rahmen der Operationsindikation kommt der Röntgenuntersuchung noch hinsichtlich der *Seitenlokalisation* eines frontobasalen Defektes zu. Tritt z. B. eine Liquorrhoe abwechselnd oder gleichzeitig aus beiden Nasenlöchern auf und sind klinisch keine anderen Seitenhinweise gegeben, so entscheidet in der Regel bei einseitigem operativem Vorgehen der Röntgenbefund die Seite der Operation [528, 716, 819, 900, 903, 913, 959]. Sofern der Operateur nicht ohnehin, auch bei einseitiger Liquorrhoe, eine beiderseitige Revision bevorzugt, wie z. B. Klinger [464], wird der Röntgenbefund auch zu einer bifrontalen Craniotomie über den klinisch einseitigen Befund hinaus den Ausschlag geben [23, 81, 89, 141, 299, 464, 900, 903, 959]. Andererseits wird jedoch nicht selten beobachtet, daß bei klinisch eindeutiger Liquorrhoe röntgenologisch selbst mit spezieller Technik kein Befund zu erheben ist und dann bei der Operation doch ein größerer Defekt zur Darstellung kommt [75, 76, 110, 231, 307, 308, 464, 528, 567, 598].

### b) Das klinische Bild der traumatischen Kommunikation

#### aa) Die Rhinoliquorrhoe bzw. die nasale Liquorfistel

Die erste Erwähnung einer nasalen Liquorfistel dürfte von Thomas Willis (1622—1675) stammen [981], der in seiner 1664 erschienenen „Cerebri anatomia" beschreibt, wie einem Patienten eine klare Flüssigkeit aus der Nase abfloß. Um 1700 berichtet dann der Holländer G. Bidloo (1649—1713) [64], Anatomieprofessor und Leibarzt des englischen Königs Wilhelm III., über einen Fall mit anhaltendem Abfluß einer wässerigen und klaren Flüssigkeit aus dem linken Nasenloch. Der Patient starb an den Folgen dieser Rhinorrhoe. Die Überlieferung dieses Berichtes von Bidloo verdanken wir Morgagni (1682—1771), der seinerseits 1761 einen weiteren, ähnlichen Fall einer nasalen Liquorrhoe beschreibt [616].

Das Verdienst jedoch, den Austritt wässeriger Flüssigkeit aus der Nase als Liquorfluß erkannt zu haben, gebührt Miller [604], der 1826 einen Fall publizierte, den er auch obduziert und als Austrittsweg des Liquors eine Verbindung zwischen Nasenhöhle und Subarachnoidalraum gefunden hatte. In einem Vortrag vor der Westminster Medical Society berichtete 1834 King [449] über einen Fall mit Rhinorrhoe, deren Genese und Symptomatologie damals offensichtlich weder dem Berichterstatter noch dem Auditorium klar geworden war. Einige Jahre später beschrieb 1840 Blandin [71] mehrere Fälle mit nasaler Liquorfistel. 1899 faßte Sir St. Clair Thomson in seiner Monographie „The cerebro-spinal fluid" [884] die ihm zu jener Zeit zugänglichen 20 Fälle von Rhinoliquorrhoe zusammen und fügte noch einen Fall aus seiner eigenen Beobachtung hinzu. Einer dieser Fälle war sicher traumatisch bedingt. Thomson geht auch erstmals auf die chemische Analyse des Liquors und auf diagnostische Möglichkeiten der Unterscheidung der Liquorrhoe von anderen Zuständen, die einen Sekretfluß aus der Nase bedingen, ein. Er prägte auch den Begriff „cerebro-spinal rhinorrhea".

In der Folge werden die Beschreibungen nasaler Liquorfisteln häufiger: Tillaux [890] berichtet 1903 über eine Frau, die täglich ca. 250 ml Liquor aus der Nase verlor. Schwab und Green [810] teilen 1905 einen Fall mit, bei dem Retinaveränderungen mit einer Rhinoliquorrhoe vergesellschaftet waren. In einer Literaturübersicht vom ersten Viertel des Jahrhunderts fand Johnston [411] 1926 20 Fälle mit nasaler Liquorrhoe, denen er noch einen eigenen Fall hinzufügt. Ebenfalls 1926 berichtet Locke [542] über die Sektionsbefunde von 14 Fällen mit spontaner Rhinoliquorrhoe; bei 12 von ihnen konnte er eine Kommunikation zwischen Nasenraum und vorderer Schädelgrube nachweisen. Im gleichen Jahr wurde von Dandy [154] erstmals eine frontobasale Liquorfistel operativ verschlossen, einhundert Jahre nach der ersten sicheren Beschreibung des Krankheitsbildes durch Miller [604].

Die *Häufigkeit des Vorkommens* der posttraumatischen Rhinoliquorrhoe hat Coleman [139] 1937 als erster auf 2—5% der Schädelhirnverletzungen mit Fraktur der vorderen Basis geschätzt. Adson [4] glaubte (1941) diesen Prozentsatz von 2—5% auf Basisfrakturen überhaupt beziehen zu können. Ommaya [660] nahm einen Anteil von 2% rhinogener Liquorfisteln an der Gesamtheit aller Schädelhirnverletzungen an. Jentzer [406] meinte feststellen zu können, daß bei jeder siebten Basisfraktur die Nasennebenhöhlen mitbetroffen seien und daß etwa in jedem sechsten Fall mit solchen die Nasennebenhöhlen einbeziehenden Frakturen eine Rhinoliquorrhoe auftrete. Aus diesen divergierenden Meinungen geht bereits hervor, wie schwierig es ist, aus der Literatur verbindliche Zahlenangaben zu erhalten. In vielen Fällen wird die Liquorrhoe gar nicht erkannt oder registriert, weil sie nur kurzzeitig auftritt oder weil eine gleichzeitige Blutung aus der Nase den Liquorfluß überdeckt. Schließlich tritt der größere Teil aller Liquorrhoen wahrscheinlich im Rahmen leichter oder mittelschwerer Schädelhirnverletzungen ohne anderweitige Komplikationen auf, so daß sie der Dokumentation entgehen. Nur die schwereren Fälle werden größeren Kliniken weitergegeben, wo sie zu einem entsprechend umfangreicheren Material in Relation gesetzt werden können. Auf der Suche nach Häufigkeitsangaben ist man also darauf angewiesen, aus Erfahrungsberichten über wenige Fälle ein entsprechendes Bild zusammenzusetzen.

In Tabelle 2 sind einige Autoren aufgeführt, die über ein mehr oder minder großes Material von traumatischen Liquorrhoen berichten. Aus dieser kurzen Übersicht geht bereits hervor, wie wenig sich aus solchen Zahlenangaben entnehmen läßt; es ist einerseits nicht bei allen Autoren genau zu differenzieren, wie häufig bei Basisfrakturen ein rhinogener bzw. otogener Liquorfluß bestanden hat und andererseits werden die beschriebenen Liquorrhoen einmal zu Schädelhirnverletzungen im weiteren Sinne, zum andern zu Schädelbasisverletzungen und zuletzt zu frontobasalen Schädelhirnverletzungen in Beziehung gesetzt. Je nach der zugrunde gelegten Relation zur Art der Schädelverletzung wäre danach eine prozentuale Häufigkeit der traumatischen Rhinoliquorrhoe bei Schädeltraumen zwischen 0,5% (Schima [780]) und 60% (Morley und Hetherington [618]) zu veranschlagen, eine Angabe, die so gut wie nichts aussagt.

Bei schweren Schädelhirnverletzungen tritt ein Liquorfluß meist nicht in den ersten Tagen auf, weil in solchen Fällen Knochentrümmer, Blutcoagel, Hirntrümmer sowie gelegentlich auch eingedrungene Fremdkörper oder das reaktiv ödematöse Gehirn die Duraverletzungsstelle verlegen oder eine traumatisch bedingte Verquellung der

Tabelle 2. *Übersicht über die zahlenmäßige und prozentuale Häufigkeit der Liquorrhoe, bezogen auf die Zahl der Schädelhirnverletzungen im allgemeinen, der Schädelbasisverletzungen und der frontobasalen Schädelhirnverletzungen, nach einigen Angaben aus der Literatur. (Die Zahlen in Klammern hinter den Autoren entsprechen der Nummer im Literaturverzeichnis)*

| Autoren | (1) Schädel-hirn-ver-letzungen (Anzahl) | (2) Schädel-basis-ver-letzungen (Anzahl) | (3) Fronto-basale Ver-letzungen (Anzahl) | Liquor-rhoe Gesamt-zahl | Rhino-liquor-rhoe (Zahl) | Anteil der Rhino-liquorrhoe in Prozent von (1) | (2) | (3) |
|---|---|---|---|---|---|---|---|---|
| Lecuir u. Mounier-Kuhn [516] | 3500 | ? | ? | 70 | 55 | 1,6 | — | — |
| Gurdjian u. Shawan [318] | 2600 | ? | 125 | ? | 2 | 0,07 | — | 1,6 |
| Raaf [716] | 2194 | 202 | 123 | 129 | 50 | 2,3 | 24,7 | 40,6 |
| Lang [501] | 2019 | 222 | ? | 124 | ? | ? | ? | ? |
| Mincy [607] | 1745 | ? | ? | ? | 54 | 3,0 | — | — |
| Driesen [195] | 1718 | ? | ? | 45 | ? | ? | ? | ? |
| Calvert [114] | 1700 | 655 | 103 | ? | 21 | 1,2 | 3,2 | 20,4 |
| Schürmann [803] | 1639 | ? | ? | 29 | 27 | 1,7 | — | — |
| Wertheimer, Mansu u. Allegre [974] | 1394 | ? | ? | 41 | 8 | 0,5 | — | — |
| Gurdjian u. Webster [319] | 1285 | ? | 39 | ? | 13 | 1,7 | — | 33,3 |
| Rasmussen [724] | 1180 | 481 | ? | 82 | 47 | 3,9 | 9,7 | — |
| Jentzer [406] | 810 | 188 | ? | ? | 13 | 1,6 | 6,9 | — |
| Holub [377] | 368 | ? | ? | 17 | ? | ? | ? | ? |
| Schima [780] | — | 571 | ? | 20 | 3 | — | 0,5 | ? |
| Crandon u. Wilson [146] | — | 533 | ? | ? | 27 | — | 5,0 | ? |
| Boenninghaus [81] | — | 175 | 102 | ? | 7 | — | 4,0 | 6,8 |
| Morley u. Hetherington [618] | — | — | 55 | 31 | 31 | — | — | 56,3 |
| Eigenes Krankengut | 3230 | 435 | 128 | — | 47 | 1,4 | 10,8 | 36,7 |

Schleimhaut die Abflüsse aus den Nasennebenhöhlen verhindert. Nach Abklingen der primärtraumatischen Erscheinungen innerhalb der ersten bis zweiten Woche kann dann in solchen Fällen, sofern inzwischen keine Verklebungen im Bereich der inneren Pforte des Kommunikationsweges eingetreten sind, die Liquorrhoe in Erscheinung treten.

Entsprechend dem *zeitlichen Auftreten* des Liquorflusses nach dem Trauma werden verschiedene Formen der Liquorrhoe unterschieden:

a) die *akute* oder *unmittelbare* Liquorrhoe, die *sofort* nach dem Trauma zu beobachten ist [302, 406, 759, 760],

b) die *verzögerte* Liquorrhoe, die erst einige Tage nach dem Unfall in Erscheinung tritt [406, 516, 759, 760],

c) die *chronische* Form der Liquorrhoe, die erst nach 2—3 Wochen oder gar nach Monaten und Jahren zur Beobachtung kommt [4, 109, 140, 157, 272, 278, 302, 411, 485, 491, 528, 618, 874, 900].

Eine gebräuchlichere Unterscheidung ist jene in *primäre oder Frühliquorrhoe* und *sekundäre oder Spätliquorrhoe.* Kuhlendahl [491] und ebenso Ferey [233, 234] haben mit Recht vorgeschlagen, den Begriff Liquor*fistel* für die spät auftretenden (Ferey: etwa ab der 4. Woche nach dem Trauma) und rezidivierenden Formen vorzubehalten und den Liquorabfluß im frühen Stadium der Verletzung als Liquor*rhoe* zu bezeichnen (ähnlich Klingler [464]).

Lazorthes u. Anduze (507) unterscheiden 1951 in ihrer „Classification anatomique" die verschiedenen Formen der Liquorfisteln je nach ihrer Herkunft und Ausmündung (ähnlich Descuns u. Mitarb. [175] sowie Lacomme [496]):

*fronto-nasale* Fisteln, die ihren Weg über die Stirnhöhlen nehmen,

*ethmoido-nasale* Fisteln, die bei Defekten im Siebbeindach auftreten,

*sphenoido-nasale* Fisteln, die ihren Ursprung in einem Dura-Knochendefekt der intrakraniellen Keilbeinhöhlenwand haben;

bei *ventriculo-nasalen* Fisteln stehen die Hirnkammern über einen Defekt der Hirnsubstanz in unmittelbarer Verbindung mit den Nasennebenhöhlen;

schließlich werden bei laterobasalen Schädelhirnverletzungen *petro-tympano-nasale* sowie *mastoido-tympanale* Fisteln unterschieden.

Die *Dauer der Liquorrhoe* ist fallweise ebenso unterschiedlich wie das zeitliche *Intervall*, welches zwischen dem Unfall und dem ersten Auftreten des Liquorflusses liegen kann. Eine *Frühliquorrhoe* kann bereits nach Stunden wieder verschwunden sein, sie kann aber auch einige Tage anhalten, in seltenen Fällen, wie schon Thomson [884] 1899 beschrieb, über Jahre bestehen. In der Regel fließt der Liquor bei solchen lange bestehenden Fistelungen nicht ununterbrochen, sondern intermittierend ab.

Folgende über Jahre ständig oder intermittierend bestehende Liquorfisteln wurden beschrieben: 2 Jahre: Wertheimer u. Mitarb. [974], Ferey [233]; 5 Jahre: Thomson [884]; 6 Jahre: Rousseaux u. Mitarb. [759], Anderson u. Mitarb. [17]; 7 Jahre: Anderson u. Mitarb. [17], Bulson u. Bulson [103], Morley u. Wortzman [619]; 8 Jahre: Thomson [884]; 9 Jahre: Adson [4]; 11 Jahre: Raskind [722]; 12 Jahre: Morley u. Wortzman [619]; 14 Jahre: De Grood [302]; 16 Jahre: Lecuire u. Mitarb. [515]; 17 Jahre: Ferey [233], Fribourg-Blanc u. Mitarb. [250]; 18 Jahre: Plum [701]. Im eigenen Material fand sich je ein Fall mit 4, 8 und 10 Jahre bestehender Liquorrhoe.

Nicht alle diese beschriebenen, lange bestandenen Fisteln waren traumatischer Genese (wie z. B. die von Anderson u. Mitarb., Raskind, Thomson), jedoch bleibt die prinzipielle Problematik im Hinblick auf die Gefahren für den Patienten und auf die therapeutischen Erfordernisse die gleiche. Wie gut ausgebildet der Fistelkanal, d. h. wie intensiv und unmittelbar die Kommunikation zwischen Intraduralraum und Nase bei einer solchen über Jahre hin bestehenden Liquorfistel sein muß, zeigt eindrucksvoll ein von Ferey [233] berichteter Fall: der Patient hatte im Alter von $3^{1}/_{2}$ Jahren eine frontobasale Schädelhirnverletzung erlitten; intermittierende Rhinoliquorrhoe über 16 Jahre hin, schließlich Meningitis, danach weiterer Liquorfluß; wegen Demenzerscheinungen und Krampfanfällen erfolgte eine Einweisung in eine Psychiatrische Klinik, wo unter Verkennung der Ätiologie des Zustandes und unter Ignorierung der bestehenden Liquorrhoe aus Gründen der hirnorganischen Anfälle und der Wesensveränderung eine Hirnkammerluftfüllung durchgeführt wurde. Während dieser Luftfüllung konnte beobachtet werden, daß die (offenbar unter Überdruck) eingegebene Luft aus dem linken, seit Jahren fistelnden Nasenloch zum Teil wieder entwich.

Sehr lang kann auch das sog. *freie Intervall* zwischen Unfall und erstem Auftreten des Liquorflusses sein: Wiemert [979] erwähnt je einen Fall mit einem Intervall von

3, 4 und 8 Jahren, Grote [307] einen solchen mit 11 Jahren, Lecuire u. Mitarb. [515] beobachteten je einen Fall mit einem Intervall von 4, 6 und 16 Jahren bis zum späten Erstauftreten der Liquorrhoe, Tönnis u. Frowein [903] schließlich berichten über einen Fall, bei dem die Liquorrhoe nach 22 Jahren erstmals auftrat. Wir selbst beobachteten ein spätes Erstauftreten der Liquorrhoe 1 und 2 Jahre nach dem Trauma.

Die Gründe sowohl für das späte Erstauftreten wie auch für das Versiegen einer primären Liquorrhoe, für das intermittierende Wiederauftreten oder auch für ein verzögertes Auftreten einige Tage nach dem Trauma liegen in den Gegebenheiten der intrakraniellen Duraverletzungsstelle: Interposition von Knochentrümmern, Prolabieren des Gehirns in einen Lochdefekt der vorderen Basis, Verschluß durch die Volumenzunahme des Gehirns nach Auftreten eines Ödems, Eintreten von Hirntrümmern in die innere Pforte, Schwellung der Nasennebenhöhlen-Schleimhaut, Tamponade der Nasennebenhöhlen oder der Dura-Knochen-Lücke durch Blutcoagel und andere Ursachen können ein sofortiges Auftreten einer Liquorrhoe verhindern oder ein frühes Versiegen einer primären Liquorrhoe bedingen. Andererseits kann ein verzögertes oder spätes Auftreten des Liquorflusses seine Ursache haben in der Retraktion des Gehirns durch Rückbildung eines posttraumatischen Ödems oder in Schrumpfungsvorgängen im Zusammenhang von Vernarbungsprozessen sowie in aseptischen Knochennekrosen infolge von vasculären Störungen im Bereich der inneren Pforte, ferner in plötzlichen Druckdifferenzen, z. B. bei starkem Schneuzen (Paillas u. Vigouroux [668] beschrieben einen solchen Fall) — überhaupt Erschütterungen jeder Art (auch durch sog. Mikrotraumen) dürften Verklebungs- und Vernarbungsprozesse zu lösen und damit die indirekt offene Kommunikation wieder herzustellen in der Lage sein [113, 516]. Ursache eines über sehr lange Zeit kontinuierlich oder intermittierend bestehenden Liquorflusses kann auch eine mögliche Verbindung einer Hirnkammer mit der inneren Pforte des Dura-Knochen-Defekts sein, wenn durch die kontusionelle Hirnsubstanzschädigung eine Perforation der Hirnbasis zum Ventrikel erfolgt ist. Eine solche traumatische Kommunikation zum III. Ventrikel beobachteten Gibitz u. Jost [274], Schloffer [784] sowie Starlinger [855], während über eine Verbindung zum Vorderhorn eines Seitenventrikels häufiger berichtet wird [3, 25, 158, 304, 443, 507, 677, 759, 836, 939].

Das *Versiegen einer Frühliquorrhoe* nach einigen Tagen ist (nach Rand [721] in 40% der Fälle) durch Verklebungsvorgänge zwischen Arachnoidea und Dura zirkulär um die Verletzungsstelle bedingt, ferner durch Eintreten von Gehirn in den Defekt (im Sinne eines Hirnprolaps) oder durch reparative Vorgänge (Granulationsbildung) im Schädigungsgebiet. Daß ein Versiegen der Liquorrhoe nicht ein Verheiltsein der Kommunikation bedeutet, zeigt das häufige Wiederauftreten des Liquorflusses oder das plötzliche Auftreten einer entzündlichen intrakraniellen Komplikation, wie Meningitis, Meningo-Encephalitis, Hirnabsceß [109, 110, 139, 308, 406, 461, 475, 507, 516, 563, 568, 598, 759, 854, 900, 903, 959, 978]. Kommt das Versiegen z. B. durch einen Hirnprolaps in die Defektstelle zustande, so bedeutet dies gegenüber dem Zustand des Bestehens des Liquorflusses sogar eine Verschlechterung insofern, als dadurch eine Infektion der prolabierten Gehirnsubstanz mit allen ihren Folgen weit eher möglich ist.

Ein *Wiederauftreten* nach längerem Sistieren oder ein *spätes Erstauftreten* des Liquorflusses kann vorkommen, wie schon erwähnt, durch eine unvollständige Vernarbung der Defektstelle, durch Abstoßung von Knochensequestern besonders nach

Trümmerfrakturen [113, 200, 454, 406, 759, 900, 903], durch Umbau- und Abbauvorgänge im Bereich der inneren Pforte der Kommunikation [84, 454, 507, 516,
759, 900, 903] oder durch Wiederaufreißen bereits vernarbter Defekte bei Erschütterungen oder stärkeren Druckschwankungen. Solche Druckschwankungen im Sinne
einer Erhöhung des intrakraniellen Druckes entstehen beim Niesen, Schneuzen [669],
Husten [250], Pressen, längerem Bücken nach vorne oder bei schwereren körperlichen
Anstrengungen. In einem Falle von Riechert [737] trat eine Liquorrhoe 10 Jahre nach
dem Trauma bei körperlicher Anstrengung (Reifenwechsel an einem Lkw.) erstmals
wieder auf. Wiemert [979] beschreibt ein Wiederauftreten einer Liquorrhoe nach
Heben einer schwereren Last. Auch epileptische Anfälle [903, 979], längeres Liegen
in Bauchlage sowie Luftdruckdifferenzen [774, 775], z. B. bei schneller Überwindung größerer Höhen wie in einem Fall von Tönnis u. Frowein [903], können auslösende Momente für das Auftreten bzw. Wiederauftreten einer Liquorrhoe sein.

Durch alle diese Ereignisse kann auch die *Stärke* der bestehenden Liquorrhoe
beeinflußt werden, deren Skala vom seltenen Tröpfeln bis zum dauernden Fließen
reichen kann. Piroth u. Czingany [698] geben an, daß die Tagesverlustmenge an
Liquor bei Rhinoliquorrhoe „von einigen Tropfen bis mehreren hundert Millilitern"
betragen könne. Riser u. Mitarb. [742] beobachteten in einem Falle den Verlust von
100—150 ml Liquor aus der Nase während der ersten 5 Tage nach dem Unfall, in
den folgenden 4—5 Tagen steigerte sich die Verlustmenge auf 250—300 ml und habe
schließlich an einem Tag innerhalb 10 Stunden 400—500 ml betragen. Vrabec u. Hallberg [948] glauben sogar, daß bei starkem Liquorfluß eine Tagesverlustmenge von
„einem Liter oder mehr" möglich sei. Daß diese Mengenangabe durchaus real ist,
beweist der Fall von Beck u. Marx [41], die über längere Zeit bei einer 3 Jahre nach
Röntgenbestrahlung eines Hypophysenadenoms aufgetretenen spontanen Rhinoliquorrhoe aus der linken Nase in exakter Messung Tagesmengen zwischen 800 und 1500 ml
fanden. Cairns [112] wies 1949 darauf hin, daß der Liquorverlust in manchen Fällen
so abundant sein kann, daß ein Ersatz auch auf dem Wege täglicher Flüssigkeits-
zuführung durch Lumbalpunktionen nicht ausreichend möglich sei. Feld [230] macht
darauf aufmerksam, daß sich bei sehr starker Liquorrhoe häufig postoperativ, nach
Verschluß der Fistel, eine Liquorhypertension einstelle, die 2—3 Wochen anhalten
könne und durch lumbale Entlastungspunktionen mit Druckmessung kontrolliert und
behandelt werden sollte.

Daß sogar geistige Anstrengung eine Verstärkung des Liquorflusses mit sich bringen
kann, wird von einem durch Kutzinski [492] beschriebenen Fall berichtet, wobei allerdings nur der Patient selbst diese Beobachtung an sich gemacht hatte. Diese Selbst-
beobachtung wird durch Befunde von Bender, Kehrer u. Knebel [50] gestützt,
die vorübergehende Liquordruckanstiege bei emotionellen Vorgängen, nach sinnes-
physiologischen Reizen und bei geistiger Anstrengung durch Rechnen fanden. Ähnliche
Ergebnisse hatten ältere Untersuchungen von Dumas u. Laignel-Lavastine [199].

Wenn das Trauma längere Zeit zurückliegt, werden die auslösenden „Ereignisse"
häufig als auslösende „Ursache" einer spontanen Rhinorrhoe angesehen. Bei leichteren
oder länger zurückliegenden Traumen, besonders wenn keine Frakturen nachweisbar
sind, ist der ursächliche Zusammenhang des Auftretens bzw. Wiederauftretens einer
Liquorrhoe aus dem klinischen Bild oft nur schwer zu beweisen. Besonders dann, wenn
keine direkte Gewalteinwirkung auf die frontale Schädelpartie stattgehabt hat und
die Liquorrhoe durch Contrecoup-Schädigung bei direkter Gewalteinwirkung auf den

Hinterkopf eingetreten ist [35, 143, 457, 492, 668, 685, 790, 891, 959]. Umgekehrt sollte bei der sog. spontanen Rhinoliquorrhoe die Angabe eines auch nur leichten Traumas in der Anamnese (wie z. B. bei einem der Fälle von Seeger [815] oder Claus [137] nahegelegt wird) doch als Hinweis auf eine mögliche traumatische Genese gewertet werden.

Die *Stelle des Defekts* von Dura und Knochen im Bereich der vorderen Schädelgrube, d. h. die intrakranielle Liquoraustrittspforte, findet sich am häufigsten in der Umgebung der Lamina cribriformis und des Siebbeindaches, an zweiter Stelle folgt die Stirnhöhlenhinterwand und schließlich Kombinationen zwischen Stirnhöhlenhinterwand und Siebbeindach, Lamina cribriformis und Nasendach, Siebbeindach und Keilbeinhöhlenwand etc., die letzteren Formen meist im Rahmen eines größeren Frakturgeschehens [3, 4, 5, 8, 81, 109, 110, 139, 140, 158, 193, 307, 308, 484, 485, 491, 507, 528, 608, 618, 760, 780, 873, 900, 902, 959]. Sehr selten liegt der Defekt isoliert im Bereich der Keilbeinhöhle [271, 274, 369, 406, 462, 507, 516, 529, 539, 598, 618, 724, 959], besonders wenn das Lumen der Keilbeinhöhle nach der Seite hin breite Recessus aufweist [598, 619]. Die Liquorrhoe soll bei einem Keilbeinhöhlendefekt profuser und reichlicher sein [397, 516, 529, 619], bei Stirnhöhlenhinterwanddefekten dagegen eher spärlicher [158, 200, 903], da hier die Abflußbedingungen über den meist höher gelegenen Defekt schlechter seien. Über einen seltenen Fall von „orbitaler Liquorrhoe" durch eine traumatische Kommunikation zwischen Liquorraum und dem intraorbitalen Raum mit Protrusio bulbi berichtete Riechert 1967 [739].

Klinisch ist die *Herkunft des Liquorflusses* oft schwer zu ermitteln. Der *direkte Weg* des nasalen Liquorflusses führt über einen Defekt der Lamina cribriformis bzw. des Nasendaches zur Nase (cranio-nasale Kommunikation). Der andere, *indirekte Weg* über die Nasennebenhöhlen (Siebbeinzellen, Stirnhöhlen, Keilbeinhöhle), also die cranio-sinuso-nasale Kommunikation [406], ist demgegenüber häufiger. Jedoch kann eine Rhinoliquorrhoe auch otogener Herkunft sein: wenn bei Felsenbeinfrakturen das Trommelfell intakt bleibt und der Liquor über die Tuba Eustachii zum Rachen abläuft (sog. paradoxe Rhinoliquorrhoe [951] über eine petro-nasale Kommunikation). Eine solche otogene Rhinoliquorrhoe wird gar nicht so selten beobachtet [16, 81, 100, 151, 154, 158, 185, 206, 230, 273, 319, 406, 461, 507, 529, 599, 636, 788, 797, 888, 911, 951].

Bei rhinoskopischer Untersuchung der verschiedenen Nasennebenhöhlen-Ausgänge zum Nasenraum kann durch Beobachtung eines „pulsierenden Lichtreflexes" u. U. die Herkunft des Liquorflusses gefunden werden [230, 431, 648, 1006]. Die Stirnhöhlen und die vorderen Siebbeinzellen münden in den mittleren Nasengang, die hinteren Siebbeinzellen und die Keilbeinhöhle in den hinteren Nasengang. Vom mittleren Nasengang tritt der Liquorfluß eher nach vorn zu den Nasenlöchern aus, von der Region des hinteren oberen Nasenganges eher zur Rachenhinterwand und in den Schlund. Die direkte Liquorrhoe aus einem Defekt in der Lamina cribriformis ist in der Regel von einer homolateralen Riechstörung begleitet [660, 693, 888, 903, 916].

Durch *Eingabe von Farbstoffen* in den Liquorraum wird die Erkennung des Austrittsortes sehr erleichtert. Dabei hat sich besonders die *Fluorescin*-Probe (Kirchner u. Proud [450]), die schon 1938 von Friedberg u. Galloway [251] in ähnlicher Form angewandt wurde, als sehr brauchbar erwiesen [316, 324, 593, 619, 660]. In seiner „Tampon-Methode" hat Denecke [171] ein ähnliches Verfahren mit lumbaler Injektion von Methylenblau angegeben. Viele andere Autoren benutzten *Methylenblau* als

Indicator [158, 304, 406, 418, 703]; ferner wurde *Indigokarmin* häufig verwandt [3, 8, 113, 246, 291, 377, 416, 716, 737, 862, 917], auch wird über die Verwendung von *Phenolphthalein* [21, 157, 745] sowie *Acriflavin* [499] und *Cytochrom* [187] berichtet. Daß allerdings die Einbringung von Farbstoffen in den Liquorraum keine ungefährliche Maßnahme ist, wurde des öfteren warnend hervorgehoben [94, 220, 221, 402, 838, 888]. Auch das Aufsprühen von Sulfonamidpulver [609] bzw. Jodstärkepulver [937] auf die Nasenschleimhaut zur Feststellung der intranasalen Austrittsstelle des Liquorflusses wurde empfohlen. Messerklinger [598] hat neuerdings ein Verfahren beschrieben, durch eine mikroskopische Funktionsprüfung der Nasen- und Nebenhöhlenschleimhaut auch „kleinste" Liquorfisteln zu lokalisieren.

Die direkte Liquorfistelung durch einen Defekt der Lamina cribriformis ist, wie bereits erwähnt, in der Regel mit einer Riechstörung auf der gleichen Seite vergesellschaftet. Jedoch auch ohne Frakturierung soll es zu einem traumatischen Liquorfluß über die Durchtrittsstellen der Fila olfactoria kommen können, indem die liquorführenden Umscheidungen der Nerven einreißen und so der Liquor entlang den Olfactoriusfasern ablaufen kann [4, 5, 20, 109, 110, 119, 222, 251, 411, 417, 543]. Coleman u. Troland [140] haben 3 solcher Fälle operativ verschlossen. Nicht ganz so selten bestehen im Bereich der Lamina cribriformis angeborene Störungen bzw. Defekte, die eine latente Bereitschaft für das Auftreten einer Rhinoliquorrhoe bedingen. In solchen Fällen kann es bereits bei Bagatelltraumen zum Liquorfluß kommen, wie überhaupt die Grenzen zur sog. spontanen Rhinoliquorrhoe unter diesen Voraussetzungen fließend sind. Love u. Gay [437] berichten über 3 Fälle mit angeborenen Defekten in der Lamina cribriformis, Loftus [550] über einen Fall mit persistierendem embryonalem craniopharyngealem Kanal. Lawrence [506] sowie Vrabec u. Hallberg [948] beschreiben eine Persistenz embryonaler „Öffnungen" zwischen Subarachnoidalraum und den die Fasern des Olfactorius umscheidenden Membranen und Locke u. Naffziger [430] fanden winzige Duraöffnungen im Siebbein von Hunden, die für unter Druck in den Subarachnoidalraum injiziertes Celloidin durchgängig waren. Diese Öffnungen schienen den Autoren ursprünglich noch zur Aufnahme von Olfactoriusfasern bestimmt zu sein. Über anlage- und wachstumsbedingte Störungen der Topographie der Lamina cribriformis berichten u. a. ausführlich Keros [436], Ciurlo [133], Forster [245] sowie Dahmann u. Müller [153].

Auf die Versuche der röntgenologischen Darstellung der inneren Liquoraustrittspforte und des Fistelganges unter Verwendung von positiven Kontrastmitteln wurde bereits hingewiesen [22, 120, 273, 415, 424, 652, 709, 716, 745, 875].

Auch *radioaktive Isotope* wurden mit Erfolg zum Nachweis einer traumatischen und nicht-traumatischen Kommunikation verwandt, so $^{24}$Na von Crow u. Mitarb. [148], $^{74}$As von Sinanan u. Mitarb. [832], RIHSA-$^{131}$J von Bauer u. Mitarb. [32], Kline u. Mitarb. [463] sowie Thun [888] und $^{131}$J-Hippuran von Mundinger u. Mitarb. [632, 633] und Grote [307]. Ferner konnte nach cisternaler Injektion von RISHA-$^{131}$J der Liquoraustrittsweg durch Szintigraphie dargestellt werden [177, 178, 182, 183, 184, 259, 590, 660, 1004, 1008, 1009].

Zur *Feststellung der Seitenlokalisation* der intrakraniellen Dura-Knochendefektstelle können viele der genannten Methoden diagnostisch weiterhelfen. Das gilt besonders für solche Fälle, bei denen die Liquorrhoe aus beiden Nasenlöchern zugleich oder im Wechsel auftritt. Eine solche beiderseitige Rhinoliquorrhoe kann zustandekommen durch Mitverletzung der Nasenscheidewand oder eines trennenden Septums zwischen benachbarten Stirnhöhlen, wenn dieses nicht ideal in der Mitte gelegen ist [316, 318, 356, 491, 528, 516]. In diesen Fällen kann die Liquorrhoe aus dem gegenseitigen Nasenloch austreten, wie schon Cairns [109] 1937 gezeigt hat. Selbstverständlich kann auch eine beiderseitige frontobasale Frakturierung Ursache eines beiderseitigen Liquorflusses sein. Neben der Rhinoskopie, den Methoden der intrathecalen Farbstoffinjektion und der Szintigraphie nach intrathecaler Isotopeninjektion (eventuell mit nachfolgender Impulsfrequenzmessung von in die Nase eingelegten Tampons) ergeben bei der klinischen Untersuchung auch einseitige Hirnnervenstörungen, besonders eine einseitige Riechstörung in vielen Fällen einen Hinweis auf die Seite der Schädigung [516, 693, 721, 815, 903, 916]. Auch ein seitenbetonter EEG-Befund oder ophthalmologische Befunde können manchmal weiterhelfen. Aufschlußreich ist jedoch in der Regel das Ergebnis der Röntgenuntersuchung, besonders der Tomographie in zwei Ebenen. Wenn bei klinischer Durchuntersuchung die Seitenlokalisation unsicher bleibt, wird in der Regel der Röntgenbefund die Seite der operativen Revision bestimmen [903, 959]. Nicht selten wird gerade bei Schichtaufnahmen im Nasennebenhöhlenbereich ein falsch-positiver Befund nahegelegt. Bayer u. Werner [36, 37] weisen darauf hin, daß der Röntgenbefund eines Knochendefekts in der frontobasalen Region nicht immer ein sicherer Beweis für ein tatsächliches Vorliegen von Knochenverletzungen ist, wie die intraoperative Inspektion gelegentlich zeigt.

Nicht selten ist die *Feststellung der Art der Absonderung* aus der Nase schwierig, das heißt die Entscheidung der Frage, ob es sich bei der Rhinorrhoe überhaupt um Liquor handelt. Differentialdiagnostisch werden folgende Möglichkeiten zum *Nachweis von Liquor* bzw. zum Ausschluß von Nasensekret angegeben:

Das *Aussehen* des Liquors ist wasserklar, hell und dünnflüssig, in seltenen Fällen kann bei geringen Abflußmengen die Farbe auch bernsteingelb [903] sein. Ein Vergleich mit dem Spinalliquor wegen der Farbe, des Zellbildes und der chemischen Zusammensetzung, wie er gelegentlich empfohlen wird [900, 905, 948], vermag nur selten weiterzuhelfen. Die Prüfung des Sekrets auf Zucker [145, 446, 806] läßt bei *positiver Zuckerreaktion* in der Regel den Nachweis des Liquors sichern, da reines Nasensekret keinen Zucker enthält. Ridley [736] weist darauf hin, daß eine Beimischung von Tränenflüssigkeit (die den gleichen Gehalt an reduzierenden Substanzen besitzt wie der Liquor) zum Nasensekret eine Differenzierung erschweren kann. Ebenso können, wie Eichelberger u. Lindsay [211] sowie Lillie [533] hervorheben, gutartige intranasale Cysten ein Sekret mit oft erheblichem Zucker- und Chloridgehalt absondern und so gegenüber Liquor diagnostische Schwierigkeiten machen. Auch Loebell [545] fand im Vergleich zwischen klarem Nasensekret, Sekret aus Cysten der Nasennebenhöhlen und Liquor keine evidenten Unterschiede im Zuckergehalt. Neuerdings ist es möglich, die Zuckerprobe mit nur wenigen Tropfen der zu untersuchenden Flüssigkeit durch Verwendung von Teststreifen, z. B. Dextrostix®, auf sehr einfache, jedoch nicht in jedem Falle zuverlässige Weise durchzuführen [49, 88, 340, 722, 723, 838, 914, 1004]. Auch eine Kochsalzprobe zur Differenzierung zwischen Nasensekret und Liquor wird empfohlen.

Wenn eine profuse Sekretion Ausdruck einer Rhinitis vasomotorica ist, sollte neben den subjektiven Erscheinungen der verstopften Nase, des entsprechenden allgemeinen Krankheitsgefühls, der Abgeschlagenheit, den Kopfschmerzen, auch rhinoskopisch eine generalisierte Rötung und Schwellung der Nasenschleimhaut nachweisbar sein [62, 806]. Außerdem lassen sich in der von den Nasenschleimhäuten abgesonderten Flüssigkeit Mucoproteide nachweisen, die im Liquor nicht enthalten sind [435, 545]. Auf dem Gehalt an Mucoproteiden beruht auch der positive Ausfall des „Taschentuch-Tests": durch Nasensekret wird das Taschentuch „steif", „gestärkt", nicht aber durch Liquor [319].

Schließlich ist, bei entsprechender Anamnese, der Röntgenbefund einer *Spiegelbildung* in den Nasennebenhöhlen bei tomographischer Untersuchung ein einigermaßen sicherer Hinweis auf das Vorliegen eines Liquorabflusses in die Nasennebenhöhlen. Eine unschwer durchzuführende Hilfe zur Sicherung einer Rhinoliquorrhoe ist nicht zuletzt die *Provokation einer Verstärkung des Liquorflusses* durch Kompression der Venae jugulares, ferner durch Vornüberbeugen des Kopfes bei gleichzeitiger Aufforderung zum Pressen sowie auch beim Aufrichten aus liegender Stellung.

Gründe für eine *Verkennung oder Nichterkennung einer Rhinoliquorrhoe* bei frischen Verletzungen sind Blutbeimengung, Rückenlagerung des Verletzten und eine zur Unfallzeit bestehende Rhinitis. Der gleichzeitige Austritt von Blut aus der Nase kann das Vorhandensein einer Liquorrhoe verdecken. Letztere ist jedoch als solche feststellbar, wenn man das Blut auf einen weißen Tupfer oder auf Fließpapier auftropfen läßt: hierbei gibt sich eine Liquorbeimengung durch einen hellen Hof um den Blutstropfen herum zu erkennen. Bei bewußtlosen oder somnolenten Verletzten, die auf dem Rücken liegen, fließt der Liquor nach hinten in den Rachenraum ab; bei erhaltenem Schluckreflex kann die Beobachtung eines häufigen Schluckens des Patienten einen Hinweis auf das Bestehen eines Liquorabflusses geben. Durch Drehung auf die Seite oder auf den Bauch wird die Liquorrhoe offenkundig.

Schließlich kann auch noch durch einen reichlicheren Ausfluß von dünnflüssigem Sekret der Nasennebenhöhlen-Schleimhaut oder intranasaler Cysten [211, 533], ähnlich wie bei der Rhinitis, eine Liquorrhoe vorgetäuscht werden [81, 545, 598].

Die *subjektiven Beschwerden* von seiten der Rhinoliquorrhoe sind meist gering: Kopfschmerzen werden gelegentlich angegeben, die in ihrem Ausmaß von dem Grad der durch den Liquorverlust bedingten Liquorhypotension abhängen. Ferner werden öfter Beschwerden einer meningealen Reizung geäußert. Bei intermittierendem Liquorfluß nimmt der Kopfschmerz in der Regel mit dem steigenden Liquorverlust allmählich zu und verschwindet kurz nach dem Zeitpunkt des jeweiligen Versiegens der Liquorrhoe relativ rasch wieder [406, 528, 948].

### bb) Das Liquorunterdrucksyndrom

Durch einen stärkergradigen Liquorverlust und durch mittelbare Auswirkungen des Traumas auf die Liquorproduktionsstätten kann sich schließlich noch ein besonderes Beschwerdebild entwickeln, welches seinerseits typische klinische Erscheinungen macht: das Liquorunterdrucksyndrom.

Im Zusammenhang mit gedeckten Schädelverletzungen des ersten Weltkrieges publizierte erstmals Leriche 1920 [522] Beobachtungen über Liquorunterdruckzustände und beschrieb 1922 [523] einen Fall, bei dem eine otogene Liquorfistel Ursache des Unterdrucks war. Schloffer [784] erwähnt 1923 einen Fall mit erheblicher Liquorhypotension und verweist auf ähnliche Beobachtungen anderer Autoren nach lumbaler Anaesthesie und nach schweren Hirnverletzungen. 1927 prägte Henschen [355] den Begriff der „Plexusstarre" als Ursache der posttraumatischen Liquorhypotension. Krebs u. Mitarb. [478] teilten 1937 ihre Fälle von Ventrikelkollaps nach Schädeltrauma mit, und 1938 berichtete Sprockhoff [852] über einen Fall von Liquorunterdruck nach gedeckter Schädelhirnverletzung. Tönnis [897] teilte 1938, Sprockhoff [853] nochmals 1940 Beobachtungen über postoperative Liquorunterdruckzustände bei Hirnoperierten mit. Auch Zenker u. Hardt [1015] wiesen schon 1938 auf die Gefahr des posttraumatischen Liquorunterdrucks hin. Delannoy u. Demarez [167] beschrieben 1939 das „Unterdrucksyndrom", für dessen Entstehung sie außer der Rhino- bzw. Otoliquorrhoe vor allem gedeckte Schädelhirnverletzungen im engeren Sinne anschuldigten.

Lecuire u. Mitarb. [516] beobachteten zwei Fälle mit ausgeprägtem Liquorunterdruck unter ihren 53 traumatischen Rhinoliquorrhoen; bei dem einen war durch chronischen Liquorverlust die Hypotension so stark, daß es zu einem Ventrikelkollaps kam, der zum Tode führte. Auch Ferey [223] beschreibt einen Fall von Ventrikelkollaps durch Liquorverlust, ebenfalls mit tödlichem Ausgang. Thun [888] fand unter seinen 92 Fällen nur einen mit einem Liquorunterdrucksyndrom. Über vereinzelte Fälle eines Unterdrucksyndroms berichten auch Feld [230], Jentzer [406] sowie Markwalder [567].

Je nach dem Zeitpunkt des Auftretens der Liquorhypotension nach dem Trauma werden — im Anschluß an Leriche [522, 524] — 3 Formen des klinischen Bildes unterschieden:

1. die akute, unmittelbar durch das Trauma entstandene, primäre Form;
2. die (häufigere) nach einem kurzen freien Intervall einsetzende sekundäre Hypotension und
3. eine Form, die erst nach einem freien Intervall von Tagen bis Wochen in Erscheinung tritt.

Wolff [989] gab 1942 in einer Monographie die erste zusammenfassende Darstellung der damals vorliegenden Beobachtungen über die Klinik des verminderten Liquordruckes. Als *Ursachen* des Unterdrucks werden neben der traumatischen Liquorrhoe funktionelle Störungen der Sekretionsleistung des Plexus, z. B. infolge schockbedingter Gefäßspasmen der Carotiden und Aa. vertebrales [167, 524], Blutbeimengung im Liquor bzw. Imbibition des Plexus mit Blut [478], ferner vegetative Regulationsstörungen [268, 779], Kreislaufdekompensation [779, 989] sowie zu starke medikamentöse dehydrierende Behandlung, sog. „Austrocknungsbehandlung" (Zenker u. Hardt [1015]) angeschuldigt [167, 216, 268, 353, 355, 478, 522, 523, 524, 525, 775, 776, 779, 852, 897, 900]. Auch eine primär zu diagnostischen Zwecken unmittelbar nach dem Trauma durchgeführte Liquorpunktion, bei welcher eine zu große Menge abgelassen wird, oder häufige, in therapeutischer Absicht vorgenommene sog. Entlastungspunktionen können zum Anstoß für die Herausbildung einer sekundären Hypotension (im Sinne von Leriche) werden [167, 353, 406, 478, 524, 528, 889, 900].

Das klinische Bild der Liquorhypotension, die nach Jaeger [394] in 3⁰/o aller Fälle von Schädelhirnverletzungen vorkommen soll, ist ähnlich jenem bei intrakranieller Drucksteigerung: heftige Kopfschmerzen, Schwindel, Übelkeit, Erbrechen, Ohrensausen, Meningismus, Benommenheit bis Bewußtlosigkeit, Frequenzanomalien von Puls und Atmung, nicht selten auch Hyperthermie und Miktionsstörungen [167, 230, 233, 353, 394, 516, 524, 525, 776, 779, 900, 989]. Eine Unterscheidung zwischen Über- und Unterdruck ist einmal durch die Liquordruckmessung möglich, zum anderen dadurch, daß die durch einen Unterdruck hervorgerufenen subjektiven Symptome, vor allem die heftigen Kopfschmerzen, durch aufrechte Körperhaltung verschlimmert und umgekehrt durch Jugularvenenkompression gebessert werden können. Die direkte Zufuhr von Flüssigkeit in Form von äquilibrierten Lösungen in die liquorführenden Räume (subarachnoidal bzw. intraventrikulär) bis zur Erreichung normaler bzw. etwas über der Norm liegender Liquordruckwerte vermag die subjektiven wie objektiven Erscheinungen oft schlagartig zu bessern. Schließlich ist bei Unterdruckzuständen allgemein ein erhöhtes Flüssigkeitsangebot auf oralem oder intravenösem Wege indiziert.

### cc) Die Pneumatocele

Ein anderes, die offene Kommunikation zwischen Schädelinnenraum und Außenwelt sicher beweisendes Symptom ist der Lufteintritt in das Schädelinnere, die sog. Pneumatocele. Vor dem Ersten Weltkrieg war offenbar nur die *extracraniale Pneumatocele* bekannt, also die Luftansammlung zwischen Kopfschwarte und Schädelknochen. Darüber hat Wernher [973] bereits 1873 eine eindrucksvolle Beschreibung und Abbildung veröffentlicht. Die „Luftgeschwulst" seines Falles war durch eine Dehiszenz der Mastoidzellen entstanden. Wernher erwähnt bereits ähnliche Beobachtungen von Acrel 1775 [2], ferner von Lloyd 1779 [541], Lecat 1798 [512] sowie Pinet 1833 [697], welch letzterer nach Wernher den Ausdruck „Pneumatocele" erstmals gebracht haben soll. In den frühen Publikationen werden neben der Bezeichnung Pneumatocele [127, 129, 697, 881] folgende Begriffe synonym verwandt: Aerocele [282, 374, 833, 851], Pneumatocephalus [210], Pneumocephalus [988], Pneumocysta cerebri [829], Hydro-pneumatocele [142], Hydro-pneumo-cranium [705], Emphysema cerebri [671, 922].

Nach Pinet [697] 1833 wurde von Chevance de Wassy [127] 1852 eine durch laterobasale Schädelhirnverletzung bedingte externe Pneumatocele publiziert und bereits 1866 wurde durch Thomas [881] anhand eines weiteren Falles das Problem der äußeren Pneumatocele in Form einer Dissertation behandelt. Von allen diesen Beschreibungen war nur der Fall von Acrel [2] durch eine frontobasale Verletzung bedingt, ebenso ein weiterer Fall, den Jarjavay [398] 1850 erwähnt, welcher ebenfalls durch Wernher angeführt wird.

Die erste pathologisch-anatomische Beschreibung einer *internen* Pneumatocele stammt von Chiari 1884 [129], der sie bei einer Sektion in Zusammenhang einer eitrigen Ethmoiditis mit Arrosion der frontalen knöchernen Basis gefunden hatte. 1913 konnte Luckett [553] als erster eine intra vitam durch Röntgenuntersuchung gefundene intrakranielle Pneumatocele mit Ventrikelfüllung als Folge einer frontobasalen Schädelhirnverletzung beschreiben. Über den gleichen Fall berichtete im selben Jahr nochmals Stewart [860]. Den nächsten Fall publizierte 1914 Wolff [988], der als erster den Begriff „Pneumocephalus" verwandte. Bereits 1915 finden sich 6 kasuistische Mitteilungen im deutschen Schrifttum [198, 479, 673, 986] über diese Art Folgeerscheinungen einer Schädelhirnverletzung, wobei Kredel [479] und Wodarz [986] je einen, Duken [198] und Passow [673] je zwei Fälle beschrieben. Sie waren alle durch Schußverletzungen im ersten Weltkriegsjahr bedingt. Bis zum Ende des Ersten Weltkrieges kamen nur noch relativ wenige Einzel-Fallberichte hinzu, so 1916 Skinner [833] und Sultan [867], 1917 Cotte [142], Brüning [97], Barth [28] und ein zweiter Fall von Luckett [554], 1918 von Holmes [374], Imboden [389] und Reisinger [732]. Nach dem Ersten Weltkrieg gesellte sich bis Anfang der dreißiger Jahre eine große Reihe von weiteren Fallbeobachtungen hinzu [13, 95, 154, 160, 190, 210, 266, 282, 288, 295, 325, 337, 380, 396, 483, 578, 605, 623, 705, 719, 784, 834, 851, 873, 883, 939, 977 u. a.].

Nur der Vollständigkeit halber sei erwähnt, daß intrakranielle Luftansammlungen nicht-traumatischer Natur ebenfalls schon früh beschrieben worden sind: so von Scott [812] 1914, durch ein Osteom der Orbita, oder im Gefolge verletzungsbedingter Infektionen durch gasbildende Erreger zwei Fälle durch v. Rychlik [766] 1916 und je ein Fall von Bier [66] 1916 sowie Hansemann [336] 1917. Auch der Fall Chiaris [129], der durch entzündliche Arrosion der knöchernen Basis zustande kam, gehört hierher. Markham [566] hat in seiner umfassenden Übersicht über 295 Fälle von Pneumatocephalus, unter denen 218 traumatischen Ursprungs waren, sozusagen als eine Sonderform noch 11 Fälle herausgehoben, die durch operative und diagnostische Manipulationen, also iatrogen, entstanden waren und erwähnt ferner zwei Fälle unbekannter Ätiologie.

Schloffer [784], der in seiner Übersicht von 1923 in der deutschen Literatur 9 Fälle als bis dahin bekannt voraussetzte, konnte noch weitere 11 Fälle aus den ihm zugänglichen Arbeiten sowie einen eigenen Fall hinzufügen. Winterstein [983] konnte 1930 60 Fälle, Worms u. Didieé [996], ebenfalls 1930, 71 Fälle aus der Literatur zusammentragen, wozu der erstere 3 eigene, die letzteren einen eigenen Fall beisteuerten. Killian, der 1938 und 1939 [442, 443] je einen Fall veröffentlichte, faßte 1939 in einer Monographie [444] 110 verwertbare Fälle zusammen, von denen 59 durch frontobasale Schädelhirnverletzungen und 17 durch Schußverletzungen bedingt waren. Inzwischen ist eine kaum übersehbare Zahl von weiteren Fallberichten hinzugekommen [73, 128, 169, 232, 233, 255, 277, 291, 304, 406, 408, 456, 526, 631, 635, 666, 668, 756, 830, 831, 864, 869 u. v. a.]. Etwas größere Übersichten über das Problem des Pneumatocephalus geben Voss 1943 [947], Straus 1948 [862], Tönnis u. Frowein 1952 [903], Rizzoli u. Mitarb. 1954 [743], Pia 1958 [694], Nikolay u. Nockemann 1961 [647], Fagerberg 1964 [226] und zuletzt Markham 1967 [566], der über 284 fremde und 11 eigene Fälle mit einer ausführlichen Literaturübersicht berichtet.

Je nach der Lokalisation der Luftansammlung sind verschiedene *Formen der Pneumatocele* bzw. des Pneumatocephalus zu unterscheiden:

1. der *Pneumatocephalus externus*, bei dem sich die Luft außerhalb der Schädelkapsel unter der Galea befindet [258, 354, 491, 631, 677, 784, 869, 900, 902, 903]. Dieser Begriff der Pneumatocele wurde von Killian [444] auf subgaleale Luftansammlungen eingeengt und die anderen extrakraniellen Pneumatocelen als „Weichteilemphysem" bezeichnet. Solche Emphysemata wurden nicht selten beschrieben [22, 122, 135, 356, 780]; Casciaro [122] berichtet über eine Beobachtung, wo nach frontobasaler Schädelhirnverletzung Luft über die Halsweichteile sogar bis zum Mediastinum vorgedrungen war.

2. *Pneumatocephalus internus* oder intrakranielle Pneumatocele ist der Oberbegriff für alle Formen von Luftansammlungen innerhalb der Schädelkapsel. Davon ist

a) die *extradurale Luftansammlung* die seltenste Form, offenbar wegen des relativ hohen Luftüberdrucks, der zur Ablösung der Dura überwunden werden muß [258, 903]. Trotzdem nicht wenige epidurale Pneumatocelen beschrieben wurden [9, 264, 557, 623, 710, 732, 830, 869, 886, 903], wird das Vorkommen dieser Form sogar gelegentlich in Abrede gestellt [456]. Oppolzer [662] berichtet über einen Fall, bei dem gleichzeitig eine extradurale Pneumatocele und ein epidurales Hämatom vorlag.

b) Die *intradurale Pneumatocele* ist je nach ihrem Sitz zu unterscheiden in eine subdurale, subarachnoidale, intraventrikuläre und eine intracerebrale Form. Bei der *subduralen* Pneumatocele kann, wenn die Arachnoidea unversehrt geblieben ist [157], kein Liquorfluß erwartet werden. Dies ist allerdings sehr selten, wie Straus [862] hervorhebt. Tönnis u. Frowein [903] haben einen solchen Fall beobachtet. Da bei dem dicht auf der frontalen Basis aufliegenden Stirnhirn kaum ein subduraler Raum besteht [157, 331, 822, 842, 862, 1000], wird bei der Verletzung zumeist die Arachnoidea mit eingerissen [903]. Es kommt jedoch trotz Beschädigung der Arachnoidea über einen Ventilmechanismus in der Regel zu einer rein subduralen Pneumatocele, der häufigsten Form der intrakraniellen Luftansammlung. Fallberichte und kürzere Übersichten über subdurale Pneumatocelen sind entsprechend zahlreich [3, 13, 26, 28, 109, 190, 258, 263, 266, 275, 278, 288, 295, 300, 313, 319, 325, 374, 380, 388, 389, 399, 422, 514, 540, 566, 585, 603, 623, 653, 671, 705, 710, 719, 743, 833, 834, 851, 867, 903, 971, 977, 979, 983, 996].

Im Röntgenbild ist die subdurale Luftansammlung an ihrer sichelförmigen Verteilung über der Konvexität zu erkennen [862] oder an einer Glockenform [903] über einem Liquorspiegel, die auch bei Umlagerung jeweils nach oben zeigen soll [203].

Die *subarachnoidale Pneumatocele* kommt durch Mitverletzung der Arachnoidea besonders dann zustande, wenn eine Fraktur die hinteren Siebbeinzellen oder die Keilbeinhöhle eröffnet und die Frontalhirnbasis beschädigt wird. Die subarachnoidale ist bei weitem seltener als die subdurale Form [52, 401, 566, 718, 861, 903]. Wenn sie vorkommt, so ist sie meist vergesellschaftet mit einer Liquorrhoe, aufgrund der Kommunikation der Fraktur mit den basalen Cisternen, die sich ihrerseits dabei häufig mit Luft füllen [401, 862, 978]. Von den basalen Cisternen aus kann über die Foramina Magendi und Luschkae eine Luftfüllung der Ventrikel zustande kommen und dadurch die (häufigeren) ventrikulo-subarachnoidalen Kombinationsformen [79, 114, 154, 161, 210, 566, 635, 672, 719, 743, 903, 928]. Röntgenologisch stellt sich eine Luftfüllung der Cisternen dar sowie eine unregelmäßige, grobfleckige und strichige Luftansammlung über der Konvexität, die nicht lageabhängig ist [203, 491, 903] (vgl. Abb. 3).

Die *intraventrikuläre* Pneumatocele („Pneumoventrikel" [160, 873]) ist entweder die Folge eines Durchbruchs einer intracerebralen Luftansammlung in die Ventrikel, einer durch die Verletzung bedingten Perforation der Hirnsubstanz von der fron-

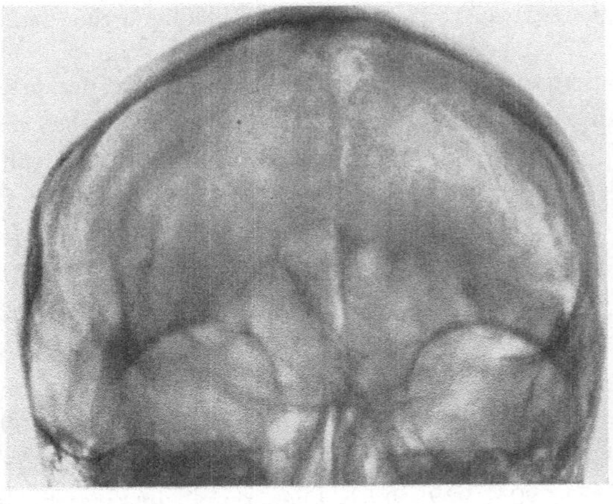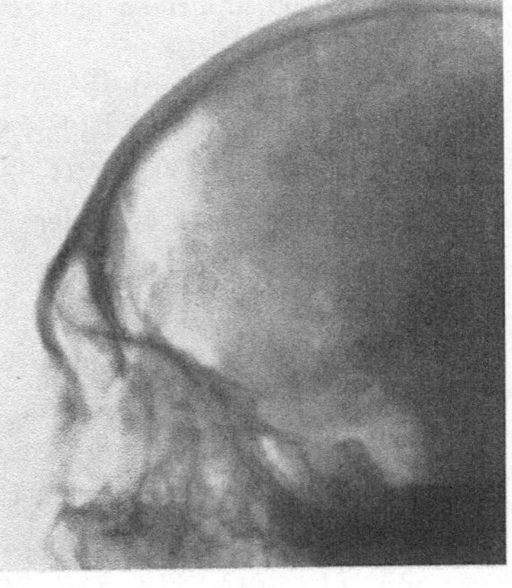

a                             b

Abb. 3. Subarachnoidale Pneumatocele. Erste Röntgenaufnahmen 2 Stunden nach dem Unfall

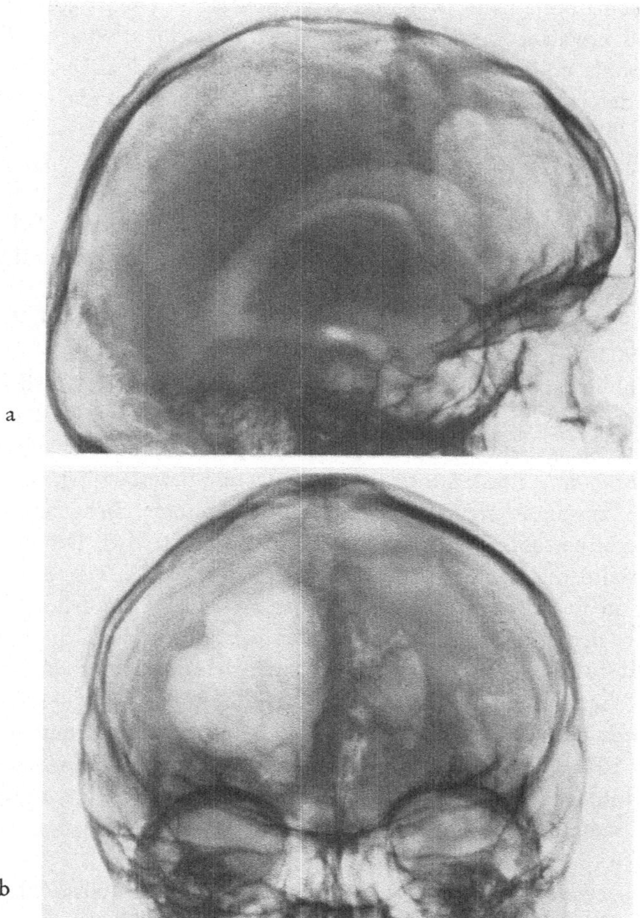



Abb. 4. Intraventrikuläre (und rechtsseitige subdurale) Pneumatocele. Aufnahmen 14 Tage nach relativ leichtem Trauma anläßlich einer ambulanten Untersuchung; an Beschwerden bestanden nur Kopfschmerzen und eine verzögert aufgetretene primäre Rhinoliquorrhoe rechts

talen Basis in das Vorderhorn der Seitenventrikel, einer direkten primär perforierenden Verletzung (Stich oder Schuß etc.), einer Zerreißung des Hirngewebes am Boden des 3. Ventrikels [274, 784], oder sie kommt, wie erwähnt, auf dem subarachnoidalen bzw. cisternalen Wege zustande. Dabei kann ein sog. „spontanes" posttraumatisches Ventrikulogramm resultieren (vgl. Abb. 4) mit vollständiger Luftfüllung aller Ventrikel [61, 79, 89, 99, 115, 160, 169, 262, 304, 305, 319, 396, 421, 483, 516, 553, 554, 566, 605, 672, 683, 784, 831, 860, 873, 883, 885, 903, 922, 979, 988].

Die *intracerebrale* Pneumatocele ist nach der subduralen die zweithäufigste Form. Fallberichte von intracerebralen Luftansammlungen sind entsprechend häufig [97, 109, 117, 142, 144, 198, 208, 209, 241, 250, 255, 319, 337, 401, 442, 444, 479, 496, 528, 614, 673, 719, 743, 829, 835, 862, 871, 903, 979, 986]. Die „reine" intracerebrale Pneumatocele ist offensichtlich noch häufiger als die ebenfalls oft vorkommenden Kombinationsformen. Fallberichte über Kombinationsformen dieser Art sind ebenfalls recht zahlreich [79, 95, 102, 154, 250, 282, 442, 443, 496, 498, 566, 719, 743, 780, 862, 864, 869, 903, 930, 939, 979].

Die intracerebrale Pneumatocele entsteht durch Einpressen von Luft in eine durch traumatische Schädigung vorgebildete intracerebrale Höhle (Erweichungsherde), wobei ein Verklebungsring im Bereich der intrakraniellen Pforte der traumatischen Kommunikation zwischen Hirn, Arachnoidea und Dura besteht, so daß die Luft bei Überdruck (Pressen, Niesen, Schneuzen) unmittelbar in die Hirnsubstanz eindringen kann [109, 669, 836, 864]. In unverletztes, intaktes Hirngewebe soll auf diese Weise Luft nicht eingepreßt werden können [109, 110, 354]. Für das Zustandekommen der intracerebralen Pneumatocele ist also Voraussetzung eine Hirnsubstanzschädigung und in der Regel auch das Vorhandensein eines präformierten Narbenringes an der intrakraniellen Eintrittsstelle [109, 110, 157, 193, 274, 484, 485, 694, 760, 784, 873, 900, 903, 959]. Deshalb ist diese Form der Pneumatocele meist eine späte Komplikation. Im Röntgenbild ist typisch eine girlandenförmige Begrenzung der Luft zur Hirnoberfläche hin [203, 903]. In eine solche luftgefüllte intracerebrale Höhle kann Flüssigkeit eintreten durch Transsudation aus dem Hirngewebe [151], oder es kann Liquor hineinkommen [128, 282, 903], in seltenen Fällen kann sich sogar eine Eiteransammlung darin bilden [3, 6, 25, 135, 198, 265, 332, 444, 488, 583, 930]. Im Röntgenbild findet sich dann eine Spiegelbildung, und beim Kopfschütteln nimmt der Patient und bei Auskultation nicht selten auch der Untersucher ein Plätschergeräusch wahr [52, 198, 203, 250, 265, 282, 337, 399, 623, 653, 678, 688, 862, 864, 903, 930].

Eine wachsende intracerebrale Pneumatocele kann schließlich in das Ventrikelsystem perforieren [109, 154, 157, 443, 583, 862, 900] und über die Foramina Luschkae und Magendi kann die Luft in den Subarachnoidalraum gelangen. Sowohl von hier als auch aus den Ventrikeln kann die Luft leichter und schneller resorbiert werden. Die intracerebrale Pneumatocele ist, wie erwähnt, eine späte Komplikation; sie tritt — sofern nicht primär eine perforierende Hirnverletzung besteht — erst Wochen oder Monate, ja sogar Jahre nach dem Trauma auf, wenn sich ein — primärer oder sekundärer — Erweichungsherd einerseits und ein Hirn-Dura-Verklebungsring andererseits ausgebildet hat. Sie verursacht nicht selten die Symptomatik eines Hirntumors, so z. B. durch Auftreten einer Hemiparese [95, 283, 325, 903, 979] oder Hemiplegie [208, 498, 514], auch eine Hemiplegie mit fokalen Anfällen wurde beschrieben (Rizzoli [743], Gurdjian u. Webster [319]). Auch das Auftreten einer Stauungspapille als Ausdruck der bestehenden Raumforderung wurde beobachtet [554, 585, 719].

Die intracerebrale Form wird auch als die eigentliche oder „echte" Pneumatocele bezeichnet [959] und als solche den anderen intrakraniellen Luftansammlungen, die durch die Ausbreitung der Luft in vorgebildeten Räumen gekennzeichnet sind, gegenübergestellt [627]. Ein anderes Unterscheidungsmerkmal zwischen den intracerebralen und den anderen Formen der intrakraniellen Luftansammlung ist der Zeitpunkt des Auftretens und die Art der Symptomatik: eine Luftausbreitung in präformierten Räumen kommt meist sofort, im unmittelbaren Anschluß an die Verletzung zustande und verursacht keine oder nur wenig klinische Erscheinungen. Auch liegt hierbei in der Regel keine Zerstörung der Hirnsubstanz vor [81, 109, 226, 319, 326, 408, 444, 456, 566, 594, 647, 719, 743, 862, 900, 901, 902, 903, 959].

Das *Zustandekommen einer Pneumatocele* in frischen Fällen beruht auf einem einfachen Austausch von Luft gegen den durch den Fistelgang abgeflossenen Liquor.

Der Sog des relativen Liquorunterdrucks bedingt das Eintreten der Luft, die sich dann in der Regel, wie erwähnt, in den vorgebildeten intrakraniellen Räumen ausbreitet. Bei Schußverletzungen kann mit dem Projektil unmittelbar Luft mit in die Hirnsubstanz oder in den Ventrikel mitgerissen werden [135, 191, 311, 406, 520, 610, 634, 681, 687, 818], oder es findet ein ähnlicher Luft-Liquor-Austausch statt, solange noch kein Hirnödem und damit noch keine intrakranielle Drucksteigerung besteht [679, 680, 900, 903]. Auch soll bei offenen Schußverletzungen, sofern es die Wundverhältnisse zulassen, durch die pulsatorischen Eigenbewegungen des Gehirns Luft angesaugt werden können, solange Ödem und Hirndruck noch nicht entwickelt sind [681, 905].

Für das Zustandekommen der meist später auftretenden intracerebralen Pneumatocele ist ein Ventilmechanismus im Bereich der inneren Pforte der Kommunikation maßgebend [4, 89, 109, 110, 114, 154, 157, 258, 264, 354, 442, 444, 456, 488, 679, 694, 721, 760, 887, 900, 903]. Hier liegt nicht ein einfacher Luft-Liquor-Austausch vor, sondern die Luft wird — meist bei Fehlen einer Liquorrhoe — durch Überdruck in den Schädelinnenraum eingepreßt, z. B. durch Husten [250] sowie Niesen und Schneuzen [13, 109, 540, 669, 719, 836, 864, 903]. Dabei muß das Druckgefälle zwischen Nasennebenhöhlen und Schädelinnenraum offenbar gar nicht so groß sein [258, 354]. Ursachen eines solchen Ventilmechanismus sind Interposition von Gewebe in Form von Granulationen, Nasennebenhöhlenschleimhaut, Durafetzen, Knochenbruchstücken usw. im Verletzungsgebiet der inneren Pforte [69, 135, 155, 165, 175, 193, 194, 217, 310, 356, 410, 491, 516, 680, 862, 900, 959] oder in seltenen Fällen auch Interposition von Fremdkörpern [191, 404, 650, 979]. Schließlich können auch die glatt nebeneinander liegenden Ränder der verletzten Dura ein sog. Lippenventil bilden, durch welches bei Druckerhöhung Luft einströmen kann. Weiterhin kann der Durariß gegen den Knochendefekt zur Seite hin versetzt sein und so wie ein Ventil wirken [154, 406, 516], oder die traumatische Verbindung zur Nasennebenhöhle kann durch Schleimhautschwellung verlegt und dadurch nur einseitig für Luft im Überdruck durchgängig sein.

Trotz der durch das Bestehen einer Pneumatocele nachgewiesenen offenen Verbindung muß eine Liquorrhoe nicht vorliegen. In der Übersicht von Markham [566] war bei den 218 traumatisch bedingten Pneumatocelen in 37 Fällen eine Rhinoliquorrhoe beobachtet worden, d. h. in 17%. Bei intracerebraler Luftansammlung ist das Fehlen des Liquorflusses, wie erwähnt, sogar die Regel, weil der Verklebungsring [175, 406, 410, 900] bzw. der Ventilmechanismus [175, 516] im Bereich der inneren Pforte, also die Voraussetzung für die Möglichkeit des Eintritts der Luft in die Hirnsubstanz, ein Austreten von Liquor verhindert. Die Möglichkeit des Liquorabflusses hängt jedoch nicht nur von Vernarbungs- und Verklebungsvorgängen, sondern auch von der Lokalisation des Dura-Knochen-Defekts ab: ein Defekt im Bereich der Lamina cribriformis oder des Siebbeindaches hat sehr häufig eine Liquorrhoe zur Folge. Dagegen kann bei einem Defekt der Stirnhöhlenhinterwand, der meist höher gelegen ist als die frontale Basis, bei Druckerhöhung wohl Luft eintreten, viel seltener aber kann Liquor abfließen — besonders dann nicht, wenn die Duraverletzung tiefer (basiswärts tiefer) als der Knochendefekt gelegen ist. So konnten Tönnis u. Frowein [903] durch Injektion einer Penicillin-Lösung in eine Pneumatocele hinein die offene Kommunikation durch Austreten der Lösung aus der Nase in einem Falle nachweisen, bei dem eine Liquorrhoe nie bestanden hatte.

Über die *Häufigkeit des Vorkommens* der intrakraniellen Pneumatocele sind, ähnlich wie bereits im Zusammenhang der Häufigkeitsangaben bei der Liquorrhoe erwähnt, verläßliche Zahlen nicht zu gewinnen: die Zahl der undiagnostizierten Fälle ist wahrscheinlich recht groß; Spezialkliniken sehen nur einen kleinen Teil ausgewählter schwerer Fälle; die weit verstreuten, inzwischen sehr zahlreichen Mitteilungen behandeln meist Einzelfälle, wobei in der Regel keine Angaben über die Relationen zu der beobachteten Gesamtzahl der Schädelhirnverletzungen, zu Basisverletzungen oder gar frontobasalen Schädelhirnverletzungen im engeren Sinne gemacht werden. Schließlich ist es bei der größeren Häufigkeit der Spätfälle nicht selten Glückssache, ob Röntgenaufnahmen (wenn überhaupt) zu einem Zeitpunkt angefertigt werden, bei dem die Luft noch nicht wieder resorbiert ist. Bei einem Überblick über die Angaben einiger dafür brauchbarer Literaturstellen bewegt sich der Anteil der beobachteten Pneumatocelen um etwa 0,5 bis 1% der behandelten Schädelhirnverletzungen [139, 376, 439, 444, 516, 666, 780] und zwischen 10—45% der behandelten frontobasalen Schädelhirnverletzungen [131, 194, 301, 318, 319, 516, 528, 618, 694, 743, 888].

*Erstauftreten bzw. erste Feststellung der Pneumatocele:* Die Pneumatocele als *Frühkomplikation* tritt innerhalb der ersten 2—4 Tage nach dem Trauma auf. In der Regel erscheint bei Vorliegen einer traumatischen Kommunikation die Luft etwa 48 Stunden nach dem Trauma im Intracranialraum [89, 530]. Spätere Zeitangaben beruhen vor allem darauf, daß Röntgenaufnahmen lediglich bei der Erstaufnahme in der Klinik und im weiteren Verlauf nur dann angefertigt werden, wenn besondere Bedingungen des Verlaufs es erfordern. Da jedoch eine intrakranielle Luftansammlung keine besonderen klinischen Erscheinungen oder auch nur subjektive Beschwerden hervorzurufen braucht, entgehen die meisten Frühfälle der Beobachtung. *Spätfälle,* also Pneumatocelen, die nach Abschluß der ersten Behandlung bzw. nach einem längeren Intervall der Erholung von den primären Verletzungsfolgen auftreten, sind nach folgenden Latenzzeiten beobachtet worden:

1—2 Monate [95, 97, 193, 226, 288, 337, 479, 566, 719, 732, 743, 833, 903, 939]; 2—3 Monate [13, 190, 198, 263, 282, 325, 396, 623, 673, 743, 862, 903, 930]; 3—4 Monate [109, 142, 319, 401, 544, 530, 743, 864, 903, 988]; 5 Monate [528, 614]; 8 Monate [673]; 10 Monate [154]; 2 Jahre [208, 743, 869]; 3 Jahre [109, 208]; 4 Jahre [1001]; 5 Jahre [401]; 17 Jahre [250]; 19 Jahre [869]; 22 Jahre [903].

Die *Resorptionszeit* ist bei intracerebralen Pneumatocelen oft sehr lang, das Vorhandensein der Luft konnte in einzelnen Fällen über 8 Monate [627] beobachtet werden. Die extracerebrale und intraventrikuläre Luft kann, was von der diagnostischen Luftfüllung geläufig ist, ohne neuerlichen Luftnachschub in 2—4 Tagen resorbiert sein [27, 226, 900]. Da bei einer bestehenden Kommunikation bis zur Verlegung bzw. Verwachsung der inneren Pforte durch Druck- und Sogkräfte immer wieder ein Luftnachschub stattfindet, dürfte die Dauer der Nachweisbarkeit der Pneumatocelen weniger eine Frage der Resorption sein. Bei Beobachtungen über die Resorptionszeit ohne Operation finden sich in der Literatur Angaben, daß die Luft verschwunden war nach 9 [566], 13 [27], 16 [295] und 27 [262] Tagen, ferner nach 4 [672], 6 [115] bzw. 11 [903] Wochen oder nach 2 [585, 705] bzw. 3 [337] Monaten. Jean u. Villechaise [399] fanden nach 58 Tagen, Glenard u. Aimard [282] sogar nach 5 Monaten noch intrakraniale Luft.

Zur *Diagnose* der Pneumatocele ist noch darauf hinzuweisen, daß dieselbe *nur durch Röntgenuntersuchung* gestellt werden kann. Sehr selten können klinische Symptome den Verdacht auf eine intrakranielle Luftansammlung nahelegen, so ein (auskultierbares) Plätschergeräusch im Schädel, verbunden mit vegetativen Erscheinungen, meningealen Reizsymptomen und auch subjektiven Angaben über Plätschergeräusche bei Kopfbewegungen und über Kopfschmerzen. Intracerebrale Luft kann darüber hinaus, wie erwähnt, neurologische Herdstörungen und intrakranielle Drucksteigerung, also die Zeichen eines Hirntumors, verursachen. Zur Differentialdiagnose wäre noch darauf hinzuweisen, daß nach perforierenden Verletzungen (Schuß, Stich etc.) auch einmal ein Gasbrandabsceß eine intracerebrale Pneumatocele bei gleichen subjektiven und objektiven Erscheinungen vortäuschen kann [66, 332, 336, 577, 583, 766, 835].

*Zur Frage der Celenbildung* seien noch einige Bemerkungen angefügt: Wenn das Trauma einen genügend großen Lochdefekt (von mindestens etwa Linsengröße) hervorgerufen hat, so kann ein Prolaps endokranieller Gewebsabschnitte in und durch diese Dura-Knochen-Lücke entstehen. Ein solcher Defekt kommt meist vor im Rahmen eines Trümmerbruches der Stirnhöhlenhinterwand, des Siebbeindaches, der Lamina cribriformis oder des Orbitaldaches. Und zwar entweder als Lochbruch unmittelbar durch die Traumaeinwirkung oder über Abstoßungs- und Umbauvorgänge im Verlauf von Monaten und Jahren nach dem Trauma [84, 113, 406, 410, 454, 516, 900, 903]. Durch kommunizierende Sog- und Druckkräfte zwischen endokraniellem Nasen- bzw. Nasennebenhöhlen-Raum können Anteile der Hirnhäute oder auch der Hirnsubstanz entweder durch die Lamina cribriformis direkt in das Nasenlumen oder in die Nasennebenhöhlen hinein (meist die Siebbeinzellen, seltener die Stirnhöhlen) prolabieren. Je nach dem Inhalt dieser „Brüche" lassen sich Meningocelen, Encephalocelen und Meningoencephalocystocelen unterscheiden. Da bei dem Frakturgeschehen die Dura in der Regel ebenfalls breit eröffnet wird, kommen posttraumatisch die Encephalocelen am häufigsten vor [142, 280, 496, 893, 894, 980]. Die nasale Form wird nicht selten als Nasenschleimhautpolyp [162, 240, 251, 669, 828, 839, 948, eigene Beobachtung], die Nebenhöhlenformen als Mucocelen [894] verkannt und operativ angegangen. Bei diesen Celenbildungen wird eine anhaltende oder intermittierende Liquorrhoe oft über lange Zeit beobachtet, ebenso entzündliche intrakranielle Komplikationen [280, 461]. Einzelne Fälle mit sehr langer Anamnese wurden berichtet [142, 488], zum Teil mit über 8 Jahre [558], über 15 Jahre [894] sowie über 16 Jahre [515] sich hinziehenden klinischen Erscheinungen.

### dd) Die entzündlichen Komplikationen

Nach Dandy [157; S. 355] ist es „lediglich Glücksache", ob sich bei einer offenen Verbindung über die Nasennebenhöhlen nach frontobasalen Schädelhirnverletzungen eine endokranielle Infektion entwickelt oder nicht. Mit dieser Glücks- bzw. Unglücksprognose sind solche Verletzte auch heute noch behaftet, wiewohl die Voraussetzungen der Prophylaxe wie der Beherrschung einer ausgebrochenen Infektion durch die Antibiotica wesentlich gewandelt sind. Auch heute noch ist eine Meningitis bzw. Meningoencephalitis eine ernste und lebensbedrohliche Komplikation [11, 406, 484, 491, 549, 563, 568, 738, 797, 900, 915, 927, 959] und sie wird es durch eine zunehmende Resistenz der Keime gegen die Antibiotica immer mehr [11, 81, 123, 193, 216, 314, 420, 486, 537, 695, 789]. Auch ist an vielen Fällen evident geworden, daß die prophylaktische Gabe von Antibioticas eine Infektion nicht zu verhindern vermag.

Bei der Frage der Häufigkeit des Zustandekommens einer intrakraniellen Infektion gehen die Ansichten in dem Maße auseinander, wie von den verschiedenen Autoren die mitgeteilten Infektionsfälle zu einem verschiedenen Ausgangsmaterial in Relation gesetzt werden. Einmal werden die Schädelhirnverletzungen im weiteren Sinne, dann Schädelbasisfrakturen, schließlich frontobasale Schädelhirnverletzungen oder gar Fälle mit Rhinoliquorrhoe als Bezugszahlen zur Angabe des prozentualen Anteils der Infektionen zugrunde gelegt. Schließlich wird unter entzündlicher Komplikation einmal nur die Meningitis, dann auch Abscesse, häufig nur Frühkomplikationen und zuletzt alle beobachteten Infektionen verstanden.

Auch wird nicht immer streng genug unterschieden zwischen einer echten infektiösen und einer aseptischen Meningitis bzw. einer abakteriellen sog. meningealen Reaktion im Sinne von Tönnis [900]. Letztere kann z. B. durch Blutbeimengung im Liquor oder durch Einbruch von Zerfallsprodukten nekrotischer Hirnsubstanz in die Liquorräume zustande kommen und über weite Strecken das gleiche klinische Bild bieten: Kopfschmerzen, Nackensteifigkeit, Trübung des Sensoriums, Temperaturanstieg, Erhöhung des Liquoreiweißes und Anstieg der Liquorzellzahl bis auf 10 000/3 Zellen [31, 270, 394, 446, 820].

Es ist eine Erfahrungstatsache, daß die traumatisch bedingten rhinogenen intrakraniellen Infektionen im Vergleich zu den otogenen nicht nur häufiger, sondern auch gefährlicher [356, 357] und mit einer wesentlich schlechteren Prognose behaftet sind [31, 33, 46, 145, 310, 356, 377, 461, 516, 529, 576, 598, 648, 784, 818, 819, 945, 946, 1005]. Durch die im Zeitalter des wachsenden Verkehrs zunehmende Häufigkeit und Schwere der frontobasalen Schädelhirnverletzungen ist diese Erfahrung immer wieder bestätigt worden [48, 81, 193, 342, 343, 484, 485, 489, 491, 692, 695, 738, 816, 900, 902].

Die Gründe dieser größeren Häufigkeit der posttraumatischen rhinogenen intrakraniellen Infektionen sind zahlreich:

1. der wesentlich dünnere frontobasale Knochen ist relativ vulnerabel und stellt so für alle auch nicht unmittelbar frontal auf den Schädel einwirkenden Kräfte einen locus minoris resistentiae dar bei dem sich überwiegend in der Form des Berstungsfrakturmechanismus vollziehenden Unfallhergang [317, 319, 322, 685, 822, 878, 921]. Die relativ dünne, dem Knochen sehr fest aufliegende frontobasale Dura ist ebenfalls leichter zerreißlich als z. B. jene des Felsenbeingebietes [4, 8, 81, 109, 110, 114, 316, 317, 406, 461, 484, 491, 516, 819, 900, 902, 905, 920, 946];

2. die Schleimhäute der Nasennebenhöhlen beherbergen in der Regel pathogene Keime, die nach Eröffnung der Wände zum intrakraniellen subduralen Raum dorthin eindringen können [356, 357, 363, 384, 516, 562, 602, 648, 819]. Durch die Kammerung der Nasennebenhöhlen, besonders der Siebbeinzellen, können sich Infektionsherde hier gut halten, so daß auch eine sog. radikale Ausräumung selten alle Schleimhautfetzen und Bakteriennester erreichen kann [55, 193, 310, 363, 491, 544, 695, 900, 902, 946, 1006]. Weiterhin leisten die in dem Nasennebenhöhlen-System möglichen Sekretstauungen sowie Blut- und Liquorretentionen einer Superinfektion Vorschub [4, 5, 55, 75, 76, 109, 431, 461, 462, 760, 820, 900];

3. bei der besonderen Form der perforierenden Verletzungen vom inneren Augenwinkel her durch Schuß oder Stich ist die äußere Wunde oft klein und bedeutungslos gegenüber der schweren Zerstörung im Nasennebenhöhlen-Bereich, besonders dem Siebbeindach, dem Orbitaldach und der Lamina cribriformis bis über den Subdural-

raum hinaus in das Frontalhirn, so daß das Ausmaß einer solchen Verletzung primär oft verkannt wird [52, 304, 310, 404, 591, 680, 738, 784, 835, 900, 916a, 1005, 1006];

4. nicht zuletzt fehlen bei Verletzungen in der frontobasalen Region oft frühe Alarmzeichen [1005] ähnlich den Innenohr-Symptomen bei laterobasalen Verletzungen;

5. schließlich steht die Häufigkeit und Schwere der frontalen Gewalteinwirkung beim Zustandekommen der Schädelunfälle an erster Stelle, so daß die größere Häufigkeit der Infektionen wesentlich durch die größere Häufigkeit der Verletzungsart selbst im Vergleich zu anderen Schädelverletzungen erklärbar ist [34, 285, 725, 790, 816, 822].

Die *Wahrscheinlichkeit des Auftretens einer Infektion* ist bei klinisch sicher nachweisbarer Kommunikation (Liquorrhoe, Pneumatocele) oder bei entsprechend schwerem Röntgenbefund (Trümmerfraktur der vorderen Basis) selbstverständlich sehr groß. Jedoch kann — in seltenen Fällen — ein Infekt auch ohne Nachweis einer Kommunikation oder Frakturierung auftreten. Die Liquorrhoe ist zwar der Beweis der bestehenden Verbindung (Rousseaux u. Mitarb. [759] bezeichnen die Kommunikation als die „conditio anatomica sine qua non" der traumatischen Rhinoliquorrhoe), ihr Fehlen jedoch kein Beweis gegen eine solche [65, 81, 110, 112, 114, 139, 145, 316, 485, 491, 529, 694, 764, 959].

Oft besteht ein gewisser zeitlicher Zusammenhang mit dem Beginn einer Meningitis und dem Sistieren eines seither beobachteten Liquorflusses [33, 81, 193, 406, 607, 716, 737, 903]. Ob allerdings die Annahme, daß die Keimeinwanderung bei Nachlassen des Liquorstromes leichter sei, dieses Phänomen genügend erklärt, ist die Frage. Durch Interposition von Weichteilen oder Knochentrümmern oder durch frühe Verklebungsvorgänge kann die innere Pforte verlegt sein; eine Durchwanderung von Keimen ist dabei jedoch immer möglich [31, 112, 113, 216, 230, 310, 406, 484, 594, 648, 741, 820, 903, 915, 920, 1006]. Auch kann in den Knochendefekt ein Stück der Nasennebenhöhlenschleimhaut interponiert sein, wodurch eine direkte Überleitung einer Infektion aus den Nasennebenhöhlen möglich ist.

Wenn in einen Lochdefekt ein Hirnprolaps eingetreten ist und sich ein zirkulärer Verklebungsring ausgebildet hat, kann in dem veränderten, resistenzgeschwächten, prolabierten Hirngewebe eine lokale Encephalitis entstehen, die sich zu einer fortschreitenden Markencephalitis und einem Hirnabsceß entwickeln kann, ohne daß es je zu einer Ausbreitung der Entzündung in die Meningen kommt. Auf diesem Wege ist eine Absceßperforation in die Ventrikel oder in den subduralen Raum möglich, ohne daß posttraumatisch meningitische Zeichen bestanden haben. Das Perforationsereignis kann den Patienten urplötzlich und aus bester Verfassung treffen. Wendling [972] hat einen solchen Fall mitgeteilt und auch wir verfügen über eine entsprechende Beobachtung. Gelegentlich tritt auch zunächst eine epidurale Eiterung auf [780, 819], von welcher einerseits eine Osteomyelitis [461, 544] und andererseits eine Durchwanderungsmeningitis [32, 132] ausgehen kann.

Die *Häufigkeit* der Meningitis wird in älteren Übersichten, in der Regel bezogen auf die Zahl der beobachteten Basisfrakturen, als unter 5% liegend angegeben [121, 229, 310, 365, 413, 469, 923, 929, 1005]. Die aus der Literatur nach dem Zweiten Weltkrieg zu entnehmenden Angaben über die Häufigkeit der posttraumatischen rhinogenen intrakraniellen Infektionen zeigen eine große Schwankungsbreite, offenbar aus der Verschiedenheit des jeweiligen Ausgangsmaterials, abhängig davon, ob nur von Liquorfisteln in engerem Sinne, von Komplikationen frontobasaler Schädelhirnverletzungen, von frontobasalen Schädelhirnverletzungen im allgemeinen etc. berichtet wird. Die Prozentangaben liegen dabei zwischen 1% [806] und 62% [913]: 7,1% [723], 10% [716], 23% [724], 25% [528], 28% [695], 28,6% [461], 37,7% [516], 50% [114], 55,3% [308].

Unter klinischen Gesichtspunkten sind nach dem Zeitpunkt ihres Auftretens die Infektionen in zwei große Gruppen zu unterscheiden, die Früh- und Spät-Infektionen.

Die *Frühinfektion,* besonders die Frühmeningitis, tritt in direktem zeitlichem Zusammenhang mit der Verletzung, noch während der unmittelbar auf die Verletzung folgenden Behandlung auf [81, 96, 270, 310, 311, 394, 461, 568, 598, 613, 679, 680, 878, 899, 900, 905, 976]. Eine Frühinfektion zeigt sich bereits nach einigen Tagen im klinischen Bild, etwa gegen Ende der 1. und in der 2. Woche nach dem Trauma [516, 900]. Sie kann jedoch auch schon, je nach der Pathogenität der Erreger, am 1. Tag nach dem Unfall fulminant zum Ausbruch kommen. Die Frühinfektionen sind unter den heutigen Verhältnissen der sofort einsetzenden operativen Versorgung und antibiotischen Abdeckung auch bei den direkt offenen Schädelhirnverletzungen nicht mehr allzu häufig. Gegenüber der noch im letzten Weltkrieg beobachteten Primärinfektionshäufigkeit, deren Angaben zwischen 30 und 80% schwanken, mit ihrer hohen Mortalität von 25 bis 60% [311, 320, 344, 538, 680, 681, 687, 762, 900, 905, 960] ist unter den jetzigen Verhältnissen die Infektionshäufigkeit der direkt offenen kaum größer als jene der indirekt offenen Schädelhirnverletzungen. Die Infektionsmortalität der direkt offenen Verletzungen ist, da diese sofort einer operativen Versorgung zugeführt werden, eher noch geringer als jene der indirekt offenen Verletzungen, die häufig genug als solche nicht erkannt werden. Bei der Mortalität der Schädelhirnverletzungen gibt also nicht mehr, wie noch im letzten Krieg, die Infektion den Ausschlag, sondern das Ausmaß der primärtraumatischen Hirnschädigung und, soweit es die indirekt offenen Verletzungen betrifft, die rechtzeitige Erkennung der operativen Versorgungsmöglichkeit bzw. Versorgungsnotwendigkeit.

Bei den direkt offenen Verletzungen tritt eine *Frühmeningitis* dann häufiger auf, wenn wegen der nur geringgradigen äußeren Verletzungsfolgen die wesentlich schwereren im Bereich der Nasennebenhöhlen übersehen werden (besonders bei perforierenden orbitofrontalen Verletzungen und bei den sog. gedeckten fronto-medio-basalen Impressionen im Bereich der Nasenwurzel) oder wenn Fremdkörper eingedrungen sind. Die Häufigkeit des Auftretens und das Ausmaß einer Frühmeningitis zeigt, von perforierenden Verletzungen abgesehen, keine eindeutige Beziehung zur Schwere der sog. gedeckten Schädelhirnverletzung. Eine Frühinfektion kann nicht nur bei nachgewiesener Kommunikation, sondern auch ohne die Erscheinungen einer solchen, oftmals nach einem sehr kurzen Intervall, zustande kommen. In einem Falle von Riechert [737] hat sich eine schwere eitrige Frühmeningitis bereits in der zweiten Nacht nach dem Unfall manifestiert, also etwa innerhalb 36 Stunden nach dem Trauma.

Schließlich kann eine Frühinfektion auch bei Fehlen eines Frakturnachweises eintreten, sie kann auch trotz sofort einsetzender antibiotischer Behandlung und auch ohne Hinweis auf eine prätraumatisch bestehende Entzündung der Nasennebenhöhlen zustande kommen. Selbst bei Fehlen einer Duraverletzung (wie der spätere intraoperative Befund gelegentlich ergibt) kann eine posttraumatische Meningitis auftreten, wie ja auch in seltenen Fällen bei Fehlen einer makroskopisch erkennbaren

Duraverletzung eine Liquorrhoe auftreten kann. Der transdurale Durchtritt der Infektion soll dabei auf folgenden Wegen zustande kommen können:

a) über eine traumatisch bedingte Durchlässigkeit der Fila olfactoria-Umscheidung [8, 31, 81, 222, 251, 417, 506, 538, 543, 1005];

b) über die von den Siebbeinzellen zum Schädelinnenraum ziehenden Gefäßkanäle, und zwar arterielle Verbindungen zwischen den ethmoidalen einerseits [477, 534] und den meningealen und intraduralen Arterien der frontoorbitalen Region andererseits [100, 477];

c) über perineurale Lymphscheiden um die Fila olfactoria, die mit dem Subduralraum und mit „perimeningealen Lymphräumen" in Verbindung stehen, auf die bereits 1912 Zwillinger [1017] hingewiesen hat;

d) durch anlage- oder wachstumsbedingte Anomalien im Bereich der frontalen Basis: so sollen sich durch Wachstumsstörungen Dehiszenzen in der knöchernen Siebbeinplatte bilden können, die ein unmittelbares Aufeinanderliegen von Dura und Nasenschleimhaut ermöglichen; schließlich können zahlreiche anatomische Variationen im Aufbau und Einbau der Lamina cribriformis offenbar auch schon bei leichteren traumatischen Störungen die Ausbildung einer Durchlässigkeit begünstigen [133, 137, 153, 245, 436]. Auch ein völliges Fehlen der Lamina cribriformis oder gar des ganzen Orbitaldaches wird beobachtet [550, 552].

Bereits im Verlauf der 2. Woche nach dem Trauma ist die Ausbildung eines *Frühabscesses* möglich, eine heutzutage relativ seltene Komplikation [81, 230, 270, 406, 461, 630, 900, 976]. Es entwickelt sich hierbei eine Eiterverhaltung in der Hirnwunde dadurch, daß sich ein Granulationswall gegen den Einschmelzungsprozeß ausbildet, der zugleich eine fortschreitende Markencephalitis verhindert. Zu einer eigentlichen Abkapselung des Herdes gegen das nicht infizierte Hirngewebe, d. h. zur Ausbildung einer mehr oder minder festen Absceßmembran um den Infektions- bzw. Einschmelzungsherd, ist die Entwicklungszeit zu kurz. Der Frühabsceß kann bei unbehandelten wie bei ungenügend behandelten Fällen entstehen [81, 230, 270, 327, 406, 461, 858, 863, 976].

Bei weitem häufiger als die entzündlichen Frühkomplikationen ist die Gruppe der *Spätinfektionen,* die nach Abheilung der primären Wunden [900] nach einem deutlichen Intervall, dessen Ausdehnung meist mit 2—3 Monaten angesetzt wird, auftreten. Es hat sich eingebürgert, als Spätinfektion nur solche Komplikationen aufzufassen, die nach Entlassung aus der Klinik bzw. nach Abschluß der Behandlung der unmittelbaren Verletzungsfolgen zur Beobachtung kommen [81, 377, 484, 491, 695, 760, 780, 854]. Neuss [644] berechnete in einer statistischen Übersicht ein arithmetisches Mittel einer Durchschnittslatenzzeit für das Auftreten von entzündlichen Spätkomplikationen von rund 4 Jahren (4,06 Jahre).

Die Spätinfektion entsteht

1. *auf dem Boden einer Primärinfektion* durch den Unfall selbst [193, 961]. Bereits mit dem Trauma inokulierte Keime verbleiben mehr oder minder lange Zeit abgekapselt z. B. in Trümmerherden des Siebbeindaches [900], in endokraniell verlagerter Nasennebenhöhlen-Schleimhaut [69, 217, 431], im Narbengebiet von Fremdkörpern, besonders Knochensplittern, die in das Gehirngewebe eingedrungen sind, im Verklebungsring der inneren Pforte oder in den basalen Cisternen, um dann irgendwann, oft im Rahmen einer allgemeinen Resistenzschwäche (z. B. einer Grippe), aufzuflackern. Gelegentlich werden auch rein mechanisch im Bereich der

endokraniellen Mündung des Kommunikationsweges narbige Verwachsungen und Verklebungen gesprengt, z. B. durch Verschiebungen des Druckgleichgewichts zwischen extra- und intrakraniellem Raum bei heftigem Niesen oder Schneuzen, durch schwere körperliche Anstrengungen, z. B. durch schweres Heben, wie in einem Falle von Wiemert [979], bei Überwindung größerer Luftdruckunterschiede, wie z. B. die Seilbahnfahrt des Falles von Tönnis u. Frowein [903]. Durch eine so verursachte „Sprengung" des Narbenringes kann ein seither abgekapselter Infektionsherd frei werden. Auch intercurrente Nasennebenhöhlen-Operationen aus anderer Indikation können eine Entzündung zum Wiederaufflackern bringen. Selten ist auch ein neuerliches Kopftrauma auslösende Ursache. Ein weiterschwelender Entzündungsherd macht sich häufig intercurrent durch entzündliche Reaktionen bemerkbar, z. B. Weichteilschwellungen im Augenwinkel- und Lidbereich sowie in der Stirnregion, ferner durch eitrige Sekretion aus der Nase, durch lokalen Druck- und Klopfschmerz der Stirn in Verbindung mit Stirnkopfschmerzen, durch Geruchsstörungen und Geruchsanomalien, usw. Röntgenologisch findet sich dabei meist eine Verschattung der Nebenhöhlen der betroffenen Seite.

2. Ein anderer Entstehungsmodus der Spätinfektion ist der durch eine *sekundäre Infektion der Nasennebenhöhlen* bei gestörtem Abfluß derselben infolge reaktiver Schleimhautveränderungen. Eine infektiös-eitrige Sinusitis kann immer Anlaß zu einer Durchwanderung eines subduralen oder extraduralen Verklebungsringes an der inneren Pforte sein. Schließlich kann durch den oben beschriebenen Mechanismus der Sprengung des Verklebungs- bzw. Narbenringes der inneren Pforte der Weg für eine nachfolgende Keimascension geöffnet werden.

Über entzündliche Spätkomplikationen ist, meist in kasuistischer Form, oft berichtet worden [38, 42, 53, 65, 84, 96, 131, 153, 215, 233, 260, 327, 330, 458, 461, 484, 491, 516, 544, 549, 560, 568, 591, 595, 602, 606, 629, 630, 644, 649, 650, 669, 680, 695, 738, 759, 856, 878, 900, 902, 903, 915, 916, 944, 945, 965, 976, 984, 1005].

Das *zeitliche Intervall* zwischen Trauma und Auftreten der Spätinfektion kann sehr lang sein. Folgende sehr großen Zeitabstände bis zum Auftreten der Infektion wurden beschrieben: 3 Jahre [486, 627, 675, 858, 979]; 4 Jahre [4, 96, 233, 516, 644]; 5 Jahre [538, 568, 680, 712]; 6 Jahre [516]; 7 Jahre [84, 327, 741, 979]; 8 Jahre [131, 558, 979]; 9 Jahre [69]; 10 Jahre [544, 741]; 12 Jahre [959]; 14 Jahre [538, 602, 680, 878]; 16 Jahre [233, 516]; 17 Jahre [537]; 19 Jahre [298, 946]; 20 Jahre [124]; 21 Jahre [965]; 22 Jahre [903]; 31 Jahre [327]; 34 Jahre [858]; im eigenen Krankengut wurde je ein Fall mit einem Intervall von 2, 4, 8, 9, 10 und 17 Jahren beobachtet.

Ferner sind Krankheitsverläufe beschrieben mit immer wieder *rezidivierenden Meningitiden,* die sich über Jahre erstreckten. Bereits Voss [946] erwähnt einen Fall mit 3 Meningitis-Schüben, ebenso noch weitere Autoren [233, 458, 568, 916, 979]; es wurden ferner beobachtet 4 Meningitiden [308, 598, 959, 979], 5 Meningitiden [308, 669, 694, 907], 6 [308, 359, 694, 759], 7 [598], 8 [913], 9 [694], 12 [737], ja sogar 14 Meningitiden [979]. In unserem Krankengut befinden sich 2 Fälle mit 5 und je 1 Fall mit 6 und 8 Meningitis-Schüben.

Das Auftreten einer Spätinfektion nach Jahren und Jahrzehnten und die Rezidivhäufigkeit einzelner Fälle zeigt, daß die jeweilige Überwindung sowohl der primären Verletzungsfolgen als auch jeder später auftretenden Meningitis so lange eine Scheinheilung bleibt, als nicht die traumatische Kommunikation sicher verschlossen ist. Ein dauernder Verschluß der Dura-Knochen-Lücke im Sinne einer echten Heilung kann spontan selbstverständlich vorkommen. Im allgemeinen ist jedoch bei frontobasalen Schädelhirnverletzungen die *spontane Ausheilung* einer traumatischen Kommunikation, als deren Ausdruck in der Regel das Sistieren des beobachteten Liquorflusses angesehen wird, nur eine *Scheinheilung,* und das Verschlossenbleiben des durch „Spontanheilung" zustande gekommenen „Verschlusses" ist, mit Dandy [157] zu sprechen, „lediglich Glücksache".

Besonders bei Trümmerbrüchen des Siebbeindaches konnte Tönnis [899, 900, 902] beobachten — und diese Beobachtung bestätigen viele andere Operateure [84, 454, 484, 491, 568, 694, 759, 959] —, daß der bei Spätfällen intra operationem gefundene frontobasale Knochendefekt in der Regel ovalär bis rund, an den Rändern dünn, glatt und wie abgeschliffen war. Tönnis schließt daraus, daß die einmal frakturierte Knochenlamelle der frontalen Basis nicht mehr knöchern oder bindegewebig überbrückt wird, sondern durch Umbau- und Abbauvorgänge in der Randzone im Laufe der Jahre eher noch an Größe zunimmt. Möglicherweise spielt bei dieser Größenzunahme auch die rhythmische Druckwirkung durch den jahrelangen Aufprall des pulsierenden Gehirns eine Rolle [270, 454, 679, 680].

Auch Johnson u. Dutt [410] haben gezeigt, daß kleine Bruchstücke aus dem Siebbeindach sich resorbieren können und daß die ebenfalls verletzte Dura zirkulär um den so entstandenen Lochdefekt fixiert wird und sich trichterförmig in den Lochdefekt einsenkt. Über ähnliche Beobachtungen berichten auch Jentzer [406] sowie Calvet u. Mitarb. [113], die eine traumabedingte Schädigung ernährender Gefäße als Hauptursache dieser aseptischen Knochennekrose im Siebbeindachbereich ansehen. Auf diese Weise finden nach Lecuir u. Mitarb. [516] auch viele späte Rezidive nach operativer Versorgung ihre Erklärung. Es besteht damit jedenfalls eine mit dem zeitlichen Abstand vom Trauma wachsende Wahrscheinlichkeit, daß der durch Verklebungen abgedichtete und (oder) von dem aufgelagerten Frontalhirn abgedeckelte Eingang des Kommunikationsweges an der inneren Pforte jederzeit aus äußerer oder innerer Ursache wieder aufgehen kann.

Durch eine solche Lücke kann es — auf dem mittelbaren Wege der Penetration oder, bei bestehendem Hirnprolaps, durch direktes Eindringen von Keimen in das prolabierte Hirngewebe — zur Encephalitis und Hirnabsceßbildung kommen, ohne daß eine meningitische Reaktion abläuft. Es bildet sich ein abgekapselter *Spätabsceß,* d. h. eine Einschmelzung von Hirnsubstanz infolge Encephalitis, die nach Abschluß der Heilung der primären Verletzungsfolgen auftritt [230, 406, 516, 806, 900]. Der Unterschied zum Frühabsceß besteht, wie bereits hervorgehoben, darin, daß letzterer während oder in unmittelbarem Zusammenhang der Erstbehandlung auftritt und eine Eiterverhaltung in der Hirnwunde selbst [900] darstellt, ohne daß sich bereits eine Absceßmembran oder Absceßkapsel hat ausbilden können.

Das klinische Bild der Spätabscesse entspricht hinsichtlich der lokalen wie der allgemeinen Symptomatik dem des Hirntumors. Hinweise auf ein entzündliches Geschehen (Leukocytose, Beschleunigung der Blutsenkungsgeschwindigkeit, Temperatursteigerung) brauchen nicht vorzuliegen. Gelegentlich ist das Ereignis der Perforation eines klinisch längere Zeit stummen Abscesses in die Liquorräume die initiale Symptomatik eines dann auch heute noch meist tödlich verlaufenden Geschehens.

Je nachdem, ob die vorausgegangene Encephalitis auf die frontale bzw. frontobasale Region lokalisiert bleibt oder sich weiter in der Hirnsubstanz ausbreitet, kann ein Spätabsceß auch in anderen Partien des Gehirns auftreten. So sind Spätabscesse im gleichseitigen Temporallappen und im kontralateralen Stirnhirn [193] beschrieben, die von einer frontobasalen Hirnverletzung ausgingen. Als entzündliche Spätkomplikation tritt in seltenen Fällen auch eine *Osteomyelitis* auf, die meist die frontale Schädelkalotte, die Stirnhöhlenhinterwand oder das mediale Orbitaldach betrifft und von einer Infektion der Stirnhöhlen nach Vorder- oder Hinterwandfraktur ausgeht [356, 461, 544, 568]. Auch *orbitale* entzündliche Komplikationen können auftreten entweder über Frakturen der Nebenhöhlen-Orbita-Wand oder, ohne Fraktur, durch Übergreifen einer Nasennebenhöhlenentzündung auf die Orbita, besonders bei gestörtem Sekretabfluß [461].

## 2. Komplikationen durch Hirnsubstanz- und Hirnnervenverletzung

Die bisher geschilderten Erscheinungen, die für die frontobasale Schädelhirnverletzung typisch sind und ihre Sonderstellung im Rahmen der Schädelbasisverletzungen eigentlich bedingen, ergeben sich aus der „traumatischen Kommunikation", d. h. der Eröffnung des Schädelinnenraumes zu den Nasennebenhöhlen bzw. zur Nase und damit zur Außenwelt.

Von ihnen unabhängig ist eine andere Gruppe von Symptomen, welche durch die traumatische Schädigung des Gehirns selbst bzw. der im Bereich der vorderen Hälfte der Schädelbasis austretenden Hirnnerven bedingt sind.

Von dem Ausmaß der primären Hirnverletzung wird das jeweilige Zustandsbild sowie der Verlauf und die Prognose wesentlich mitbestimmt. Es können einerseits die typischen frontobasalen Verletzungsfolgen in ihrer Bedeutung gegenüber einer unmittelbar lebensbedrohlichen Situation infolge der Hirnsubstanzschädigung völlig in den Hintergrund treten, andererseits können relativ schwere frontobasale Schädelverletzungen bestehen, ohne daß klinische Zeichen einer kontusionellen Hirnschädigung vorliegen. In anderen Fällen können die Folgen der traumatischen Hirnschädigung und der frontobasalen Schädelverletzung gleich schwerwiegend für Verlauf und Ausgang sein.

Es kann nicht Anliegen dieser Studie sein, die diagnostischen und therapeutischen Probleme der traumatischen Hirnschädigung im allgemeinen sowie deren spezielle Komplikationen und Folgeerscheinungen zu erörtern. Es sollen hier nur jene Traumafolgen Erwähnung finden, die im Rahmen der frontobasalen Schädelhirnverletzung typischerweise vorkommen und in ihrer Symptomatik relativ einheitlich sind. Es sind dies die sich aus einer Verletzung der Riechnerven sowie des Orbitalhirns herleitenden Störungen, ferner die hypophysär-hypothalamischen Störungen und schließlich die Zeichen der Schädigung des Sehnerven.

### a) Olfactoriusschädigung und Orbitalhirnsyndrom

Nach den von Spatz [843] beschriebenen, jeweils durch ihre Einwirkungsrichtung unterschiedenen 6 Typen der Gewalteinwirkung auf den Schädel sind Stoß- bzw. Gegenstoßherde im Bereich des Frontoorbitalhirns bei sagittaler Kraftrichtung am häufigsten. Bei Gewalteinwirkung von frontal her, dem typischen Entstehungsmechanismus der frontobasalen Schädelhirnverletzung, finden sich nach Welte [968] Rindenprellungsherde in 48,6% im Bereich der frontalen Stoßstelle [218, 350, 684, 822], wogegen bei Gewalteinwirkung von occipital her in 97,2% [968] die Prellungsherde ebenfalls frontal, d. h. an der Gegenstoßstelle, gefunden werden [143, 350, 782,

822, 968]. Abb. 5 gibt im Schema der beiden Typen I und II nach Spatz sowie
die Häufigkeit der Rindenprellungsherde wieder. Aus diesen Untersuchungen geht
also hervor, daß bei allen horizontal-sagittal einwirkenden Kräften der von Spatz u.
Peters [850] als „frontales Prädilektionsgebiet" bezeichnete basale und polare Anteil
des Stirnhirns am häufigsten betroffen bzw. mitbetroffen ist [143, 174, 218, 230,
307, 350, 473, 516, 782, 843, 968, 1021]. Grote [308] konnte bei 66 seiner 112 Fälle,
d. h. in 58,3%, bei der Operation eine kontusionelle Stirnhirnschädigung bioptisch
nachweisen.

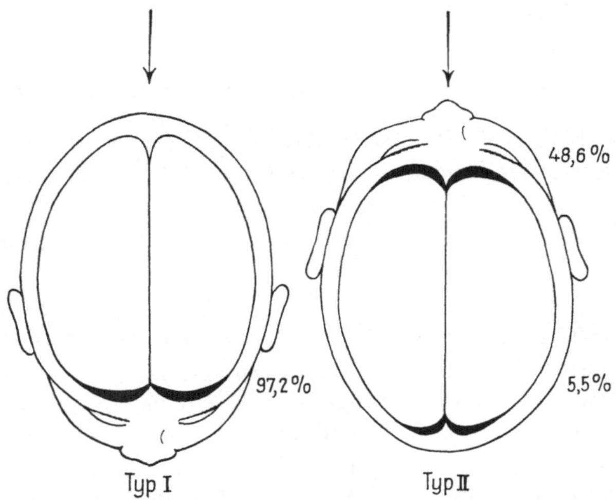


Abb. 5. Typ I und II der Richtung der Gewalteinwirkung auf den Schädel nach Spatz mit
Angabe der prozentualen Häufigkeit und der Lokalisation der dabei auftretenden Rindenprellungsherde. (Aus Zülch [1021])

Bei entsprechend stärkerer Gewalteinwirkung kommt es nicht nur zur Prellung,
sondern auch zur Zertrümmerung des Frontoorbitalhirns. Dabei scheinen die unmittelbaren Auswirkungen des Traumas auf das Orbitalhirn, wie Fendel u. Werner
[231] zeigen konnten, wesentlich abhängig zu sein von der Stoßrichtung der Gewalt:
ob von frontal-oben (Angriffspunkt Stirnhaargrenze), von frontal-horizontal (Angriffspunkt Glabella bzw. Orbitalwulst) oder von frontal-unten (Angriffspunkt
Oberkiefer-Nasen-Region). Besonders die beiden letzteren Stoßrichtungen sollen sich
auf das Orbitalhirn sehr stark auswirken. Bei gleichzeitiger direkter oder indirekter
Eröffnung des Schädelinnenraums läßt sich nicht selten der Grad der Hirnsubstanz-
verletzung durch Austritt von Hirnbrei aus der offenen Wunde oder aus der Nase
[81, 121, 270, 728, 780, 816] erkennen. Fischer [239] beschrieb einen Fall, in dem es
nach frontobasaler Schädelhirnverletzung zu einem Austritt von Hirnbrei in den
Nasenrachenraum und zu Aspiration der Hirntrümmer in die Lungenalveolen gekommen war.

Die bei wachen Patienten unschwer feststellbare *Riechstörung* gibt in etwa einen
Hinweis auf das mögliche Ausmaß der morphologischen Schädigung auch des Frontoorbitalhirns ab [35, 465, 1021]. Eine Riechprüfung sollte deshalb nach Möglichkeit
veranlaßt werden — ihre leider viel zu seltene Durchführung wird von vielen
Autoren beklagt [33, 35, 119, 193, 304, 445, 465, 484, 680, 727, 823, 900, 916, 959].
Die Schwierigkeiten der auf die Mitarbeit des Patienten angewiesenen Riechprüfung
sollen durch objektive Methoden, wie die Olfactorius-Encephalographie [624] bzw.

Olfactometrie [727] oder die Prüfung des galvanischen Hautreflexes [758], umgangen werden können.

Nach den von verschiedenen Autoren mitgeteilten Zahlenangaben wurde ein Funktionsausfall des N. olfactorius einseitig oder beidseitig bei 20—80⁰/o der beobachteten frontobasalen Schädelhirnverletzungen registriert. Von 80⁰/o [227, 272] reichen die prozentualen Häufigkeitsangaben über 72,3⁰/o [308], 58⁰/o [959], 39,5⁰/o [979], 35⁰/o [576], 28,5⁰/o [723], 27⁰/o [686] bis 20⁰/o [465]. Niedrigere Angaben, wie z. B. 2,5⁰/o [469], 3⁰/o [319], 3,3⁰/o [292], 3,6⁰/o [641], 6,6⁰/o [799], 8⁰/o [908], 9,3⁰/o [35] etc., sind auf breiteres Ausgangsmaterial oder auf zu wenig systematische Untersuchungen zurückzuführen. Rauh [727] gibt neuerdings aufgrund seiner olfactometrischen Untersuchungen an 115 Patienten mit allgemeinen Schädelhirnverletzungen einen Prozentsatz von 15,6⁰/o kompletter Anosmie an. Es ist dabei unnötig zu betonen, daß andere Ursachen einer Riechstörung, z. B. als Folge einer Kontusion der Riechzentren oder Riechbahnen [328, 445, 823, 842, 959] oder als Folge einer Störung der respiratorischen Bedingungen im Nasenrachenraum [81], ausgeschlossen werden müssen. Schließlich soll durch ein frontobasales Frakturgeschehen weit seltener eine Riechstörung verursacht werden als durch eine Kontusionsschädigung der frontalen und temporalen basalen Hirnregionen [35, 126, 276, 445, 531, 727, 787, 842, 959].

Eine andere Gruppe von Symptomen, nämlich bestimmte psychoorganische Veränderungen, sind demgegenüber direkter Ausdruck einer *Orbitalhirnverletzung*.

Auf Feuchtwanger [236] dürfte die Abgrenzung des Orbitalhirnsyndroms innerhalb der Stirnhirnsymptomatik zurückgehen. Kleist [460] hat in seinen gehirnpathologischen Untersuchungen die Kenntnis der unterschiedlichen Schädigungsmerkmale des Stirnhirns einerseits und der Basis des Stirnhirns andererseits herausgearbeitet.

Anhand von Beobachtungen bei Patienten mit Tumoren im Bereich des basalen Frontalhirns waren schon sehr lange vorher eigentümliche, sozusagen für das basale Frontalhirn spezifische psychische Veränderungen beschrieben worden: so erstmals von Leonore Welt 1888 [967], später von Schuster 1902 [809], von Berger 1923 [56] und danach häufiger [57, 87, 152, 520, 659 u. a.].

Die Ansicht von Kleist [460], daß das Orbitalhirn der Träger der „höchsten seelischen Funktionen" sei, wurde besonders durch die Beobachtungen von Spatz 1937 [843] bei Olfactoriusmeningeomen, bei gedeckten Schädelhirnverletzungen und bei Pickscher Krankheit bestätigt. Spatz kam dabei nach entwicklungsgeschichtlichen Überlegungen zu der Überzeugung, daß „gerade die basale Rinde für eigentlich menschliche Leistungen des Seelenlebens in Frage komme, weil sie spät zur Reife bzw. zur Ausbildung gelangen" würde. Diese Ansicht konnte 1939 Duus [201] in seiner ausführlichen Studie über psychische Störungen bei Tumoren des Orbitalhirns grundsätzlich bestätigen, indem er „in fast jedem Falle von Orbitalhirntumoren charakteristische psychische Störungen..." fand. In jahrelanger Forschungsarbeit konnte Spatz seine früh geäußerten Ansichten erhärten und hat in zahlreichen Arbeiten [846, 847, 848, 849] immer wieder auf die „spezifisch humane Bedeutung" des von ihm so benannten „basalen Neocortex" und vor allem auf die Bedeutung der Integrität dieser Hirnregion für die „cerebrale Leistungspotenz" und „cerebrale Leistungsentfaltung" hingewiesen.

Entsprechende psychische Veränderungen, wie sie bei Tumoren der Frontalhirnbasis gefunden wurden, ließen sich auch bei frontobasalen Schädelhirnverletzungen beobachten. Schon die Erkenntnisse von Feuchtwanger [236] und von Kleist [460] beruhen in der Überzahl auf Beobachtungen an Hirnverletzten des Ersten Weltkrieges. Auch Spatz [843] hatte 1937 traumatische Hirnschäden unter seinem Beobachtungsgut. Die erste ausführliche Darstellung psychischer Störungen bei Frontalhirnverletzten publizierte Heygster 1948 [366]: unter insgesamt 242 Fällen fanden sich 154 mit einer Verletzung der Rinde der Konvexität, 88 mit einer solchen der orbitalen Rinde des Stirnhirns. Die Hälfte (52,4%) aller dieser Patienten bot allgemeine psychische Störungen und bei immerhin einem Drittel (32,6%) fanden sich „spezifische psychische Stirnhirnsymptome" im Sinne eines Orbitalhirnsyndroms. Der Prozentsatz der Orbitalhirnsyndrome erhöht sich auf 58%, wenn nur die 88 Patienten mit Verletzungen der orbitalen Rinde betrachtet werden, er erhöht sich auf 91,7%, wenn nur die 12 Patienten mit einer doppelseitigen Orbitalrindenverletzung berücksichtigt werden! Heygster [366] zieht daraus den Schluß, daß „der orbitalen Rinde... offenbar eine besondere Bedeutung für die Symptomgestaltung" der hirntraumatischen Leistungsstörung in einem spezifischen Sinne zukomme bzw. daß diese Hirnregion „eine ganz besondere Bedeutung für die psychischen Leistungen" habe. Gegenüber den Rindenverletzungen der Konvexität, die sich besonders durch Antriebsstörungen ausweisen, sieht Heygster den Typ der Orbitalhirnstörung in einem „Strukturzerfall der Persönlichkeit", d. h. in einer „Änderung des Grundgefüges der Persönlichkeit", die weder aus einer Störung von psychischen Einzelfunktionen erklärt noch beschrieben werden könne. Im einzelnen seien darunter zu subsummieren Symptome wie z. B. Charakterveränderungen oder Triebenthemmung, Asozialität, Störungen der höchsten seelischen Leistungen, Abbau der Fähigkeit zu schöpferischem Denken, der Kritikfähigkeit etc. — durchweg also hochkomplexe psychische Leistungen.

Über ähnliche Beobachtungen berichtet auch Walch [949] an einem noch größeren Material von 340 Stirnhirnverletzten, davon 117 mit sicherer Orbitalhirnschädigung. Unter den letzteren boten 68,5% ein typisches Orbitalhirnsyndrom, d. h. „Veränderungen der höheren Persönlichkeitsstruktur, die nach Schädigung anderer Hirnteile nicht vorliegen". Als ein besonders charakteristisches psychisches Merkmal nach basaler Stirnhirnschädigung bezeichnet Walch eine „Veränderung, die sich in der Wertung und Gesinnung des Verletzten sich selbst und seiner Umgebung gegenüber auswirkt", die komplexer sei, als es der Begriff der „Enthemmung" allein beinhalte.

Schließlich ist Kretschmer [480, 481, 482] den psychischen Veränderungen besonders im Rahmen der frontobasalen Schädelhirnverletzungen näher nachgegangen. Nach Kretschmer ist das Orbitalhirnsyndrom durch folgende Erscheinungen charakterisiert: Störungen der dynamischen Steuerung der Persönlichkeit, fehlende Affektbremsung, Unkoordiniertheit von Affekt und — häufig euphorischer — Stimmungslage, Diskrepanz zwischen Krankheitsgefühl und der tatsächlichen Schwere der Verletzung, mangelnde Krankheitseinsicht aus fehlendem Krankheitsbewußtsein, Störungen des Taktgefühls — „sphärische Desintegrierung" (Kretschmer). Vernunftgründen unzugänglich, bei äußerer Ruhe doch gefährlich erregbar und von „gewalttätiger Widerspenstigkeit" (Kuhlendahl [491]), besteht die Tendenz zur Dissimulation [440, 460, 480, 481, 482, 491, 843, 970, 1018]. Das relativ schwere Bild einer akuten Orbitalhirnschädigung klingt nur langsam, über Wochen ab und ist oft monate- und jahrelang — bei längst wiedergewonnener Arbeitsfähigkeit — noch behandlungsbedürftig [481].

Für den Verlauf der Behandlung eines solchen Verletzten ist es wichtig, diese Möglichkeiten psychoorganischer Störungen und Reaktionsweisen zu kennen und im geeigneten Moment zu berücksichtigen. An das Orbitalhirnsyndrom sollte immer gedacht werden, wenn bei relativ schwerem Schädelhirntrauma vom Patienten keine oder nur geringe Beschwerden geäußert werden [440]. Trotz frontobasaler Frakturen und trotz Liquorfluß kann das Orbitalhirnsyndrom oft der einzige Hinweis auf das Vorliegen einer stärkergradigen kontusionellen Hirnschädigung sein. Es ist jedoch zu berücksichtigen, daß bei dem Verlust der personalen Schmerzresonanz, bei der affektiven Enthemmung und der euphorischen Verstimmung dieser Patienten die Symptomatik eines in Entwicklung begriffenen Stirnhirnabscesses überdeckt und verschleiert werden kann.

Es soll zuletzt nicht unerwähnt bleiben, daß andere Untersucher demgegenüber keine eindeutigen Beziehungen zwischen umschriebenen Schädigungen der Frontalhirnbasis und bestimmten psychopathologischen Störungen fanden, so Faust [227, 228], K. Schneider [791], Walther-Büel [955] u. a.

### b) Die hypophysär-hypothalamischen Regulationsstörungen

Durch die besondere Art der aus sagittaler Richtung frontal auf den Schädel einwirkenden Gewalt kann es im typischen Falle der frontobasalen Schädelhirnverletzung auch zu einer mehr oder minder starken Traumatisierung der Hypophyse und des Hypothalamus kommen [253, 344, 364, 480, 663, 665, 686, 822, 843, 968, 969, 970, 1018]. Wenn auch kontusionelle Schäden im Sinne primärer Hirnsubstanzschädigung in dieser Region sehr selten [565] oder, wie Peters [686] meint, „praktisch unbekannt" sind, so kann doch eine unmittelbare Verletzung dann eintreten, wenn sich ein Frakturgeschehen auf die Bezirke des Türkensattels von der vorderen oder mittleren Schädelgrube her fortsetzt [166, 274, 304, 364, 462, 491, 529, 780, 1002, 1021] oder wenn Knochensplitter oder Geschosse bzw. Geschoßteile in das Hypophysen-Zwischenhirngebiet unmittelbar eindringen [274, 407, 428, 491, 509, 678, 696, 916 a, 924, 1018, 1021]. Je nach dem stärkeren Betroffensein des Zwischenhirns, des Hypophysenstiels oder der einzelnen Hypophysenlappen können z. T. schwere, das aktuelle Bild außerordentlich belastende Ausfallerscheinungen resultieren:

1. *Störungen der Kreislaufregulation* [67, 68, 72, 256, 802, 865, 957, 985], wobei die Formen eines „hyporegulatorischen Syndroms" [256] mit ungenügender Kreislaufreaktion im Schellongschen Versuch, verminderter Erregbarkeit der Vasomotorenzentren und geringer Reaktion des Blutdrucks auf Symphaticomimetica zu überwiegen scheinen.

2. kommt es bei diesen Verletzungen relativ häufig zu *Störungen des Wasserhaushaltes,* die sich klinisch sowohl in einer überschießenden Ausfuhr wie in einer Oligurie äußern können. So sind eine Reihe von Fällen eines *traumatischen Diabetes insipidus* beschrieben, für dessen Zustandekommen überwiegend eine Schädigung des Hypophysenstiels angeschuldigt wird [63, 67, 92, 243, 256, 271, 274, 304, 364, 387, 390, 406, 491, 509, 529, 561, 565, 619, 625, 663, 674, 704, 731, 743, 769, 956, 985, 1002].

Sofern eine „Polyurie" im unmittelbaren Zusammenhang einer frontobasalen Schädelhirnverletzung beschrieben wurde [279, 349, 637, 924, 957, 1018], dürfte es sich in der Regel ebenfalls um eine Erscheinungsform eines Diabetes insipidus handeln.

Die demgegenüber selteneren Formen der Wasserretention [70, 261, 349, 637, 932, 956] sind — bei wahrscheinlich gleicher Genese — besonders dadurch gefährlich, daß sie in eine Anurie übergehen können, die ohne strenge Beobachtung und intensive Maßnahmen irreversibel werden kann.

Meist bildet sich die Oligurie über eine polyurische Phase in einigen Tagen zurück [237, 256, 349, 637, 956], und auch die primäre Polyurie bzw. der Diabetes insipidus haben in der Regel eine günstige Prognose. Der Diabetes insipidus tritt entweder unmittelbar nach dem Trauma, noch am Unfalltage, oder einige Tage danach auf und ist nach einigen Wochen bis Monaten zurückgebildet bzw. kompensiert [256, 304, 491, 509, 565, 663, 696, 704, 916, 985]. Gros u. Minvielle [304] berichten über einen Fall von permanentem Diabetes insipidus nach frontobasaler Schädelhirnverletzung, und in einem von Zampa [1002] beschriebenen Fall war es 3 Wochen nach dem Trauma zu einem Diabetes insipidus gekommen, der über zwei Jahre hin allmählich zunahm bis zu Ausscheidungsmengen von 13—14 Litern pro Tag und nach 15 Jahren immer noch mit einer Ausscheidung von 4—5 Litern pro Tag bestand.

3. Eine andere Störung betrifft den *Kohlehydrat-Stoffwechsel:* in unmittelbarem Anschluß an eine frontobasale Schädelhirnverletzung wird nicht selten eine — meist nur wenige Tage anhaltende — Erhöhung der Blutzuckerwerte, besonders des Nüchternblutzuckers, gefunden. Nach Frowein u. Harrer [256] sei eine solche Störung in den meisten Fällen vorhanden, sie werde nur mangels ausreichend intensiver Kontrollen in der Regel übersehen [125, 654, 757]. Einen solchen posttraumatischen „latenten" Diabetes mellitus fanden Gissel [279] und Neuffer [463] in fast allen ihren Fällen, Berberich [51], Osterchrist [665] u. a. in rund der Hälfte der von ihnen untersuchten frischen Verletzungen. Auch diese Störung klingt nach einigen Wochen, zusammen mit den übrigen primär-traumatischen Erscheinungen, spontan wieder ab [865, 924]. Ein sicher traumatisch bedingter bleibender Diabetes mellitus, wie er u. a. von Deimel [166] beschrieben wurde, ist offenbar eine extrem seltene Komplikation [298, 387, 551, 654, 674, 769, 957, 985].

4. Eine weitere Gruppe sind *psychoorganische Störungen:* auf sie als von dem bereits erwähnten Orbitalhirnsyndrom unabhängige und eigenständige, in ihrer Art auch tierexperimentell angenähert reproduzierbare (Hess [360]) frontobasale Verletzungsfolgen, die sog. *Zwischenhirnsyndrome,* hat besonders Kretschmer [480] aufmerksam gemacht. Er erklärt sie als psychophysische Syndrome „polarer Bauart": Störungen zentraler Persönlichkeitsbereiche einerseits (Trieb- und Antriebsstörungen, Umkehr der Grundstimmung, psychoorganische Fettsucht oder Magersucht u. a. m.) und Störungen hochintegrierter Reaktionskomplexe andererseits (Änderungen in der Willkürmotorik, der affektiven Beteiligung oder den zielstrebigen Handlungen) treten gleichzeitig nebeneinander auf.

Alle diese erwähnten Störungen sind dort, wo sie auftreten, nicht isoliert vorhanden, sondern überschneiden sich in mannigfacher Weise, entsprechend dem Charakter der Zwischenhirnfunktionen, die (nach Kretschmer) nicht als „Steuerungszentren von Einzelfunktionen, sondern als ganzheitliche hochintegrierte Leistungskomplexe" zu verstehen sind [481, 482]. Dies zeigen besonders solche durch frontobasale Verletzungen hervorgerufene, eng umschriebene Läsionen der hypophysär-hypothalamischen Region, die trotzdem komplexe, „integrierte" Regulationsstörungen verursachen [482]. Umgekehrt können auch schwere traumatische Substanzschädigungen des Zwischenhirn-Hypophysenbereiches trotz eines Verlustes an „integraler Gesamtsteuerung" [482] durch die Übernahme der Steuerung vitaler Einzelfunktionen durch nachgeordnete Zentren [480] klinisch völlig stumm bleiben, wie Fälle von Zülch [1018, 1019, 1021], Sack [768] und Kazmeier [428] zeigen.

### c) Die traumatische Schädigung des N. opticus und der Augenmuskelnerven

Entsprechend der topographischen Situation kommen Hirnnervenstörungen im Rahmen von Schädelbasisfrakturen im weiteren Sinne sehr oft vor und sind als solche für die Diagnose der Basisfrakturen von wesentlicher Bedeutung. Im Zusammenhang der frontobasalen Schädelhirnverletzungen interessieren jedoch vor allem die im Bereich der vorderen und im vorderen Anteil der mittleren Schädelgrube verlaufenden bzw. austretenden Hirnnerven.

Während Verletzungen des N. olfactorius sicher weit öfter vorkommen als sie klinisch registriert werden, sind Störungen der Augennerven durch ihre wesentlich leichtere diagnostische Erfaßbarkeit und ihre größere subjektive Auffälligkeit nur scheinbar häufiger. Primäre *Störungen des N. oculomotorius, trochlearis und abducens* resultieren meist aus einer direkten Schädigung durch Knochentrümmer bei Frakturen im Bereich der Fissura orbitalis cerebralis, seltener durch eine indirekte Traumawirkung auf die Ursprungsgebiete der betreffenden Nerven. Die Häufigkeit der Beteiligung einer dieser Hirnnerven bei frontobasalen Schädelhirnverletzungen ist nicht sehr groß. Nach Turner [908] sind alle drei Augenmuskelnerven in etwa 1% der Schädelhirnverletzungen funktionell oder morphologisch gestört. Remky [733] gab anhand des Materials von Tönnis die Häufigkeit von Oculomotoriusverletzungen unmittelbar nach Basisfrakturen mit 8% an. Nach den Beobachtungen von A. Huber [383] sowie Uhthoff [910] ist jedoch der N. abducens bei Schädelhirnverletzungen am häufigsten betroffen (was auch unseren Erfahrungen entspricht), an zweiter Stelle steht der III. und an letzter Stelle der Schädigungsfrequenz der IV. Hirnnerv. Das Häufigkeitsverhältnis beträgt nach Huber [383] in der Reihenfolge VI. : III. : IV. Hirnnerv = 5 : 3 : 1, nach Uhthoff [910] 4 : 2 : 1. Einzelbeobachtungen über Augenmuskelnervenschädigungen bei frontobasalen Verletzungen betreffen häufiger den N. oculomotorius [79, 498, 566, 601, 743, 883, 861, 922, 928, 979], weniger den N. abducens [79, 861]; meist sind mehrere Augenmuskelnerven zugleich betroffen.

Der *1. Ast des N. trigeminus* kann unmittelbar durch stumpfe Gewalteinwirkung auf die Stirn und durch direkte Verletzung bei Wunden oder Frakturen in seinem frontalen Verlauf oder mittelbar durch Verletzungen der A. carotis und des Sinus cavernosus geschädigt werden. Vor allem gibt die Prüfung des Cornealreflexes über den Funktionszustand des ersten Trigeminusastes Auskunft und sein Ausfall kann auch in der akuten Phase einer Schädelhirnverletzung diagnostisch wichtig werden. Die Häufigkeit von Trigeminusstörungen bei Schädelbasisverletzungen wird von Uhthoff, wie Rohrschneider [753] berichtet, mit 1,6% angegeben.

Ein besonderes Gewicht haben jedoch die *Schädigungen des N. opticus*. Turner [908] gibt die traumatischen Schädigungen des Sehnerven mit knapp 2% bei einem Material von 1500 Schädelhirnverletzungen an, wobei direkte Verletzungen des Nerven, z. B. durch Schuß oder Stich, in diese Prozentzahl nicht mit einbezogen sind. Pia [694] sah in 105 Fällen mit Frühkomplikationen nach frontobasalen Schädelhirnverletzungen 14mal eine Opticusbeteiligung, also in 13%. Nach anderen Übersichten liegt der prozentuale Anteil der Opticusschädigungen im Rahmen der Basisfrakturen zwischen 0,75—12%: 0,75% [90], 0,8% [186, 500], 2,5% [439], 2,6%

[641], 4% [910], 5% [468, 529], 7,9% [516], 9,5% [132], 10% [247], 11% [799], 12% [351 a]. Aus der Tatsache, daß es vorwiegend die schweren frontobasalen Schädelhirnverletzungen sind, die zu Opticusschäden führen [196, 548], wird geschlossen, daß zum Zustandekommen solcher Schäden Verformungen der Schädelkapsel ätiologisch von Bedeutung sein müssen, durch welche es zur Zerrung oder Quetschung des Nerven bzw. zur Zerreißung von Gefäßen kommt.

Die *Entstehung* traumatischer Opticusschädigungen, die stets akut und in unmittelbarem zeitlichem Zusammenhang mit dem Unfall auftreten, wird auf verschiedene Weise erklärt:

1. durch direkte Verletzung im Opticuskanal: teilweise oder vollständige Durchtrennung des Nerven durch Knochentrümmer oder durch Kompression infolge Knochenverwerfung [60, 93, 304, 313, 338, 516, 518, 519, 548, 658, 699, 770, 866];

2. durch stumpfe Gewalteinwirkung: Zerreißung oder Abscherung des Nerven am Eintritt in den knöchernen Kanal bzw. im Bereich des Chiasmas [223, 238, 532, 548, 561, 596, 601, 699, 702, 1016];

3. durch Kompression im Kanal infolge reaktiver Schwellung des Nerven selbst oder infolge von Blutungen in den Kanal bzw. in die Nervenscheide [93, 186, 304, 338, 500, 508, 532, 729, 753, 954];

4. durch kontusionelle Schädigung [196, 519, 596, 754, 821, 866, 954], die nach Peters [685] allerdings sehr selten vorkommen soll;

5. durch Schädigung nutritiver Gefäße (Thrombose, Spasmus, Zerreißung) und konsekutive Ischämie und Ödemnekrose des Sehnerven [93, 189, 338, 364, 866, 906, 908];

6. schließlich soll eine Strangulation des N. opticus durch reaktive Veränderungen der Arachnoidea im Sinne einer Arachnitis optochiasmatica möglich sein [255, 304, 670].

Die unter 1. und 2. sowie ein Teil der unter 3. genannten Verletzungsfolgen treten akut, bei oder kurz nach dem Trauma auf, wogegen sich die Symptome der gefäßabhängigen Störungen (5.) sowie eine reaktive, arachnitisch oder kontusionell bedingte Schwellung des Nerven in Stunden bis Tagen, d. h. unter der klinischen Beobachtung, allmählich herausbilden. Walsh u. Lindenberg [954] bezeichnen die sich allmählich herausbildenden als *Sekundärschäden*, die unmittelbar posttraumatisch bestehenden als *Primärschäden* des Opticus. Die primären Schädigungen dürften relativ seltener vorkommen als die sekundären.

Im klinischen Bild bestehen in der Regel Zeichen einer gleichseitigen traumatischen Hirnschädigung — wie auch meist der Angriffsort der Gewalt homolateral zur Opticusschädigung gefunden wird. Eine beiderseitige Störung kommt bei vorwiegend frontomedialer Angriffsrichtung der einwirkenden Gewalt vor. Das betroffene Auge ist, entsprechend Art und Ausmaß der Schädigung, amaurotisch, eine konsensuelle Pupillenreaktion kann erhalten sein. Der Augenhintergrund ist zunächst meist unauffällig, ein Papillenödem kann sich innerhalb 1—2 Tagen entwickeln oder gegen Ende der 2. Woche eine progrediente Papillenatrophie [186, 304, 448, 500, 518, 579, 954]. Bei reversibler Störung ist die Regeneration bereits nach einigen Tagen zu beobachten [548, 908].

Im akuten Zustand ist die Diagnostik sehr oft durch Bewußtseinsstörungen und Lid- bzw. Orbitalhämatome erschwert [186, 196, 516, 518, 548]. Genaue Röntgenuntersuchungen sind schon bei Verdacht auf das Vorliegen einer Opticusbeteiligung erforderlich (Einstellung nach Rhese, Tomographie in mehreren Ebenen, Stereoaufnahmen), zumal ophthalmologische Spezialuntersuchungen, die meist eine aktive Mitarbeit des Patienten voraussetzen, im akuten Zustand nur in den seltensten Fällen möglich sind.

Über einseitige Amaurosen im Zusammenhang einer frontobasalen Schädelhirnverletzung wird relativ häufig berichtet [28, 117, 190, 263, 380, 479, 498, 566, 635, 719, 851, 922, 928, 979]. Eine beiderseitige Amaurose beobachteten Rizzoli u. Mitarb. [743] in einem ihrer Fälle. Nicht ganz so selten sind auch Gesichtsfeldausfälle nach frontobasalen Schädelhirnverletzungen beschrieben worden [85, 303, 561, 601, 664, 670, 702, 720, 731, 743, 906, 979, 997, 1016].

### 3. Komplikationen durch Gefäßverletzungen

In seltenen Fällen wird durch die aus sagittaler Richtung auf die Stirnregion einwirkende Gewalt über die Frakturierung des Keilbeins bzw. der Pyramidenspitze eine Verletzung der Arteria carotis interna verursacht. Eine solche Verletzung zieht ihrerseits typische klinische Erscheinungen nach sich. Es lassen sich zwei Formen der Carotisverletzung unterscheiden, je nach dem betroffenen Gefäßabschnitt:

a) die Verletzung im knöchernen Kanal mit Rhexisblutung bzw. Aneurysmabildung nach ventrobasal-extrakraniell und

b) eine traumatische Eröffnung der Carotiswand in ihrem Verlauf durch den Sinus cavernosus.

a) Die Verletzung der A. carotis im knöchernen Kanal bzw. im ventrobasalen
Anteil des Sulcus caroticus

Durch bestimmte Frakturmechanismen im Keilbeinbereich können Verwerfungen des Knochenkanals entstehen, die Zerreißungen oder Beschädigungen der unmittelbar anliegenden Gefäßwand bedingen [86, 223, 333, 372, 427, 529, 586, 750, 786, 859]. Ferner können Knochentrümmer abgesprengt werden, welche die Gefäßwand anspießen oder durchdringen [176, 333, 474, 802]. Jedoch auch ohne Frakturgeschehen können durch Kontusions- und Zerrungsvorgänge Gefäßwandschäden vorkommen [29, 474, 700] und selbstverständlich auch durch direkte Verletzung infolge Schuß oder Stich [52, 284, 690, 982]. Auch eine iatrogene Entstehung ist beschrieben [392].

Klinisch kann sich eine solche seltene Verletzung der A. carotis in ihrem intracaniculären Abschnitt durch heftiges Nasenbluten unmittelbar nach dem Unfall anzeigen, sofern eine perforierende Verletzung zum Rachendach oder zur Keilbeinhöhle vorliegt [111, 164, 168, 223, 284, 372, 395, 427, 462, 487, 730, 750, 859, 982]. Eine solche massive Blutung aus der Nase kann nur durch eine ausgedehnte Tamponade beherrscht werden [170, 173, 223, 224, 431, 857] und tritt meist nach Entfernung oder Lockerung der Tamponade in unverminderter Heftigkeit unvermittelt wieder auf [81, 170, 173, 176, 427, 474, 487, 857]. Gelegentlich stellt sich das Nasenbluten auch erst Tage oder gar Wochen nach dem Trauma ein [29, 111, 164, 284, 504, 786] infolge Ruptur eines im Anschluß an die traumatische Gefäßwandschädigung entstandenen Aneurysmas [284, 586, 942]. Diese Aneurysmen entwickeln sich meist in das Lumen der Keilbeinhöhle [164, 170, 173, 223, 224, 238, 271, 333, 462, 504, 689, 786, 857]. In einem der beiden Fälle von Schlosshauer u. Vosteen [786] sowie in einem der beiden Fälle von Finkemeyer [238] reichte das Aneurysma sogar über die Keilbeinhöhle hinaus bis in die Gegend des Siebbeins.

Schürmann [802] beschrieb 1962 einen Fall, bei dem ein durch die Gefäßwand im intracanaliculären Abschnitt hindurchgespießter Knochensplitter die Verletzungsstelle tamponiert hatte und erst mit der Entfernung dieses Splitters bei der operativen Versorgung trat eine massive Blutung auf. Einen ähnlich gelagerten Fall, bei dem die Carotis zwischen den Abgängen der A. ophthalmica und der A. cerebri anterior verletzt war, erwähnt auch Frau Albrecht [12]. In einem Falle von Dyballa [202] war durch die Carotiswandläsion unmittelbar unter der Schädelbasis ein Aneurysma entstanden, dessen Ohrsymptome zu seiner Entdeckung führten.

Leitsymptom dieser ebenso gefährlichen wie seltenen Komplikation ist die massive Nasenblutung. Eine Epistaxis nach frontobasaler Schädelhirnverletzung ist deshalb immer auf eine Carotisverletzung verdächtig und sollte zu entsprechenden diagnostischen Maßnahmen Anlaß geben [163, 284, 333, 942]. Je nach Ausdehnungsrichtung und Größe eines sich entwickelnden Aneurysmas können ophthalmoplegische Zeichen und Sehstörungen hinzutreten. Der Ort der Schädigung, sofern er nicht im Rahmen der Erstversorgung ohnehin entdeckt wird, ist während bzw. nach ausgiebiger tagebis wochenlanger Tamponade des Nasenrachenraumes [170, 173, 238, 431, 504, 786, 857] durch eine Kontrastmitteldarstellung der A. carotis nachweisbar [233, 238, 504, 689, 802]. Zur raschen Orientierung über die Seite der Schädigung kann in akuten Fällen dort, wo eine Angiographie nicht möglich ist, die von Schwarz [811] empfohlene gezielte Gefäßzügelung am Hals nützlich sein.

Der überwiegende Teil der in der Literatur beschriebenen Fälle verstarb an der primären bzw. sekundären Rhexisblutung. Fabian [224] konnte seinen zweiten Fall durch Carotisunterbindung (nach vorheriger allmählicher Drosselung des Gefäßes) retten, Denecke [170, 173] ein Aneurysma durch Thrombininjektion in den Aneurysmasack auf transethmoidalem Wege zur Thrombosierung und Heilung bringen. Schürmanns [802] Fall wurde durch Ausschaltung des verletzten Carotisabschnitts in mehreren Sitzungen auf dem Wege der Unterbindung des Gefäßes im Halsbereich und intrakraniell-infraclinoidal geheilt.

### b) Das traumatische Carotis-Sinus cavernosus-Aneurysma

Die andere, gegenüber der soeben erörterten wesentlich häufigere Komplikation ist durch die Verletzung der A. carotis interna in ihrem Verlauf durch den Sinus cavernosus bedingt. Die A. carotis liegt hier in einer Furche der Seitenwand des Keilbeinkörpers zu beiden Seiten der Sella, durch ein Durablatt von der Hypophyse getrennt [235]. Sie ist in diesem Abschnitt umgeben von dem Venengeflecht des Sinus cavernosus, verläuft also praktisch durch diesen hindurch [157, 1010, 1013]. Verletzungen der Arterie in diesem „Cavernosus-Abschnitt" können zustande kommen durch Einreißen der Gefäßwand bei Schleuderbewegungen des Kopfes infolge einer Scherwirkung [309, 700, 824], durch Einspießen von Knochenfragmenten [33, 157, 271, 309, 474, 529, 772, 900] oder durch Aufreißen der Gefäßwand bei Basisfrakturen (nach Krauland [474] besonders häufig bei quer über die Sella ziehendem Bruchspalt). Selbstverständlich ist auch eine direkte, perforierende Verletzung durch ein Projektil [620, 982] oder durch Stich [58, 168] möglich.

Durch den Gefäßwanddefekt ergießt sich das arterielle Blut in den Sinus cavernosus und es kommt zu dem typischen Symptom des *Exophthalmus pulsans* mit den Begleiterscheinungen der Chemosis und der Lidschwellung. Ausfälle von seiten der vorbeiziehenden Hirnnerven (III, IV, VI) können auftreten, einige Zeit später auch des N. opticus [156, 334, 575, 777, 824, 900, 1014]. Starke Kopfschmerzen und ein quälendes, über die Schalleitung des Knochens sehr intensives und ununterbrochenes Gefäßgeräusch sind meist sofort nach dem Unfall bzw. nach Erwachen aus der Bewußtlosigkeit vorhanden und eine progrediente Visuseinbuße wird angegeben. Die Entwicklung des pulsierenden Exophthalmus ist nach Tönnis [900, 902] frühestens nach 24 Stunden beobachtbar und nach etwa 2 Monaten voll ausgebildet. Die Erscheinungen sind in der Regel einseitig, können jedoch, durch die Querverbindungen beider Sinus cavernosi, selten auch beidseitig auftreten [156, 157, 309, 868, 902, 903, 926, 1003, 1014]. Auch ein Exophthalmus allein der Gegenseite kann vorkommen [104, 902, 926]. Ganz selten kann ein beiderseitiger Exophthalmus durch eine beiderseitige Carotisverletzung, also ein beiderseitiges Carotis-Sinus cavernosus-Aneurysma, bedingt sein [570, 1003].

Diese Komplikation, so selten sie auch von dem einzelnen Untersucher beobachtet wird, scheint doch öfter vorzukommen. K. H. Bauer [33] gab bereits 1939 an, daß bis damals mehr als 800 Fälle eines posttraumatischen Carotis-Sinus cavernosus-Aneurysmas bekannt geworden seien und er wies darauf hin, daß die Häufigkeit der Beteiligung des Keilbeins bei Basisfrakturen rund 70% betrage. Gemessen an dem jeweiligen Beobachtungsgut dürfte der prozentuale Anteil dieser Komplikation bei den frontobasalen Schädelhirnverletzungen zwischen 1—5% betragen [156, 309, 334, 391, 474, 529, 695, 780, 824, 900, 939, 952, 1010, 1014].

Die Diagnose ist im Hinblick auf die sehr auffällige Symptomatik besonders bei vorausgegangenem Trauma unschwer zu stellen. In jedem Falle sollten jedoch, vor allem auch im Hinblick auf die unbedingt notwendige operative Behandlung [309, 751, 868], durch beidseitige Carotisangiographie die klinische Diagnose objektiviert, die Kommunikation zwischen rechtem und linkem Carotiskreislauf nachgewiesen [156, 751, 763, 900, 1014] und angeborene Anomalien ausgeschlossen werden [15, 108, 309, 527, 570]. Gelegentliche Berichte über Spontanheilungen [270, 706] sollten über die prinzipielle Operationsnotwendigkeit der Carotis-Sinus cavernosus-Aneurysmen nicht hinwegtäuschen.

Zur Differentialdiagnose sei schließlich noch auf eine Beobachtung von Verbiest [933] hingewiesen, der einen Exophthalmus pulsans im Zusammenhang einer frontobasalen Schädelhirnverletzung beschreibt, welcher nach Orbitaldachfraktur durch Hirnprolaps in die Orbita zustande kam. Hierbei übertrug sich der pulsierende Druck des in die Orbita prolabierten Gehirns auf den nach vorn ausgewichenen Bulbus. Auch der Fall von Riechert [739] mit der orbitalen Liquorrhoe zeigte einen Exophthalmus pulsans.

Auch eine *Thrombose des Sinus cavernosus* kann durch eine frontobasale Schädelhirnverletzung zustande kommen. Sedzimir [814] hat 6 solcher Fälle nach frontaler Gewalteinwirkung beschrieben, Moser [620] einen solchen Fall nach Stecksplitterverletzung. Auch diese Komplikation kann einen Exophthalmus (einseitig und beiderseitig) verursachen, der aber dann keine Pulsation zeigt [620].

c) Andere Gefäßverletzungen

können sich ebenfalls durch schweres Nasenbluten anzeigen: durch eine frontobasale Schädelhirnverletzung kann es — unabhängig von einer Carotisverletzung — zu einer Zerreißung der Aa. ethmoidales kommen [304, 431, 819, 857], deren rhinochirurgische Versorgung bei Bestehen stärkerer Anastomosen mit dem Carotis externa-Kreislauf sehr schwierig sein kann [347, 431].

Zu den Komplikationen durch Gefäßverletzung sind schließlich noch solche zu rechnen, welche die *Blutleiter* betreffen. Bei Verletzungen der seitlichen Keilbeinhöhlenwand kann es zu Blutungen aus dem Sinus cavernosus kommen [772, 794], die nach Seiferth [820] weit häufiger als die Blutungen aus der A. carotis interna sein sollen. Schließlich kann nach frontobasalen Schädelhirnverletzungen auch eine Thrombose des Sinus cavernosus auftreten [620, 814]. Durch Frakturmechanismen können auch die basalen Sinus einreißen und bei gleichzeitiger Verbindung mit der Außenwelt (z. B. über die Nasennebenhöhlen) ist eine tödliche *Luftembolie* möglich, wie Roer [747, 748, 749] sowie Patscheider [674] nachweisen konnten. In ganz seltenen Fällen ist sogar eine *Embolie von Hirngewebstrümmern* in die Lungen bei Sinuszerreißungen mit gleichzeitiger Hirnverletzung als Todesursache beschrieben worden [77, 589].

# IV. Die operative Behandlung der frontobasalen Schädelhirnverletzung und ihrer Komplikationen

Die Wandlung der Anschauungen über die Behandlung der Schädelbasisverletzungen etwa seit der Jahrhundertwende spiegelt nicht nur die Entwicklung der operativen Möglichkeiten in Frontstellung zu dem progredient steigenden Anfall schwerer Schädelhirnverletzungen, sondern auch einen Abschnitt der Entwicklung der Neurochirurgie als Ergebnis der Auseinandersetzung aller an der Schädeltraumatologie beteiligten operativen Fächer.

Im Gegensatz zu der noch 1939 von K. H. Bauer [33] geäußerten Auffassung, daß „beim Schädelbasisbruch der Knochenbruch selbst nichts und die Rückwirkung auf den Schädelinhalt alles" sei (S. 474), hat die Erfahrung in der Behandlung der Basisfrakturen und besonders der frontobasalen unter ihnen gezeigt, daß gerade „der Knochenbruch selbst", der eine Kommunikation zwischen Schädelinnenraum und Außenwelt herstellen kann, auch bei völlig intaktem Schädelinhalt die Quelle vieler Komplikationen und damit alleinige Indikation, d. h. Grund und Ziel der operativen Intervention, sein kann bzw. muß. Die Geschichte der operativen Versorgung frontobasaler Schädelhirnverletzungen kennzeichnet damit in wesentlichen Punkten eine Schwenkung der Blickrichtung von der ausschließlichen Beachtung des Schädelinhalts zur Mitberücksichtigung der Schädelbasis selbst und damit zugleich eine Wandlung der Indikationsstellung sowie schließlich des operativen Zugangsweges zum Orte der Schädigung.

## A. Die Geschichte der operativen Behandlung der frontobasalen Schädelhirnverletzung

Die operative Behandlung der Schädelbasisverletzungen entwickelte sich aus einem Anfangsstadium völliger Passivität und reservierter Untätigkeit über eine sich nach dem 1. Weltkrieg anbahnende Periode einer nur zögernd unternommenen operativen Behandlung zu einer besonders von rhinologischer Seite forcierten aktiveren Einstellung. Damit beginnt auch zugleich eine Herausstellung der frontobasalen Schädelhirnverletzungen insofern, als die Prophylaxe ihrer Komplikationen eine wesentliche Indikation für die rhino- und otochirurgischen Maßnahmen bildete. Von der zwischen beiden Weltkriegen bestehenden Rivalität der „großchirurgischen" (Voss [946]) unspezifischen und der rhinochirurgischen spezifischeren Einstellung profitierte eine neue, von beiden anderen Behandlungsarten weitgehend unabhängige neurochirurgische Methode, die besonders nach dem 2. Weltkrieg (z. T. als Ergebnis der kriegschirurgischen Erfahrungen) zur Methode der Wahl bei der Behandlung der frontobasalen Schädelhirnverletzungen geworden ist.

Die erste Periode ist gekennzeichnet durch eine „völlige Zurückhaltung von operativen Eingriffen" (W. Braun [91]) bei Schädelbasisverletzungen. Bei einem „extrem konservativen Standpunkt" (Bauer [33]) bestand die Behandlung der Basisverletzten

„in der Verordnung von Bettruhe, Eisbeutel auf den Kopf und flüssiger Diät"
(Brunner u. Schönbauer [100], S. 305). In dieser Zeit, die sich bis in die zwanziger
Jahre erstreckte, war der „Schädelbasisbruch in jeder Form kein Objekt chirurgischer
Betätigung" (Kuhlendahl [491], S. 37). Als einzige aktive Maßnahme wurde ge-
legentlich eine Lumbalpunktion vorgenommen, deren Wert und Indiziertheit überdies
stets umstritten war [19, 58, 98, 361, 382, 453, 657, 675, 784]. Diese zurückhaltende
Einstellung entsprang z. T. der Resignation in Anbetracht der außerordentlich hohen
Mortalität der Schädelbasisverletzungen, die nach einer Übersicht K. H. Bauers [33]
in den Jahren 1892 bis 1930 zwischen 28,5 und 64,2% lag.

Cushing berichtete 1908 [150], daß er durch ein aktives chirurgisches Eingreifen,
nämlich durch Anlegen einer knapp handtellergroßen subtemporalen Trepanations-
lücke am Schädel zur Druckentlastung, 13 von 15 Basisverletzten mit Hirndruck-
erscheinungen durchbringen konnte. Cushing hatte diese nach ihm benannte Methode
der „subtemporalen Dekompression" im Sinne einer Entlastungstrepanation bereits
bei Hirntumorpatienten erfolgreich angewandt und sie 1905 [149] in Anlehnung an
Horsley erstmals beschrieben. Unter dem Eindruck der günstigen Ergebnisse Cushings
und nicht zuletzt unter dem Eindruck der Sektionsbefunde unbehandelt verstorbener
Basisverletzter wurde zunächst vereinzelt und schließlich häufiger bei posttraumatischen Hirndruckzuständen eine operative Entlastung durch Trepanation eines
Kalottenbezirks versucht [247, 556, 675, 676, 773]. Aus den gewonnenen Erfah-
rungen und aus der Einsicht, daß allein durch Lumbalpunktion keine wesentliche
Druckentlastung zu erzielen sei, wurde so bei den Basisfrakturen „der Hirndruck ein
Angriffspunkt chirurgischer Tätigkeit" [100, S. 317].

Diese Periode aktiver operativer Maßnahmen in Form der Entlastungstrepanationen löste also vor dem 1. Weltkrieg in einem langen allmählichen Übergang die
Zeit der resignierenden Untätigkeit ab. Die Indikation zur Entlastungstrepanation
engte sich dabei ein von Hirndruckzuständen im weiteren Sinne auf die klinischen
Zeichen der Dekompensation bei bzw. infolge intrakranieller Drucksteigerung, die
Operation wurde also meist als „letzter Versuch" [33, 100] betrachtet. Von Cushing
als sub*temporale* Dekompression beschrieben, wurde die Entlastungstrepanation nun,
in der Absicht, die Folgen einer reaktiven posttraumatischen intrakraniellen Drucksteigerung abzumildern, als „ungezielte" Maßnahme (Voss [946]) im Bereiche der
gesamten Konvexität angewandt. Es wurde über subtemporale [100, 247, 675, 676],
frontale [556], occipitale [100] und parietale [773] Trepanationen berichtet.

Lag die Mortalität bei Basisfrakturen mit reaktiver Hirnschwellung ohne chirurgische Maßnahmen z. T. weit über 90% [33, 100, 356, 946], so war die durch die
Entlastungstrepanation als solche bedingte Mortalität mit 30—50% vergleichsweise
gering [33, 100, 146, 315, 615, 793].

Ein großer Teil der Chirurgen verblieb allerdings nach wie vor bei der „extrem
konservativen" Einstellung [33], da ihnen einerseits die Operationsmortalität zu
hoch erschien und zum anderen das Trauma des Eingriffes selbst als ein zu großes
Risiko für den Schwerverletzten angesehen wurde. Eine solche konservativ-abwartende Haltung ist jedoch wiederum nicht so antiquiert, als daß sie nicht auch heute
noch, wie Kuhlendahl [491] betont, im chirurgischen Alltag gegenüber den frontobasalen Schädelhirnverletzungen zu beobachten wäre.

Neben dieser Entwicklung im Rahmen „großchirurgischer" und „ungezielter",
weil unspezifischer Maßnahmen bei Basisfrakturen [946] verlief eine andere, im

Hinblick auf den Zweck *prophylaktische* Behandlungsart, die von oto-rhino-chirurgischer Seite angestoßen und propagiert wurde. Sie war auf jene Basisfrakturen ausgerichtet, welche die Nasennebenhöhlen und das Ohr einbeziehen. Unter dem Eindruck der Häufigkeit entzündlicher Spätkomplikationen (voran Meningitiden und Hirnabscesse) war bereits früher von einigen Chirurgen gelegentlich bei Trümmerfrakturen der frontalen Basis oder bei Mittelohrkomplikationen eine Enttrümmerung des Verletzungsgebietes vorgenommen worden.

Dieses oto-rhino-chirurgische Vorgehen erhob Voss [944] seit 1909 zur Behandlungsmethode dieser besonderen Formen der Basisverletzungen und propagierte die Revision des Verletzungsgebietes im Bereich der Nasennebenhöhlen und des Ohres mit dem Ziel, durch die Enttrümmerung eine potentielle Infektionsquelle vor der Pforte zum intrakraniellen Raum zu beseitigen und damit einer Spätkomplikation vorzubeugen. Er sah in diesem operativen Vorgehen zu Recht einen „direkten Weg zur Basis" (Voss [946]) als der Schädigungsstelle, gegenüber dem „indirekten", „großchirurgischen" Weg, wie er ihn nannte, mit dem Angriff an der Konvexität des Schädels.

Diese auf die Verhütung einer intrakraniellen Infektion abgestellte operative Maßnahme war den unspezifischen Entlastungstrepanationen sowohl methodisch als auch dem Erfolg nach ohne Zweifel überlegen, wenn sich auch, wie die Entwicklung zeigte, das Auftreten von Spätkomplikationen dadurch nicht immer vermeiden ließ [33, 229, 310, 900, 946, 1005, 1006].

Der rhinochirurgische, direkte Weg zur Fraktur stieß trotz vieler positiver Gesichtspunkte noch unmittelbar vor dem 2. Weltkrieg, auf dem Chirurgenkongreß 1939 in München, auf den fast einhelligen Widerstand der deutschen Chirurgen, die, mit den Worten K. H. Bauers, „allein den Weg zum Schädelinhalt" suchen zu sollen glaubten. Sie lehnten „den Weg zur Schädelbasis, zur Fraktur" (Bauer [33]), den Voss gewiesen hatte, unter Verkennung der ätiologischen Bedeutung des frakturbedingten Kommunikationsweges vor allem deshalb ab, weil allein der „Schädelinhalt" im Blickfeld der „großchirurgischen" Intentionen lag.

Bei diesem Stand der gegensätzlichen Auffassungen über die zweckmäßigste Behandlung der Schädelbasisfrakturen brachte dann das Hinzutreten neurochirurgischer Verfahrensweisen einen entscheidenden Fortschritt in der Frage der operativen Versorgung derartiger Verletzungen. Die Neurochirurgie hatte sich im angloamerikanischen Bereich in den dreißiger Jahren zu einem eigenen Fache mit selbständigen Methoden und Zielen entwickelt und konsequenterweise im eigenen Lager die ungezielten, unspezifischen Entlastungsmaßnahmen bei Basisverletzten überwunden. Es wurde zuerst in Nordamerika unter dem Eindruck der speziellen Komplikationen die besondere Eigenart der Verletzungen der vorderen Schädelbasis gegenüber den Basisfrakturen im weiteren Sinne erkannt und zur operativen Behandlung dieser Komplikationen *neurochirurgische* Techniken und Wege gesucht und gefunden [109, 110, 112, 114, 139, 150, 154, 157, 295, 874]. Unter Übernahme dieser Methoden und Erfahrungen, unter dem Eindruck der Erfahrungen mit der Behandlung solcher Verletzungen im 2. Weltkrieg [311, 312, 410, 679, 680, 900, 905] und unter kritischer Auswertung der Ergebnisse der direkten, vorbeugenden rhinochirurgischen Versorgung [362, 818, 944, 945, 946, 1005 u. a.] gewann schließlich auch auf unserem Kontinent in der Nachkriegszeit eine andere Einstellung zur Versorgung dieser Verletzungen an Boden. So bildete sich allmählich die heute maßgebende planmäßige aktive neurochirurgische Behandlung heraus und parallel dazu setzte sich die Einsicht von der Sonderstellung der Verletzungen der vorderen Schädelbasis in traumatologischer und operativ-technischer Hinsicht durch.

Es zeigte sich, daß der Vossche Gedanke der prophylaktischen Enttrümmerung voll zu akzeptieren ist, wenn auch in Beschränkung auf die Verletzungen der vorderen Schädelbasis, wogegen bei den Frakturen der seitlichen bzw. mittleren Basis eine aktive chirurgische Behandlung als Regel nicht erforderlich ist. Über die Enttrümmerung zur Verhütung von Infektionen hinaus ist, in Erkenntnis der frontobasalen als einer in der Regel indirekt offenen Schädelhirnverletzung, das Prinzip der Überführung jeder offenen in eine geschlossene Verletzung durch Wiederherstellung der Abgeschlossenheit des Intraduralraumes auch auf die frontobasale Dura ausgedehnt worden. Als erste führten Grant 1923 [295] und Dandy 1926 [154] in neurochirurgischer Operationstechnik den plastischen Verschluß einer frontobasalen Verletzung transfrontal durch. Es folgte 1927 Teachenor [874], der sich für einen operativen Eingriff im Sinne eines plastischen Verschlusses der inneren Pforte in allen Fällen eröffneter Nasennebenhöhlen einsetzte. Cairns [109] hielt schon 1937 eine neurochirurgische Versorgung bei jeder längere Zeit anhaltenden Rhinoliquorrhoe für notwendig, ebenso Petit-Dutaillis [687] 1941. Bei uns forderte Henschen [356] in diesem Zusammenhang bereits 1938, daß sich der „Chirurg zum Prinzip der Frühoperation durchringen" müsse [356, S. 833] und sprach sogar von einer „Verpflichtung", eine Verletzung der Stirnhöhlenhinterwand „aktiv anzugehen" [357, S. 25]. Zu einer Zeit also, da (auf dem Chirurgen-Kongreß 1939 in München) das prophylaktische rhinochirurgische Vorgehen von Voss von den Chirurgen fast geschlossen abgelehnt wurde.

In Fortwirkung der Arbeiten von Voss [944, 945, 946] und Henschen [356, 357], im Nachgang zu den amerikanischen Operateuren und nach den Erfahrungen der Kriegschirurgie wurde also auch bei uns, parallel zur Entwicklung der Neurochirurgie, das Aufsuchen und Beseitigen der Duraverletzung, d. h. der Kommunikationsstelle des Schädelinnenraums zur Außenwelt, als der wesentlichen Ursache der Komplikationen nach frontobasalen Schädelhirnverletzungen, zum Sinn und Ziel der neurochirurgischen Versorgung. Damit war sowohl die Intention von Voss, die Prophylaxe, wie auch das operative Vorgehen von Voss, nämlich der „direkte Weg zur Fraktur", als richtig erkannt und die früheren „großchirurgischen" Maßnahmen der „indirekten" Entlastung des „Schädelinhalts" als wenig sinnvoll ad acta gelegt. Allerdings war dieser „direkte Weg zur Fraktur" nicht identisch mit dem rhinochirurgischen Weg „durch die Nase" (Voss [946]), sondern es wurde der operativ-technisch bessere und situationsgerechtere *transfrontale* Zugangsweg beschritten, welcher den Erfordernissen einer größtmöglichen Übersicht im Verletzungsbereich und einer optimalen Versorgungsmöglichkeit der Defektstelle besser gerecht wird.

Und dies ist der heutige Stand. Die Indikationen haben sich abgeklärt, bei erkannter Operationsnotwendigkeit ist der transfrontale, in der Regel intradurale, in Abhängigkeit vom Befund auch extradurale Zugang zur allgemein geübten neurochirurgischen Methode geworden. Das Prinzip des operativen Verschlusses jeder Duraverletzung erhielt den Primat gegenüber dem Grundsatz der vorbeugenden Ausräumung der verletzten Nasennebenhöhlen. Diese prophylaktische Enttrümmerung der Nasennebenhöhlen wird, sofern möglich, als ein eigener Akt vom Rhinochirurgen ausgeführt. Das Problem der Entlastungstrepanation besteht nicht mehr, da für diese

„ungezielte" Maßnahme bei den heutigen Behandlungsmöglichkeiten konservativer wie operativer Art im Rahmen der intrakraniellen Drucksteigerung eine Indikation nicht mehr gegeben ist. Allerdings wird diese Art operativer Eingriffe, die vom Fortschritt der Behandlungstechnik eigentlich überholt sind und in diesem Sinne der Geschichte angehören, wie jüngste Veröffentlichungen zeigen [179, 781], gelegentlich immer noch empfohlen.

## B. Der derzeitige Stand der Behandlung der frontobasalen Schädelhirnverletzung

In der folgenden Übersicht über die derzeitigen operativen Techniken der Behandlung frischer und alter frontobasaler Schädelhirnverletzungen wird nicht auf die Allgemeinbehandlung Schädelhirnverletzter eingegangen. Die nicht nur bei Schädelhirnverletzungen, sondern bei jeder Art Verletzung anzuwendenden Sofortmaßnahmen aus vitaler Indikation sind als solche geläufig und selbstverständlich: Stabilisierung der Kreislauf- und Atmungsverhältnisse, Deschockierung, vegetative Dämpfung, Versorgung von Wunden in der Reihenfolge der Dringlichkeit u. a. m. sind solche selbstverständlich auch der operativen Behandlung frischer frontobasaler Schädelhirnverletzungen vorausgehende Aktionen.

In einem nicht geringen Teil der frischen frontobasalen Schädelhirnverletzungen bestimmt ohnehin die Schwere der primären Hirnschädigung von vornherein den Zustand und den weiteren Verlauf. Wie größere Statistiken ausweisen [33, 254, 285, 318, 469, 471, 501, 692, 803], sind besonders unter diesen Verletzten viele, die so schwer geschädigt sind, daß sie bereits auf dem Transport zur Klinik oder innerhalb der ersten 24—48 Stunden an der Schwere ihrer Hirnverletzung zugrunde gehen. Auf die Versorgung der Hirnverletzung im engeren Sinne soll hier nicht bzw. nur insoweit eingegangen werden, als es im Zusammenhang der Darstellung der operativtechnischen Probleme bei der Behandlung der frontobasalen Schädelhirnverletzungen erforderlich ist.

### 1. Probleme der konservativen Behandlung

Auch unter den heutigen Möglichkeiten kann eine rein konservative Therapie durch die Verhältnisse diktiert werden: die Schwere der Verletzung kann einen Eingriff nicht zumutbar erscheinen lassen, der Allgemeinzustand des Verletzten, sein Alter oder besondere Vorerkrankungen können Kontraindikationen für eine operative Behandlung darstellen [397, 434, 476]. In manchen Fällen kann auch die Ablehnung des Verletzten eine vorgesehene Operation verhindern, was bei 4 eigenen Fällen vorkam.

Eine konservative Behandlung im Sinne eines Durchgangsstadiums ist dann selbstverständlich, wenn bestehende Komplikationen vor der eigentlichen Versorgung noch behandelt werden müssen (z. B. eine Meningitis) oder wenn Begleitverletzungen (z. B. des Thorax oder des Abdomens) zu einer zunächst abwartenden Haltung zwingen.

Diese Gesichtspunkte haben — mit Ausnahme der Kontraindikationen — für die als notwendig erkannte Operation nur eine aufschiebende Wirkung. Demgegenüber steht eine konservative Behandlung als prinzipielle Einstellung des Arztes [78, 345, 576, 938]. Vertreter eines solchen „extrem konservativen" Standpunkts (K. H. Bauer

[33]) verweisen zur Rechtfertigung auf eine geringere Mortalität [116, 576, 725] und eine geringere Infektionsgefahr [78, 345, 576, 938] unter Verkennung des Umstandes, daß ja gerade die hohe Mortalität der entzündlichen Komplikationen die Forderung nach einer Überwindung der konservativen Einstellung hat aufkommen lassen [100, 109, 110, 112, 154, 156, 295, 406, 678, 679, 784, 874, 895, 948]. Im Vertrauen auf die Antibiotica glaubte man verschiedentlich aufs neue, mit einer konservativen Behandlung bei entzündlichen Komplikationen auskommen zu können, und zahlreiche Berichte über Heilungen auf konservativem Wege scheinen diesen Standpunkt zu stützen [274, 329, 345, 614, 751 u. a.].

Ferner wird die angebliche Seltenheit einer posttraumatischen Meningitis gelegentlich als Grund für einen konservativen Standpunkt angegeben, und Beobachtungen über jahrelang ohne Infektion bestehende Liquorfisteln wurden als Beweise dafür angesehen, daß eine Operation nicht oder doch nur selten notwendig sei. Selbst die Ansicht, daß nach überstandener Meningitis durch die hervorgerufenen arachnoidalen Reaktionen ein ausreichender Verschluß der Duraverletzungsstelle eingetreten sein würde, ist auch heute noch gelegentlich eine Begründung für die Unterlassung einer operativen Revision. Nicht zuletzt wird das Versiegen einer Liquorrhoe als eine Verheilung im Sinne einer Obliteration des Fistelganges mißdeutet und eine Operation nach einer solchen „spontanen Heilung" nicht mehr für nötig befunden [716]. Auch die Ansichten darüber, welcher Schweregrad eines Röntgenbefundes (Fissur, Fraktur, Impression, Trümmerherd), besonders bei Fehlen sicherer Zeichen einer Eröffnung des Intraduralraumes, als Indikation zur Operation zu gelten habe, sind sehr divergierend. Schließlich werden Berichte über negative Operationsbefunde trotz vorher positivem — also falsch-positivem — Röntgenbefund oder über die intraoperative Entdeckung einer sicher verheilten (also nicht operationsbedürftig gewesenen) frontobasalen Duraverletzung als Bestätigung einer konservativen Einstellung herangezogen.

Die Seltenheit solcher Befunde beweist jedoch im Gegenteil, daß daraus keine Behandlungsrichtlinien ableitbar sind. Ausnahmebefunde sollten nicht zu allgemeiner Gültigkeit erhoben werden, wenn die überwiegende Erfahrung dem entgegensteht. Ebensowenig wird man nicht aus Berichten über Heilungen einzelner Fälle mittels etwas außergewöhnlichen konservativen Maßnahmen eine Legitimation zu deren breiterer Anwendung ableiten wollen. So berichtet z. B. Sgalitzer [826], daß er durch eine Röntgenbestrahlung der Plexus chorioidei bei 9 von 10 Fällen mit Liquorfistel innerhalb von 14 Tagen eine so günstige Hemmung der Liquorproduktion erreichte, daß in dieser Zeit sich die Liquorfistel spontan schließen konnte. Ferner wird die Spülung des Nasendaches mit 20% Silbernitratlösung zur Obliteration einer Fistel empfohlen [246, 251]. Wegen der geringen Schädigung der Olfactoriusfasern halten Friedberg u. Galloway [251] diese Methode für besser als das ebenfalls gelegentlich geübte Verfahren der Kauterisierung der Nasendachschleimhaut. Schließlich wird sogar die mehrwöchige Fixierung eines Verletzten in Bauchlage, stirnaufliegend, als Behandlungsmethode beschrieben, weil in dieser Stellung der Liquorfluß sistierte [95], ferner der Versuch der intramuskulären Injektion von Adrenalinlösung zur Herabsetzung des Liquordruckes und Herbeiführung eines spontanen Verschlusses der Liquorfistel [564] u. ä. m.

Eine konservative Behandlung kann nach den vorliegenden Erfahrungen bei dem sicheren Nachweis des Bestehens einer traumatischen Kommunikation nur als Übergangsstadium verstanden werden bis zu einem Zeitpunkt, an welchem ein operativer

Eingriff möglich ist. Die Frage, wann und unter welchen Bedingungen eine konservative Behandlung durchgeführt werden sollte, ergibt sich per exclusionem aus der Erörterung der Indikationen und Möglichkeiten der operativen Behandlung.

## 2. Die operative Behandlung der frontobasalen Schädelhirnverletzung

### a) Fragen der Indikation

In der Frage der Indikation zur operativen Behandlung gehen die Ansichten in einigen Teilfragen oft auch dort auseinander, wo die grundsätzliche Notwendigkeit des operativen Eingreifens bejaht wird.

Im Hinblick auf den *Zeitpunkt* und die *Art des operativen Vorgehens* ist die Differenz der Auffassungen am größten. Nach den Erfahrungen des letzten Weltkrieges sind die Ergebnisse der Versorgung aller mit einer Mitschädigung der Nasennebenhöhlen einhergehenden Schädelhirnverletzungen um so günstiger, je frühzeitiger die operative Behandlung einsetzen kann [53, 158, 312, 384, 410, 434, 484, 489, 610, 680, 760, 803, 819, 900, 905, 960]. Diese Erfahrungen beziehen sich zwar auf ein im weiteren Sinne „ausgelesenes" Krankengut, bei dem meist offene Verletzungen mit eingedrungenen Fremdkörpern vorlagen, die eine den Friedensverletzungen nicht vergleichbare Infektionsbelastung haben. Sie sind aber andererseits für die friedensmäßige Versorgung deshalb von großer Bedeutung, weil unter diesen extrem schwierigen Voraussetzungen der nachgewiesene Vorteil der Frühversorgung besonderes Gewicht erhält.

Auch bei den Friedensverletzungen der frontobasalen Region ist die sofortige Versorgung der direkt offenen Verletzungen selbstverständlich. Bei den indirekt offenen frontobasalen Verletzungen wird die Indikation im Hinblick auf die Art der Verletzung und den Zeitpunkt der Operation verschieden gehandhabt:

Bei frischen Schädelhirnverletzungen mit röntgenologisch nachweisbaren Frakturen oder Fissuren ohne Zeichen einer Duraverletzung wird überwiegend eine konservativ-abwartende Haltung eingenommen [4, 5, 8, 81, 230, 439, 647, 681, 721, 899, 900, 903, 959]. Tritt bei längerer Beobachtung eine Zustandsverschlechterung ein oder kommen sekundär Anzeichen einer bestehenden traumatischen Kommunikation hinzu, so wird dies allgemein als eine Indikation zur operativen Revision angesehen. Einige Autoren stehen auf dem Standpunkt, daß bereits in die Nasennebenhöhlen ziehende Frakturen auch ohne sonstige Symptome eine Indikation zur Operation seien [175, 356, 362, 406, 528, 598, 648, 759, 1006], weil die Möglichkeit des Auftretens von Komplikationen ein größeres Risiko darstelle als die Operation selbst, die auch als prophylaktische Maßnahme sinnvoll sei und daher eher zu oft als zu selten durchgeführt werden sollte. In jedem Fall sollte ein solcher Frakturbefund Anlaß zu eingehenden diagnostischen Maßnahmen sein [109, 110, 111, 308, 362, 528, 560, 816, 900, 902, 959]. Trümmerfrakturen, Loch- und Stückbrüche des Orbitaldaches, der Stirnhöhlenhinterwand, des Siebbeindaches etc. werden auch ohne Liquorrhoe oder intrakraniellen Luftnachweis, auch ohne andere klinische Zeichen wie Riechstörung, Verschattung der Nasennebenhöhlen, Hirnnervenstörungen, Gefäßverletzungen etc. als unbedingte Operationsanzeige angesehen [3, 4, 8, 109, 157, 193, 230, 272, 304, 307, 318, 394, 406, 444, 461, 484, 547, 694, 737, 759, 760, 819, 899, 900, 901, 903, 959].

Bei Vorliegen eines *Liquorflusses* aus der Nase wird die Indikationsstellung von dem Ausmaß und der Dauer des Bestehens abhängig gemacht. Während einerseits jede nachgewiesene Liquorrhoe, unabhängig von einem Frakturbefund und unabhängig davon, ob sie früher oder später spontan versiegt, als Operationsgrund angesehen wird [65, 112, 114, 193, 304, 308, 356, 357, 406, 528, 618, 648, 759, 816], werden von anderer Seite nur besondere Formen für operationsbedürftig gehalten: z. B., wenn eine Liquorrhoe nur kurze Zeit innerhalb der ersten beiden Tage nach dem Unfall auftritt und bald wieder versiegt, wird eine konservative Behandlung für ausreichend erachtet, sofern nicht gleichzeitig ausgedehntere Frakturen (Trümmerfrakturen) oder eine intrakranielle Luftansammlung vorliegen [302, 502, 681, 707, 716, 722, 724, 903, 946, 959]. Es wird allerdings dabei noch über die stationäre Behandlung hinaus eine längere ambulante Nachbeobachtung empfohlen [289, 430, 507, 568, 959], um bei Eintreten bzw. Wiederauftreten von Komplikationserscheinungen den Patienten sofort einer operativen Behandlung zuführen zu können.

Allgemein besteht die Tendenz, bei Liquorrhoe unter antibiotischem Schutz einige Tage abzuwarten und dann, wenn der Liquorfluß noch anhält, die Operation durchzuführen in einem Stadium, in dem die primär-traumatischen Erscheinungen und Reaktionen von seiten des Gehirns nach Maßgabe des klinischen Bildes abgeklungen sind [65, 110, 139, 158, 230, 406, 485, 491, 560, 567, 694, 901, 959]. In der Regel werden als Grenze des Abwartens 4—10 Tage angegeben, d. h., als der günstigste Operationszeitpunkt wird der Beginn der zweiten Woche nach dem Trauma betrachtet. Sistiert die Liquorrhoe innerhalb dieser Zeit spontan, so wäre eine Operationsindikation nur dann noch gegeben, wenn Zeichen einer lokal bedingten Zustandsverschlechterung hinzutreten, wie z. B. Pneumatocele, Sinusitis, meningitische Symptome etc. [65, 81, 109, 110, 139, 157, 193, 200, 230, 272, 302, 308, 318, 319, 394, 464, 484, 491, 516, 594, 603, 634, 694, 716, 743, 819, 854, 874, 915, 946].

Manche Operateure treten für eine noch länger abwartende Haltung ein [3, 4, 5, 8, 12, 113, 321, 516, 614, 621, 660, 716, 719, 721, 722, 724, 806]: sie wollen erst operieren, wenn eine Liquorrhoe sich zu einer Liquorfistel entwickelt hat, die nach mehr als zwei Wochen noch besteht. Die Auffassung also, unter welchen Umständen die Rhinoliquorrhoe, der sichere Beweis des Bestehens einer traumatischen Kommunikation zwischen Nasennebenhöhlen und Intraduralraum, als Grund zu operativem Eingreifen zu gelten hat, sind recht divergierend. Alle Autoren, die bei nachgewiesener Kommunikation für eine baldige Operation plädieren, sind der Überzeugung, daß das Risiko der Operation nicht so groß ist wie das ohne operativen Verschluß des Defektes durch die Infektionsgefahr bestehende Risiko, worauf Cairns [109] bereits 1937 und Henschen [356] 1938 hinwiesen.

Gerade die Häufigkeit entzündlicher Komplikationen — vor allem der Spätkomplikationen — und ihre schwerwiegenden Folgen waren ja für Voss der Anlaß gewesen, aktive chirurgische Maßnahmen zu ihrer Verhütung vorzuschlagen. Die schließlich eingetretene Infektion wird allgemein als unbedingte Anzeige zum operativen Verschluß des (längst durch die Infektion selbst bewiesenen) frontobasalen Dura-Knochen-Defekts betrachtet, unabhängig von dem Zeitpunkt ihres Auftretens nach dem Trauma [65, 81, 82, 109, 193, 271, 272, 308, 356, 394, 403, 406, 461, 516, 528, 529, 567, 598, 607, 618, 681, 694, 716, 721, 737, 743, 900, 902, 903, 946, 959].

Tritt eine Liquorrhoe als Spätkomplikation auf — sei es erstmals oder als Rezidiv eines früher nach kurzer Zeit versiegten Liquorflusses — so wird dies, wie überhaupt alle Spätkomplikationen, die auf das Fortbestehen oder Wiederaufgehen einer Kommunikation hinweisen, als unbedingte Operationsindikation gewertet [109, 113, 139, 157, 193, 230, 304, 307, 308, 394, 403, 406, 461, 464, 485, 491, 529, 618, 619, 694, 759, 819, 874, 900, 903, 959].

## b) Die neurochirurgischen Operationsmethoden

Der neurochirurgische Zugangsweg zur frontobasalen Defektstelle wird in seiner Art und seiner Ausdehnung nicht allein von dem Gesichtspunkt einer optimalen Deckungsmöglichkeit des Defekts bestimmt, sondern er muß auch einen größtmöglichen Überblick über die Basis der vorderen Schädelgrube — eventuell sogar beiderseits und bis zu den vorderen Abschnitten der mittleren Schädelgrube — gewährleisten, weil nicht selten die tatsächliche Ausdehnung der Verletzung erst intra operationem festgestellt werden kann.

Diese Forderung der notwendigen Übersicht und der einwandfreien Deckungsmöglichkeit erfüllt der transfrontale Zugang in idealer Weise, im Gegensatz zu den von rhinochirurgischer Seite entwickelten Techniken des Zugangs durch die Nase oder durch die Nasennebenhöhlen zur Basis.

Erstmals führte Grant 1923 [295] eine solche Operation bei einer traumatischen Pneumatocele aus, die durch einen frontobasalen Dura-Knochen-Defekt zustande gekommen war. Dandy [154] operierte 1926 als nächster einen Lochdurchbruch der Stirnhöhlenhinterwand mit Liquorfistel; er stellte dabei nach Bildung eines osteoplastischen Knochendeckels die Defektzone auf extraduralem Weg dar und deckte die Lücke mit einer Plastik aus der Fascia lata. Cushing verschloß 1927 [151] in ähnlicher Weise mit einer Fascia lata-Plastik einen nach Resektion eines frontoethmoidalen Osteoms verbliebenen Defekt der vorderen medialen Schädelbasis. Im selben Jahr beschrieb Teachenor [874] die Versorgung eines frontobasalen Dura-Knochen-Defekts auf transfrontal-extraduralem Weg. Im darauffolgenden Jahr (1928) berichtet auch Peet [677] und 1929 Learmonth [510] über die Durchführung einer transfrontal-extraduralen Operation; beide Autoren beließen zur Herbeiführung einer Vernarbung der Dura Jodgaze an der Defektstelle extradural, die sie nach 4 bzw. 9 Tagen entfernten.

Mit zunehmender Erfahrung hat sich gezeigt, daß dieses in der Folge besonders in Nordamerika und in Frankreich sehr viel angewandte *transfrontal-extradurale Vorgehen* [4, 7, 109, 139, 319, 552, 677, 687, 719, 743, 759, 975] in den meisten Fällen nicht zweckmäßig ist. Die Mobilisierung der Dura ist bei deren relativ fester Verhaftung mit dem Knochen besonders in den hinteren Abschnitten der vorderen Schädelgrube erschwert. Defekte der Stirnhöhlenhinterwand lassen sich extradural gut darstellen. Liegt die Duraverletzung jedoch im Siebbeindach, besonders über den hinteren Siebbeinzellen, in den hinteren zwei Dritteln des Orbitaldaches oder gar in der Gegend des Tuberculum sellae bzw. in der Keilbeinhöhlenwand zur mittleren Schädelgrube, so ist die Gefahr der zusätzlichen Duraverletzung beim Ablösen relativ groß. Auch wenn, wie häufig, die verletzte Dura trichterförmig in den Knochendefekt hineingezogen und durch reaktive Vorgänge fixiert ist, kann sie bei extraduraler Präparation leicht einreißen [516]. Eine einwandfreie Ablösung ist zudem in vielen Fällen nicht möglich und darüber hinaus wird die Übersicht über das Operationsfeld durch den etwas überhängenden Frontallappen, dessen Durahülle an der Crista galli fixiert bleibt, beeinträchtigt [76, 193, 209, 272, 528, 618, 677, 903]. Besonders die Lamina cribriformis und der Winkel zwischen Falxansatz an der Crista galli und der

Lamina cribriformis sind extradural schwer darzustellen und die Gefahr der Schädigung oder des Abreißens des Bulbus olfactorius ist sehr groß [76, 193, 319, 394, 406, 461, 959]. Es wurde deshalb bereits 1928 von Peet [677] vorgeschlagen, den extraduralen Weg in allen jenen Fällen, bei welchen die intraoperative Situation Schwierigkeiten bei der Ablösung der basalen Dura erkennen läßt, zu verlassen, die Dura zu eröffnen und die hinteren Abschnitte der vorderen Basis von intradural her zu inspizieren. Also ein *kombiniert extra- und intradurales Vorgehen*, dessen Anwendung sich in jedem einzelnen Falle aus der Notwendigkeit der vorgefundenen Operationssituation ergeben soll [193, 209, 319, 406, 485, 516, 743].

Ein solches Vorgehen hätte den anderen Vorteil, daß bei der Art der Dura-eröffnung bereits die Möglichkeit, einen gestielten Duralappen von intradural her auf den Defekt zu decken, berücksichtigt werden könnte [272, 900, 916]. Bei der Primärversorgung frischer Verletzungen ist jedoch begreiflicherweise die Scheu groß, den intakt gebliebenen Intraduralraum zu eröffnen. Für frische Fälle ist deshalb vorgeschlagen worden, wenn irgend möglich, extradural vorzugehen und nur dann die Dura zu eröffnen, wenn weiter nach hinten gelegene Verletzungen auf andere Weise ohne Gefahr zusätzlicher Schädigung nicht zu erreichen sind [8, 114, 230, 319, 394, 462, 669, 900, 903, 919, 920, 959]. Viele Operateure machen die Wahl des Zugangs nicht nur von der Schwere, sondern vor allem von dem Ort der Verletzung abhängig: so wird bei cranio-frontaler und fronto-nasaler Kommunikation der trans-frontal-extradurale Weg, bei fronto-ethmoidalen, rein ethmoidalen und besonders sphenoidalen Dura-Knochen-Defekten der transfrontal-intradurale Weg empfohlen [230, 406, 516, 568, 669, 722, 759].

Der Gesichtspunkt der Erleichterung des Zuganges und die Erfahrung, daß in relativ vielen Fällen beide Seiten der vorderen Schädelgrube durch querverlaufende Frakturen oder durch eine frontomediale Gewalteinwirkung betroffen sind, war für Adson [3, 4, 5] 1941 maßgebend, einen *bifrontal-extraduralen* Zugang vorzuschlagen: nach Bildung eines bifrontal gestielten Hautlappens nach Souttar (unter bogenförmiger Schnittführung hinter der Stirnhaargrenze in Höhe der Kranznaht) führte er eine bifrontale osteoplastische Craniotomie unter Schonung der Stirnhöhlen durch und löste nach Unterbindung des Sinus longitudinalis sup. die Dura beiderseits vom Knochen ab.

Dieses Vorgehen, welches auch Petit-Dutaillis [687] früh propagierte, hat nach Adson den Vorteil der größeren Übersicht, der leichteren Auffindbarkeit des Defektes, der besseren Mobilisierbarkeit der Dura über der Lamina cribriformis sowie des besser möglichen extraduralen Duraverschlusses. Die Schwierigkeiten bei der Lösung der Dura vom Knochen und die Gefährdung der vielleicht noch unversehrten Bulbi olfactorii sowie die Möglichkeit, weiter nach hinten zu gelegene Defekte zu übersehen, bestehen jedoch hier ebenso wie bei dem einseitig-extraduralen Vorgehen, wenn auch in etwas geringerem Maße.

Nicht zuletzt ist hervorzuheben, daß bei Anlegen des bifrontalen Hautschnittes (Visierlappen-, Bogenschnitt) nach Souttar [841] das beste Resultat in kosmetischer Hinsicht erzielt wird. Selbst bei einseitigem Zugang empfiehlt sich dieser Schnitt sehr häufig aus kosmetischen Rücksichten, weil die Narbe hinter der Stirnhaargrenze bleibt. Bei Frauen und Kindern wird dieser Hautschnitt grundsätzlich empfohlen [516].

Um die Nachteile des extraduralen Zugangs auszuschalten, hat Cairns [109] den primär *intraduralen* Weg beschritten: nach Bildung eines frontal gestielten Haut-

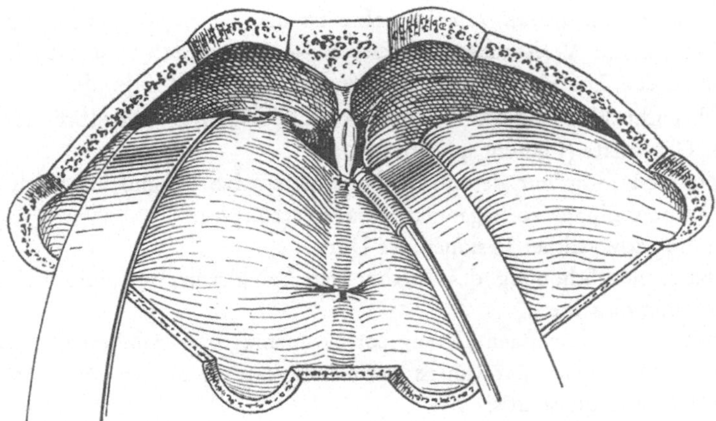

Abb. 6. Bifrontale extradurale Freilegung zur Versorgung eines Dura-Knochen-Defekts links frontobasal. (Nach Adson u. Uihlein [8])

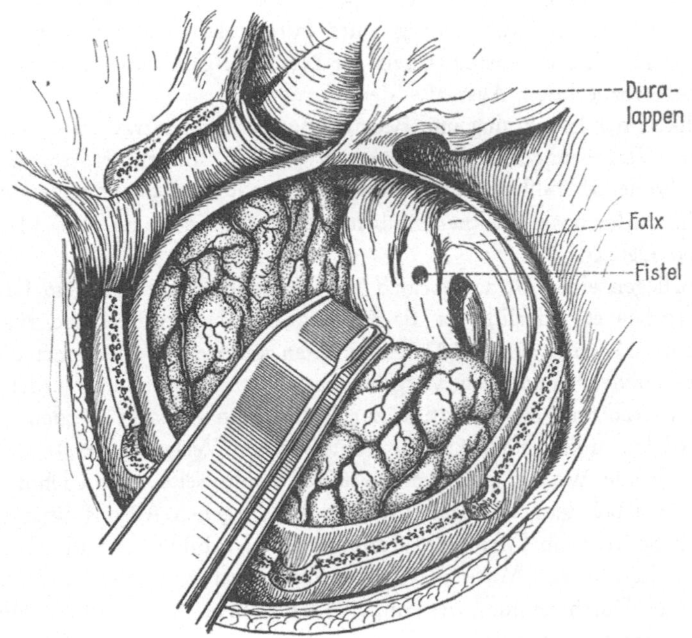


Abb. 7. Einseitiger links-transfrontaler Zugang zu einem Dura-Knochen-Defekt im Bereich der Siebbeinplatte, unmittelbar neben dem Falx-Ansatz. (Nach Kessel [438])

lappens nach Dandy wird unter Schonung der Stirnhöhlen ein osteoplastischer Knochendeckel ausgesägt, die Dura eröffnet und unter Zurückdrängen des Frontalhirns die vordere Schädelgrube dargestellt. Den Vorteil dieses intraduralen Vorgehens hat besonders Lewin [528] gezeigt, der je eine Gruppe von 28 Patienten in extra- und intraduraler Technik operierte, wobei die Auffindung und Deckung der Defekte über den intraduralen Zugang wesentlich bessere Bedingungen, Möglichkeiten und Erfolge brachte.

Dieses *transfrontal-intradurale Vorgehen* ist inzwischen — von besonderen Indikationen bei frischen Verletzungen abgesehen — zur meistangewandten Operationsmethode geworden. Die Vorteile des intraduralen Weges sind folgende:

gute Übersicht über die ganze vordere Schädelbasis einschließlich der medialen Anteile der Gegenseite (Planum sphenoidale);

Erkennbarkeit nicht nur der durch die präoperative Diagnostik erwarteten, sondern auch darüber hinaus vorliegenden Duraverletzungen;

Vermeidung zusätzlicher Läsionen der Dura;

Möglichkeit der Schonung des Riechnerven bei gleichzeitig guter Erkennbarkeit einer Schädigung desselben;

Möglichkeit der schonenden Lösung cortico-meningealer Adhärenzen sowie arachnoidaler Verwachsungen („Arachnitis opto-chiasmatica") an den Nn. optici und im Bereich der Cisterna chiasmatis;

Möglichkeit der Inspektion größerer Abschnitte der Keilbeinregion;

Möglichkeit der Inspektion des Gehirns selbst;

Möglichkeit, durch Punktion des Ventrikels den Liquordruck in den Hirnkammern zu vermindern und so die Übersicht im Operationsfeld zu verbessern;

Möglichkeit der Rückverlagerung eines Hirnprolaps aus einem größeren Lochdefekt bei gleichzeitiger Beurteilbarkeit der Notwendigkeit einer Abtragung des Prolaps und des erforderlichen Ausmaßes der Abtragung;

Möglichkeit der Erkennung und Beurteilung reaktiver intraduraler Vorgänge (wie arachnoidale Verklebungen, Abscedierungen an der inneren Pforte, eingedrungene Nasennebenhöhlenschleimhaut, nach innen spießende Knochentrümmer etc.);

Möglichkeit der übersichtlichen Einbringung und Befestigung einer Plastik auf den dargestellten Defekt.

Das Vorliegen einer intracerebralen Pneumatocele macht in jedem Fall ein intradurales Vorgehen erforderlich, da die Pneumatocele anpunktiert und evakuiert werden soll [157, 209, 529, 614, 862]. Ganz selten kann ein nicht erwarteter Stirnhirnabsceß bestehen, der bei anderem Vorgehen entweder nicht erkannt worden wäre [516] oder durch extradurale Manipulation zur Perforation gebracht werden könnte [25].

Bei medialen und beiderseitigen frontobasalen Verletzungen kann der transfrontal-intradurale Weg in gleicher Weise auf beide Seiten ausgedehnt werden. Es wird dann, wie bei dem bifrontal-extraduralen Vorgehen Adsons, über einen Hautlappen nach Souttar ein bifrontaler Knochendeckel gebildet und die Dura entweder auf beiden Seiten bis zur Mitte oder, nach doppelter Ligatur des Sinus longitudinalis superior, unter Durchtrennung des Sinus und der Falx breit eröffnet. Diese Art der bifrontalen Craniotomie wurde wohl erstmals von Hartley u. Kenyon 1907 [340] bei Tumoren der Chiasmaregion, der vorderen Balkenabschnitte und des frontalen Interhemisphärenbereichs und später von Tönnis [896] zur Operation der Meningeome der Siebbeinplatte angegeben.

Besonders bei einer Beteiligung der Keilbeinhöhle wird ein solches bifrontal-intradurales Vorgehen empfohlen [209, 271, 316, 406, 461, 486, 618], weil dabei der Überblick über diese Region am besten ist. Auch beim Liquorfluß aus beiden Nasenlöchern oder bei Zweifel an der Einseitigkeit der Verletzung ist dieser Zugangsweg der vorteilhaftere. Von manchen Operateuren wird das bifrontal-intradurale Verfahren grundsätzlich bevorzugt [307, 308, 464, 960], weil die präoperative klinische und röntgenologische Diagnostik nicht ganz so selten falsch-positive oder falsch-

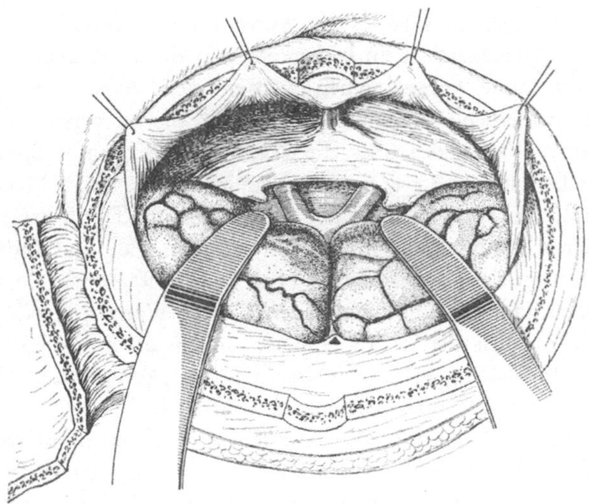

Abb. 8. Bifrontale intradurale Freilegung der vorderen Schädelgrube. Übersicht über den Operationssitus nach Eröffnung der Dura und Zurückhalten beider Frontallappen. (Nach Lewin u. Cairns [529])

negative Befunde erbringt und deshalb die Inspektion beider Seiten eine größere Sicherheit bietet. Das Operationsrisiko wird durch das bifrontale Vorgehen nicht größer [307, 308, 475].

*Der plastische Verschluß* der auf transfrontalem Weg (extradural oder intradural) dargestellten Dura-Knochen-Defektstelle, das eigentliche Ziel des operativen Eingreifens, kann in zweifacher Weise erfolgen: entweder durch *direkte Naht* der Dura oder durch *plastische Deckung* der Defektstelle.

In einigen Fällen ist es möglich, die Dura unmittelbar durch Einzelnähte wieder zu verschließen. Bei größeren Defekten gelingt ein Zusammenbringen der Duraränder zur Naht jedoch nicht, oder die Verhaftung der Dura mit dem Knochen macht eine wasserdichte Naht unmöglich. Lediglich in der frontopolaren Region, in Höhe der Stirnhöhlenhinterwand, lassen sich glatte Durarisse häufig nach Mobilisierung der Dura durch Einzelnähte vereinigen. Die Möglichkeit einer solchen direkten Naht der Dura unter Interposition von Muskelstückchen war übrigens für Adson ein wesentlicher Grund zum bifrontal-extraduralen Vorgehen, weil er durch die breitere Eröffnung die Dura besser mobilisieren und deshalb auch größere Defekte durch einstülpende Naht von außen schließen konnte. Bei der Primärversorgung frischer Verletzungen läßt sich, besonders bei frontopolaren Duradefekten, eine direkte Naht der Dura des öfteren anwenden [110, 114, 316, 687]. Eine bereits ausgebildete Hirnschwellung allerdings erschwert durch die erhöhte Spannung den direkten Verschluß beträchtlich. Trotzdem sind viele Autoren der Ansicht, daß die Anwendung der einfachen Duranaht auch bei der Erstversorgung weit häufiger möglich sei, als der Operateur normalerweise glaube [271, 394, 919].

Eine *plastische Deckung des Dura-Knochen-Defekts*, der meist nicht in Form eines mehr oder minder glattrandigen Risses, sondern in der Form eines Lochdefekts vorliegt, ist jedoch in der Regel notwendig. Außerdem ist nicht die Stirnhöhlenhinterwand, sondern die Lamina cribriformis und das Siebbeindach am häufigsten die Stelle des Defekts, wo sich die Dura besonders schwer und selten so ausgiebig mobilisieren läßt, daß die Ränder eines Lochdefekts durch direkte, einfache Naht wirksam zu vereinigen wären. Außerdem ist zu bedenken, daß diese Duranaht unmittelbar über einer Knochendefektzone vorgenommen werden muß, durch welche die Nahtstelle indirekt mit der Außenwelt verbunden ist, so daß die zu verschließende Kommunikation im extremen Falle noch über die Stichkanäle der unter Spannung liegenden Naht weiterbestehen kann. So war bei einem neuerdings von Messerklinger [598] beschriebenen Fall der Stichkanal einer Seidennaht nach transfrontal-intraduraler Fascienplastik Ursache und Weg einer weiteren Liquorrhoe und Indikation zu nochmaliger (rhinochirurgischer) Intervention (Fall 3, S. 359). Auch die von Adson vorgeschlagene Abdichtung der Knochendefektstelle mit Wachs [8] oder mit Kunststoff (Kerr-Jakoby [437]) löst dieses Problem nur, indem es durch die Einbringung von Fremdstoffen in ein Gebiet eines im weiteren Sinne „komplizierten" Knochenbruchs gleichzeitig neue Komplikationsmöglichkeiten schafft.

Solche Schwierigkeiten und Nachteile können durch einen plastischen Verschluß umgangen werden. Das Material zur Plastik kann dabei entweder in Form eines freien Transplantats von einer anderen Körperstelle zu der intrakraniellen Dura-defektstelle verpflanzt oder aus der unmittelbaren Nachbarschaft, aus Dura, Muskel oder Kopfschwarte entnommen und gestielt oder ungestielt übertragen werden. In vielen Fällen werden auch aufbereitete Homoiotransplantate oder Fremdmaterialien zur Deckung benutzt.

Im einzelnen wurde folgendes *Plastikmaterial zur Deckung frontobasaler Dura-Knochen-Defekte* verwandt:

1. Transplantate aus der *Fascia lata* des Oberschenkels, die Kirschner [451] bereits 1909 als Duraersatz empfahl, kamen am häufigsten zur Anwendung [1, 109, 112, 117, 154, 158, 200, 209, 233, 272, 278, 302, 394, 406, 417, 454, 461, 462, 475, 515, 516, 528, 529, 558, 560, 598, 600, 618, 619, 669, 678, 680, 708, 719, 721, 737, 762, 792, 854, 864, 998]. Die Fascia lata hat nach Lewin u. Cairns [529] gegenüber den meisten anderen zu diesem Zwecke benutzten Geweben den Vorteil, daß sie praktisch in jeder erforderlichen Größe zur Verfügung stehe und — besonders gegenüber der Temporalis-Fascie — sehr homogen und schmiegsam sei.

2. Die *Fascie des Musculus temporalis,* die entweder als *freies* Transplantat verwandt wird [39, 157, 302, 304, 316, 394, 421, 568, 854, 953] oder *gestielt* in Kombination mit dem Temporalismuskel selbst [81, 205, 486, 677, 721].

3. *Galea-Periost-Lappen:* auch sie werden entweder *frei* transplantiert [1, 272, 367, 507, 679, 900, 902, 959] oder bleiben *gestielt* [55, 74, 199, 359, 600, 708, 903, 953].

4. *Gestielte Duralappen* aus der unmittelbar anliegenden Dura [272, 307, 308, 490, 491, 617, 902, 903, 959] bzw. aus der *Falx* [74, 272, 319, 900, 902]; German [272] hat gelegentlich auch Durastücke frei transplantiert.

5. Auch kältekonservierte, *lyophilisierte Leichendura* wird in zunehmendem Maße zur Deckung von Defekten benutzt [18, 105, 106, 118, 147, 431, 432, 494, 569, 593, 716, 827, 863, 916, 963, 964]. Dieses homoioplastische Material soll den besonderen Vorteil haben, nicht mit der Gehirnoberfläche zu verkleben bzw. zu verwachsen [106, 147, 963] und besonders widerstandsfähig gegenüber eitrigen Entzündungen zu sein [105]. Dort, wo gestielte oder freie Dura zur Defektdeckung zur Verwendung kommt, wird als Ersatz für die zur Plastik gebrauchte Dura der Konvexität lyophilisierte Dura [307, 308, 916], Fascia lata oder Temporalisfascie genommen.

6. Mit *Muskelstückchen* — meist aus dem Musculus temporalis — wird gelegentlich eine Abstopfung des Defekts [208, 230, 233, 307, 308, 588, 600, 694, 759, 975], besonders eines solchen zur Keilbeinhöhle hin [484, 486], vorgenommen, womöglich unter Vernähung mit der Dura [4, 8, 74, 140, 208, 484, 677, 983].

7. Bei rhinochirurgischer Versorgung wird von manchen Operateuren die *Nasenschleimhaut* zur basal-extraduralen Deckung verwandt, und zwar entweder allein [187, 248, 608, 796, 948] oder in Kombination mit dazwischengelegter Fascie [1, 54, 371].

8. Seltenere Methoden sind die Verwendung von *Tibia-Periost* [278], *Amnionhaut* [304, 507, 669, 759, 760], *alloplastischem Material* wie Orlon, Vinyon-N [18] und Teflon [876], Polyäthylenmembranen [14, 107] oder sogar allein Gelatine- oder Fibrinschwamm [42, 138, 171, 358, 568, 722, 920, 998].

Die Möglichkeit, bei größeren Defekten des Orbitaldaches die Periorbita mit den Duradefekträndern zu vernähen, wurde gelegentlich erwähnt [74, 491, 1006].

Es darf nicht unerwähnt bleiben, daß manche der verwandten Plastikmaterialien nicht nur untauglich, sondern sogar gefährlich sind. So erleidet der Muskel bei seiner Tendenz zur Schrumpfung in kurzer Zeit einen oft recht erheblichen Substanzschwund, so daß vor der alleinigen Verwendung von Muskelstückchen zur „Abstopfung" eines Defekts gewarnt werden muß. Daß solches regressiv veränderte Muskelgewebe zugleich einen guten Nährboden für die Keime abgibt, stellt ein weiteres Gefahrenmoment dar. Die gelegentlich von rhinochirurgischer Seite zur Abstopfung bzw. zum Austamponieren der Stirnhöhle verwandte „Fettplombe" (Kecht [431]) birgt ähnliche Gefahren, vor denen von zuständiger Seite auch immer wieder gewarnt wurde [281, 324]. Komplikationen nach alleiniger Verwendung von Muskel sahen Kley [462], Laine [497], Ferey [233] u. a. Ebenso wird vor der alleinigen Verwendung von Fibrinschwamm-Materialien, Gelatine etc. wegen seiner porösen Struktur und seiner Resorbierbarkeit gewarnt [230, 406, 462]: über eine schwere Komplikation nach Verwendung von Gelatineschwamm berichten Martin u. Brihaye [568]. Auch Amnionhaut wird von Feld [230] als „zu schlechtes Material" abgelehnt, über Komplikationen nach ihrer Anwendung wird verschiedentlich berichtet [507, 669, 759].

Die Transplantate werden nach Möglichkeit zirkulär um den Defekt situierend mit Einzelknopfnähten fixiert. Jedoch auch ohne Nahtfixation soll die Plastik durch das Gewicht des darüberliegenden Frontallappens in der gewünschten Lage bleiben [230, 491, 694, 864]. Riechert [737] hat ein Verfahren zur Fixation der Plastik am Knochen mit Stahlstiften und Stahlklammern angegeben, welches das oft schwierige Nähen ersetzen und einen dichteren Abschluß gewährleisten soll (vgl. Umbach [913]). Auch über die Verwendung von Gewebeklebstoff zur Befestigung des Plastikmaterials wird neuerdings berichtet [307, 308].

Schließlich wird von einigen Operateuren nicht nur der Duradefekt, sondern darüber hinaus auch noch der Knochendefekt zu schließen versucht, besonders wenn es sich dabei um einen Lochbruch der Lamina cribriformis handelt. Hierzu wird häufig zunächst auf extraduralem Wege der Knochendefekt mit Muskel zugestopft und darüber oft auch noch ein Fascientransplantat gelegt. Nicht selten wird dann der Duradefekt zusätzlich noch von intradural her plastisch (mit Fascie oder Galeaperiost) verschlossen [233, 304, 406, 507, 669, 678, 759]. Bei kleineren Knochendefekten wird auch nur *Wachs* benutzt [3, 4, 8, 294, 609, 669]. Bei größeren Lochbrüchen der Lamina cribriformis, bei denen die Gefahr der späteren Entwicklung einer

Meningocele bzw. Encephalocele in den oberen Nasenraum besteht [8], wurde von Adson ein Verfahren der Abdeckelung mit *Tantal*scheiben empfohlen, deren Ränder mit Wachs abgedichtet werden [4, 5, 8, 438, 484]. Statt Tantal wird auch gelegentlich *Methylmethacrylat* (Palavit) im gleichen Sinne verwandt [316, 437, 882]. Bei ausgedehnter Zertrümmerung des Orbitaldaches kann der nach Beseitigung der Trümmer entstehende größere Knochendefekt zu einem pulsierenden Exophthalmus führen [933]; in solchen Fällen empfiehlt sich die von Schürmann [801] angegebene Abdeckung der Orbita mit einem der Tabula interna des Knochendeckels im subtemporalen Bereich entnommenen Knochenstück, welches dann mit einem breiten, frontal gestielten Galea-Periost-Lappen überdeckt wird [801, 805].

Eine gründliche *Ausräumung der Nasennebenhöhlen* und ihre Säuberung von Knochentrümmern, Blutcoagel, Schleimhaut sowie vor allem die Schaffung eines breiten Abflusses zur Nase wird besonders von rhinologischer Seite nachdrücklich gefordert [81, 323, 363, 461, 544, 559, 560, 562, 573, 611, 648, 817, 819, 879, 918, 919, 946].

Meist wird bei Bildung des osteoplastischen Knochendeckels im Rahmen des transfrontalen Vorgehens die Eröffnung der Stirnhöhlen möglichst vermieden [4, 5, 8, 109, 157, 516, 873, 900]. Wir sind demgegenüber dazu übergegangen, die Craniotomie frontoorbital absichtlich so tief zu legen, daß die Stirnhöhlen eröffnet und von oben her einsehbar werden. Dies hat nicht nur den Vorteil einer besseren Übersicht und Zugänglichkeit in den vorderen Abschnitten der frontalen Basis (Polgebiet), sondern es lassen sich die Stirnhöhlen von oben her radikal ausräumen und breite Abflüsse zur Nase hin schaffen. Diese Säuberung der Nasennebenhöhlen und ihre Drainage zur Nase, die u. a. Voss [946] und Henschen [356] schon früh gefordert haben, ist auch aus prophylaktischen Gründen dringend notwendig und sollte in allen Fällen, auch bei makroskopisch unauffälligen Schleimhautverhältnissen, durchgeführt werden. Manche Chirurgen halten eine Nasennebenhöhlen-Ausräumung nur unter besonderen Bedingungen (z. B. bei Sinusitis) für erforderlich [75, 76, 484, 491 u. a.].

Häufig wird die Frage aufgeworfen, ob es nicht besser sei, wenn die Versorgung der Nasennebenhöhlen entweder vor oder nach dem transfrontalen neurochirurgischen Eingriff von rhinochirurgischer Seite durchgeführt werde [65, 193, 200, 368, 491, 562, 611, 694, 999]. Der Standpunkt in dieser Frage scheint dabei von der grundsätzlichen Einstellung des Operateurs zu den Problemen und Möglichkeiten der rhinochirurgischen Versorgung abhängig zu sein, welch letztere ja auch vielfach — besonders von rhinochirurgischer Seite — in der Behandlung der frontobasalen Schädelhirnverletzungen für allein ausreichend angesehen wird.

## c) Rhinochirurgische Operationsmethoden

Das aktiv-operative Vorgehen von Voss, welches einen Wandel in der Einstellung zur Behandlung der Schädelbasisfrakturen gebracht hat, verfolgte zunächst das Ziel, durch Enttrümmerung der Nasennebenhöhlen bis hin zur basalen Dura den so häufig beobachteten infektiösen Komplikationen durch Schaffung sauberer Verhältnisse im knöchernen Abschnitt der traumatischen Kommunikation und in dem davor liegenden Bereich der Nasennebenhöhlen vorzubeugen. Seine Intention war also primär eine prophylaktische. Die weitere Entwicklung der Rhinochirurgie ist jedoch mehr und mehr von dem Ziel der Prophylaxe auf den Anspruch der kausalen operativen

Therapie frontobasaler Verletzungen von der Basis her, also auf dem „direkten" Weg „zur Fraktur" (K. H. Bauer [33]) übergegangen.

Die Enttrümmerung der Nasennebenhöhlen mittels rhinologischer Technik auf rhinologischen Zugangswegen ist als unterstützende und vorbeugende Maßnahme im Rahmen der frontobasalen Schädelhirnverletzungen allseits anerkannt. Die Ansichten gehen jedoch darüber auseinander, ob auf rhinochirurgischem Wege in der Mehrzahl der Fälle auch eine dauerhafte Versorgung der Duradefektstelle möglich sei, wie immer häufiger von rhinologischer Seite berichtet wird [1, 48, 49, 81, 82, 216, 244, 248, 358, 359, 368, 370, 371, 431, 461, 462, 587, 593, 608, 613, 648, 796, 819, 820, 920, 948, 1006, 1007].

Der gebräuchlichste rhinochirurgische Zugangsweg ist der frontoorbitale mit der Schnittführung in der Augenbraue bogenförmig zur seitlichen Nase bei einseitigem (Killian) oder beiderseitigem (Siebenmann) Vorgehen. Darüber hinaus wird auch der Hautschnitt nach Souttar (Bogenschnitt, Bügelschnitt, Kranzschnitt, Visierlappenschnitt) zu einem frontal-osteoplastischen Vorgehen, das besonders von Unterberger [918, 920] empfohlen wurde, zunehmend häufiger benutzt [359, 431, 432, 461, 592, 621, 622, 878, 1006].

Knochendefekte der Stirnhöhlenhinterwand sind relativ gut zugänglich mittels der Darstellung nach Riedel, wenn auch mit ungünstigerem kosmetischem Ergebnis durch den Wegfall der Vorderwand und des Bodens der Stirnhöhle. Zwingt der lokale Befund nicht zu einer so ausgedehnten Resektion, so wird meist nur der Stirnhöhlenboden (nach Jansen-Ritter) reseziert, oder es wird versucht, den Supraorbitalrand als Brücke stehen zu lassen. Eine Methode der sofortigen Rekonstruktion der Stirnhöhlenvorderwand bei der Primärversorgung, die unter bestimmten Voraussetzungen zur Umgehung einer sekundären Plastik mit Vorteil angewandt werden kann, hat Matzker [574] beschrieben.

Auf diese Weise ist also die Stirnhöhlenhinterwand zugänglich und Knochentrümmer können entfernt, Frakturlinien in ihrem Verlauf verfolgt, die darunterliegende Dura kann freigelegt und ein Durariß gedeckt werden. Zur Deckung lassen sich hier sowohl gestielte Lappen aus der Umgebung (z. B. Galeaperiost, Schleimhaut) als auch freie Transplantate (Fascia lata, Galea, Periost, Muskel etc.) verwenden [54, 217, 248, 290, 461, 593, 606, 608, 948], da bei breit freigelegter Duradefektstelle die Plastik gut fixierbar ist. Besonders bei der Riedelschen Operation ist die Ernährung durch die direkt aufliegenden Stirnweichteile ausreichend gewährleistet.

Schwieriger ist jedoch die Darstellung von Defekten der Dura über der Basis der vorderen Schädelgrube, also im Bereiche des Siebbeindaches und der Lamina cribriformis: hier ist bei wesentlich engeren Verhältnissen die Übersicht erschwert und die Gefahr einer Beschädigung der Dura und der Riechfäden ist groß [116, 193, 272, 407, 650, 819, 918]. Traumabedingte Duraläsionen lassen sich nur schwer erkennen, wenn sie in die Tiefe nach basal-hinten verlaufen, sie können dann nur selten bis zu ihrem Ende verfolgt und noch seltener gar plastisch gedeckt bzw. vernäht werden. Selbst die situierende Fixierung eines Transplantats ist hier oft sehr schwer möglich [54, 248]. Meist muß mittels einer Tamponade die Plastik an die Dura angedrückt werden, wozu Salbenstreifen [49, 81, 677, 948], Muskelstücke [367, 484, 606] oder Fibrinschwamm [81, 82, 138, 484, 920, 999] Verwendung finden.

Bei der Revision sowohl der Stirnhöhlen wie auch der Siebbeinzellen wird die Herstellung eines breiten Ausgangs zur Nase für dringend erforderlich gehalten.

Während die Siebbeinzellen in allen Fällen ausgeräumt werden [81, 82, 193, 461, 592, 648, 819, 1006, 1007 u. a.], soll die Keilbeinhöhle nur bei klinisch gesicherter Beteiligung angegangen werden. Die Übersicht und die Aktionsmöglichkeit in der Tiefe des von der Nasenwurzel über den Stirnhöhlenboden transethmoidal gebildeten röhrenförmigen Zugangsweges ist selbstverständlich begrenzt, die Darstellung wie die Deckung eines Dura-Knochen-Defekts unter diesen Voraussetzungen schwierig — was auch von rhinologischer Seite betont wird [81, 187, 327, 363, 407, 462, 517, 562, 620]. Hirsch [296, 297] hat auf endonasalem Wege mehrmals den Verschluß einer Fistel im Keilbeinbereich durchgeführt mittels Anlagerung eines gestielten Schleimhaut-Periost-Lappens aus dem hinteren Nasenlumen. Defekte des Keilbeinhöhlendaches sind auch bei neurochirurgischem transfrontal-intraduralem Vorgehen schwer zu dekken. Sie sind auch gelegentlich selbst bei der Inspektion vom Schädelinnenraum her schwer aufzufinden, wie Fälle von Morley u. Wortzman [619], Lewin u. Cairns [529] sowie Krüger [486] zeigen, besonders, wenn sie unmittelbar unter dem Tuberculum sellae gelegen sind. Gerade in solchen Fällen bewährt sich eine Zusammenarbeit zwischen Neurochirurgen und Rhinochirurgen besonders [82, 271, 367, 462, 486].

Die Gefahren des rhinochirurgischen Vorgehens liegen nach neurochirurgischer Beurteilung also hauptsächlich in der mangelnden Übersicht in dem röhrenförmigen Operationsgebiet beim Ausräumen der hinteren Siebbeinzellen. Hier besteht immer die Möglichkeit einer unbeabsichtigten Duraverletzung [76, 233, 310, 358, 669, 715, 1006] und dabei der Inoculation von Keimen in den intraduralen Raum aus der immer keimhaltigen Nasennebenhöhlenschleimhaut [55]. Eine intakte Dura sollte deshalb transethmoidal oder transnasal nie eröffnet werden [81, 193, 310, 694, 900, 902]. Aus dem gleichen Grund sollte auch nie — z. B. beim Verfolgen von Bruchlinien — ein zu radikales Vorgehen angestrebt werden [1006]. Nicht zu unterschätzen ist auch die Gefahr eines Hirnprolaps bzw. einer Meningoencephalocele durch eine bei der Resektion des Knochens im Frakturbereich geschaffene Lücke. Die Region der Lamina cribriformis, des Siebbeindaches und der tieferen Stirnhöhlenhinterwand sind dazu besonders prädestiniert. Auch ist eine Nekrose des extradural applizierten Transplantates oder eine Infektion desselben von den Nasennebenhöhlen her möglich, weshalb auch von der Verwendung der sehr differenzierten und fast immer keimhaltigen Nasenschleimhaut zur Deckung von Duradefekten abgeraten wird [606].

Im Hinblick auf die größeren Möglichkeiten der transfrontalen neurochirurgischen Verfahren bleibt aus neurochirurgischer Sicht als Hauptindikation für ein rhinochirurgisches Vorgehen bei frontobasalen Schädelhirnverletzungen nach wie vor die „großzügige Sanierung des Verletzungsgebietes" der Nasennebenhöhlen zur „Verhütung einer Sekundärinfektion" (Voss [946], S. 148) und die Verletzungen der Dura im Bereich der Stirnhöhlenhinterwand des Siebbeindaches und der Keilbeinhöhle, also in den Gebieten, die von vorn-unten her auf rhinochirurgischem Wege relativ gut zugänglich und dabei auch einigermaßen übersehbar sind. Besonders wenn Weichteilwunden in der Gegend der Nasenwurzel oder des Orbitalrandes bestehen, kann der direkte frontoorbitale Zugang zur Basis mit Vorteil angewandt werden. Wegen der Schwierigkeit des Zugangs und der Übersicht besonders bei ausgedehnter Zertrümmerung der frontomediobasalen Region wird auch von rhinologischer Seite immer häufiger das von Unterberger zuerst angewandte extradurale Vorgehen unter Bildung eines Souttar-Lappens und osteoplastischer Resektion des Stirnknochens ge-

übt [359, 431, 432, 461, 592, 621, 622, 708, 820, 1007]. Dabei wird als ein besonderer Vorteil des Verfahrens seine Erweiterungsmöglichkeit zum Intraduralraum hin
gelegentlich hervorgehoben [431, 592, 918, 920, 1007].

Diese Methode erbringt sicher kosmetisch bessere Resultate als die üblichen frontoorbitalen rhinochirurgischen Zugangswege [329, 432, 920] und erfüllt die immer
wieder erhobene Forderung nach einer einzeitigen Operationsmethode [326, 431, 606,
918, 1006, 1007] — sofern der Operateur davon überzeugt ist, daß eine radikale
Ausräumung der Siebbeinzellen und der Keilbeinhöhle „von oben her", von der frei-
gelegten vorderen Schädelgrube her, möglich sei [431, 432, 918, 919, 920, 1007]. Die
Ansichten über die Möglichkeit einer radikalen Enttrümmerung und Ausräumung
der Siebbeinzellen oder gar noch der Keilbeinhöhle von oben her, nach Aufdeckung
der vorderen Schädelgrube, sind durchaus nicht einhellig. Deshalb wird ein zwei-
zeitiges Vorgehen (wobei der transfrontal-intradurale bzw. transfrontal-extradurale
Eingriff der eine, die Nasennebenhöhlenausräumung der andere Akt ist) von manchen
Autoren für vorteilhafter gehalten [65, 367, 486, 491, 999 u. a.]. Dabei ist die Frage,
ob die als notwendig erachtete Ausräumung der Nasennebenhöhlen vor oder nach
dem neurochirurgischen Eingriff durchgeführt werden sollte, nicht prinzipiell, sondern
nur nach Maßgabe des jeweiligen Falles und nach dem Ergebnis gegenseitiger Konsultation und Besprechung zu beantworten.

# V. Das eigene Krankengut. Befunde, Behandlungsart, Behandlungsergebnisse

## A. Überblick über das eigene Krankengut

### 1. Zusammensetzung, Unfallursachen, Verletzungsarten

In der Chirurgischen und der Neurochirurgischen Klinik der Universität Mainz wurden in einem Zeitraum von 10 Jahren *3230 Schädelhirnverletzungen* zur stationären Behandlung aufgenommen. In dieser Zahl sind im einzelnen folgende Verletzungsformen enthalten (vgl. Tabelle 3): 1941 Kommotionen (davon 467 mit Schädelfraktur), 575 Kontusionen (davon 346 mit Schädelfraktur), 177 operativ bestätigte intrakranielle Hämatome, 401 Schädelbasisverletzungen sowie 136 offene Schädelhirnverletzungen. In der Gesamtzahl von 3230 Schädelhirnverletzungen sind 146 Fälle nicht enthalten, die bereits auf dem Transport zur Klinik bzw. in der Aufnahmeabteilung der Klinik verstarben. Die Gesamtzahl *beobachteter* Schädelhirnverletzungen beträgt danach 3376. Da 146 Verletzte jedoch verstarben, bevor nähere diagnostische oder gar therapeutische Maßnahmen eingeleitet werden konnten, sind sie bei dem Zahlenmaterial, das sich auf *behandelte* Fälle bezieht, nicht berücksichtigt. Der Anteil dieser Primärtodesfälle an der Gesamtzahl beträgt immerhin 4,3%. Die Mortalität der 3230 behandelten Fälle beträgt demgegenüber bei 276 Verstorbenen 8,5%.

Die Schädelbasisverletzungen sind an der Gesamtzahl mit 12,4%, die offenen Schädelhirnverletzungen mit 4,2% beteiligt. Die *frontobasalen Schädelhirnverletzungen*, die mit 128 Fällen 3,9% der Gesamtzahl ausmachen, rekrutieren sich zum kleineren Teil aus den offenen Schädelhirnverletzungen, bei denen sie einen Anteil von 25% (34 von 136 Fällen) haben und zum größeren Teil aus den Schädelbasisverletzungen im engeren Sinne, bei denen sie anteilig mit 23,4% (94 von 401 Fällen) vertreten sind. Der Anteil der direkt offenen Schädelhirnverletzungen an den frontobasalen beträgt 26,6% (34 von 128 Fällen), der Anteil der sogenannten gedeckten Schädelhirnverletzungen an den frontobasalen beträgt 73,4% (94 von 128 Fällen). Da andere Formen einer Schädelbasisverletzung in der angegebenen Zahl von 136 offenen Schädelhirnverletzungen nicht enthalten sind, ist es, um eine echte Relation der frontobasalen Schädelhirnverletzungen zu den behandelten Schädelbasisverletzungen zu erhalten, notwendig, von einer Gesamtzahl von *435 Schädelbasisverletzungen* auszugehen, zu diesem Zwecke also noch die 34 offenen frontobasalen Verletzungen zu den 401 Basisverletzungen im engeren Sinne hinzuzurechnen. Danach beträgt der Anteil der 435 Schädelbasisverletzungen an der Gesamtzahl der Schädelhirnverletzungen (3230) 13,4%, der Anteil der 128 frontobasalen Schädelhirnverletzungen an der Gesamtzahl der Schädelbasisverletzungen im weiteren Sinne (435) 29,4% (vgl. Tabelle 3).

Tabelle 3. *Übersicht über die zahlenmäßige und prozentuale Verteilung der Verletzungsformen des eigenen Krankengutes von 3230 Schädelhirnverletzungen aus einem Beobachtungszeitraum von 10 Jahren (1. 1. 1955 bis 31. 12. 1964) an der Chirurgischen und Neurochirurgischen Univ.-Klinik in Mainz*

| Art der Schädelhirnverletzung | Anzahl | Prozent der Gesamtzahl (3230) | Teilsummen | |
|---|---|---|---|---|
| | | | Anzahl | Prozent der jeweiligen Teilsummen |
| I. Commotio cerebri | 1941 | 60,1 | — | — |
| davon mit Fraktur | — | — | 467 | 14,4% von 3230 |
| | | | | 24,6% von 1941 |
| II. Contusio cerebi | 575 | 17,8 | — | — |
| davon mit Fraktur | — | — | 346 | 10,7% von 3230 |
| | | | | 60,2% von 575 |
| III. Schädelbasisverletzungen | 435 | 13,4 | — | — |
| davon: 1. *offene* Verletzungen | — | — | 34 | 7,5% von 435 |
| 2. *gedeckte* Verletzungen | — | 12,4 | 401 | 92,5% von 435 |
| | | | | 12,4% von 3230 |
| a) frontobasale Verletzungen | — | — | 94 | 23,4% von 401 |
| | | | | 21,6% von 435 |
| b) laterobasale Verletzungen | — | 6,1 | 198 | 49,4% von 401 |
| c) kombinierte Basis- u. Kalottenfraktur | — | 3,0 | 109 | 27,1% von 401 |
| IV. Intrakranielle Hämatome | 177 | 5,5 | — | — |
| davon mit Fraktur | — | — | 106 | 59,8% von 177 |
| V. Offene Schädelhirnverletzungen | 136 | 4,2 | — | — |
| davon frontobasale Verletzungen (= III, 1) | — | — | 34 | 25% von 136 |
| | | | | 1% von 3230 |
| VI. Gesamtzahl aller gedeckten Verletzungen | 3094 | 95,8 | — | — |
| VII. Gesamtzahl aller Schädelfrakturen | 1451 | 44,9 | — | — |
| VIII. Gesamtzahl aller frontobasalen Verletzungen | 128 | 3,9 | — | 128 von 435 = 29,4% |
| davon offene Verletzungen (= III,1) | — | — | 34 | 26,6% von 128 |
| gedeckte Verletzungen (= III, 2a) | — | — | 94 | 73,4% von 128 |
| IX. Anzahl der Verstorbenen | 276 | 8,5 | — | — |

*Diese 128 frontobasalen Schädelhirnverletzungen* stellen das den weiteren Ausführungen zugrundeliegende Beobachtungsgut dar. Sie wurden in der Neurochirurgischen Univ.-Klinik Mainz behandelt, und zwar 111 Fälle operativ und 17 Fälle konservativ.

*Die Alters- und Geschlechtsverteilung* der frontobasalen Schädelhirnverletzungen ist in Tabelle 4 wiedergegeben. Danach überwiegen mit rund 82% die männlichen Verletzten gegenüber den Frauen. Das 3. Lebensjahrzehnt (21—30 Jahre) ist mit 35,9% der Fälle am stärksten vertreten. Der Altersabschnitt zwischen 11 und 40 Jahren macht fast dreiviertel (72,6%) aller Fälle aus und der Altersabschnitt zwischen 21 und 40 Jahren ist mit über der Hälfte der Fälle (57%) beteiligt.

Die Aufschlüsselung der *Unfallursachen* (Tabelle 5) ergibt ein absolutes Überwiegen der Straßenverkehrsunfälle mit 70,3% (90 von 128 Fällen), wobei der Anteil der Motorradfahrer etwas mehr als die Hälfte, nämlich 55,5% (50 von 90 Fällen)

Tabelle 4. *Alters- und Geschlechtsverteilung der frontobasalen Schädelhirnverletzungen*

| Dezennien | Männer | Frauen | Summe | % | | |
|---|---|---|---|---|---|---|
| 0—10 | 3 | 4 | 7 | 5,5 | | |
| 11—20 | 17 | 3 | 20 | 15,6 | | |
| 21—30 | 40 | 6 | 46 | 35,9 | } 57,0% | } 72,6% |
| 31—40 | 22 | 5 | 27 | 21,1 | | |
| 41—50 | 9 | 2 | 11 | 8,5 | | |
| 51—60 | 12 | 2 | 14 | 11,0 | | |
| 61—70 | 2 | 1 | 3 | 2,4 | | |
| | 105 (82%) | 23 (18%) | 128 | 100,0 | | |

Tabelle 5. *Unfallarten*

| | | |
|---|---|---|
| Verkehrsunfälle | | 90 |
| davon mit Pkw bzw. Lkw | 28 | |
| Motorrad u. Moped | 50 | |
| Fahrrad | 7 | |
| als Fußgänger | 5 | |
| Häusliche Unfälle | | 3 |
| Arbeitsunfälle | | 12 |
| Gelegenheitsunfälle | | 7 |
| Aggression (Schuß, Schlag etc.) | | 6 |
| Sport und Spiel | | 3 |
| Kriegsverletzungsfolgen | | 6 |
| Iatrogene Verletzung | | 1 |
| | | 128 |

aller Verkehrsunfälle ausmacht. Ein Drittel der Gesamtzahl sind Arbeitsunfälle: 33,5% (43 von 128 Fällen), die sich entweder während der Arbeit (12 Fälle) oder auf dem Wege von und zu der Arbeitsstelle (30 Fälle) ereigneten. Durch Sturz über eine Treppe kamen die 3 häuslichen Unfälle zustande, die „Gelegenheitsunfälle" 4mal durch Sturz von einer Mauer, 2mal durch Steinfall auf den Kopf und einmal durch Sturz in ein Messer. Alle Arbeitsunfälle wurden durch Schlag eines schweren Gegenstandes gegen den Kopf verursacht. Die unter „Aggression" subsummierten 6 Unfälle kamen 3mal durch Schuß, 2mal durch Schlag bei einem Handgemenge und einmal durch den Hufschlag eines Pferdes (Arbeitsunfall) zustande. Die iatrogene Verletzung war Folge einer Nasennebenhöhlenoperation, bei der ein Lochdefekt im Siebbeindach gesetzt wurde.

*Gründe für die Klinikeinweisung:* in 58 Fällen (45,3%) wurden die Verletzten direkt nach dem Unfall in die Klinik eingewiesen. Bei 6 Patienten war eine sekundäre Verschlechterung infolge der traumatischen Hirnschädigung Grund zur Überweisung aus einem anderen Krankenhaus. Fast zu gleichen Anteilen waren Früh- und Spätkomplikationen (27 bzw. 28 Fälle) Einweisungsgründe. 4mal war allein der Röntgenbefund, 5mal waren vorwiegend kosmetische Gesichtspunkte (Impressionen der Frontoorbitalregion, entstellende Narben in der Stirn) Anlaß zur Einweisung.

*Die Verletzungsart:* 34 der frontobasalen Schädelhirnverletzungen waren unmittelbar *offene* Verletzungen. Davon war in 16 Fällen lediglich die Dura verletzt, d. h.

der Subduralraum eröffnet, in 22 Fällen bestand zugleich eine Hirnverletzung (frontoorbital bzw. frontopolar, einseitig bzw. beidseitig). Bei 9 dieser 22 offenen Hirnverletzungen war ein Austritt von Hirntrümmern aus der Wunde, vermischt mit
Liquor, zu beobachten. Bei 94 Patienten bestand eine sog. *gedeckte* Schädelhirnverletzung, wobei in 68 Fällen das klinische Bild einer Contusio cerebri, in 12 Fällen
das einer Commotio cerebri im Vordergrund stand. 14 Verletzte boten keine Zeichen
einer Gehirnbeteiligung. In 18 Fällen lag eine mehr oder minder schwere Mittel-
gesichtsverletzung mit Frakturen des Oberkiefers (z. T. mit Oberkieferabbruch) und
des Jochbeins vor, in 8 Fällen bestanden außer der Schädelhirnverletzung noch
schwerergradige Verletzungen im Bereich der Extremitäten und des Stammes (sog.
Kombinationsverletzungen). 94 der 128 frontobasalen Verletzungen waren frisch,
von ihnen wurden 77 einer operativen Erstversorgung unterzogen und 17 konservativ
behandelt. 34 Verletzungen waren älteren Datums, sie kamen entweder nach Eintritt
einer Komplikation, aus kosmetischen Gründen oder aufgrund eines Röntgenbefundes
zur Aufnahme.

## 2. Klinische Befunde

### a) Primäre Komplikationen

Bei 11 Verletzten, die in schwerem Schockzustand eingeliefert wurden, war vor
der eigentlichen operativen Versorgung die Durchführung deschockierender Maßnahmen erforderlich. Darüber hinaus stand bei 14 offenen und 3 gedeckten Schädelhirnverletzungen die Schwere der Hirnschädigung bzw. deren Komplikationen im
Vordergrund des klinischen Bildes: zentrale Atemregulationsstörungen in 3 Fällen,
schwere reaktive Hirnschwellung in 4 Fällen, zentrale Kreislaufregulationsstörungen
in 4 Fällen, kombinierte (zentral und peripher bedingte) Kreislauf- und Atemstörun-
gen durch Aspiration von Blut und Erbrochenem in 6 Fällen (in einem Fall war
sogar die Aspiration von Hirntrümmern nachzuweisen). In insgesamt 13 Fällen erwies
sich im Rahmen der Deschockierungs- und Reanimationsmaßnahmen eine Tracheotomie als notwendig.

### b) Klinischer Aufnahmebefund

Die bei der Erstuntersuchung der Patienten nach Einlieferung in die Klinik er-
hobenen klinischen Befunde (unter Auslassung der entzündlichen Komplikationen)

Tabelle 6. *Erster klinischer Befund*

| | |
|---|---|
| Hirnnervenstörungen | 77 |
| Bewußtseinsstörungen | |
| (ohne sonstige neurologische Ausfälle) | 23 |
| Bewußtseinsstörungen in Kombination mit | |
| anderen neurologischen Störungen | 13 |
| Anfälle, posttraumatische Epilepsie | 5 |
| Rhinoliquorrhoe | 47 |
| Lokale entzündliche Erscheinungen | 6 |
| Besonderheiten: | |
| Hirntrümmeraustritt aus der Nase | 3 |
| Schwere rezidivierende Epistaxis | 1 |
| Exophthalmus pulsans | 1 |
| Keine objektivierbaren Störungen hatten | 12 Patienten |

sind in Tabelle 6 zusammengefaßt. Die innerhalb der einzelnen Befundgruppen angegebenen Zahlen entsprechen nicht den Fallzahlen, da bei verschiedenen Patienten mehrere der aufgeführten Symptome bestanden. Da es sich nicht nur um frische, sondern auch um ältere Verletzungen handelt, erscheinen Symptome wie „Anfälle" oder „lokale entzündliche Erscheinungen" in der Übersicht. 12 Patienten boten keine objektivierbaren Ausfälle.

### c) Riechstörungen

Von den 128 Patienten hatten 14 keine objektivierbare Riechstörung. In 13 Fällen war bei der Prüfung kein verwertbarer Befund zu erheben. Bei 34 Verletzten ließ sich 6mal eine Hyposmie (davon einmal beiderseitig) und 28mal eine Anosmie (davon 13mal beiderseitig) feststellen. Bei 67 Patienten war entweder wegen der Schwere des Zustandes eine Riechprüfung nicht durchführbar oder sie wurde aus anderen Gründen nicht vorgenommen. Bei den 61 Untersuchten betrug also der Anteil der festgestellten Riechstörungen (34 Fälle) 55,7%.

### d) Sehstörungen

Bei 27 Patienten (21% von 128 Fällen) kam es zu einer Amaurose. Und zwar in 9 Fällen durch eine indirekte Verletzung eines Bulbus, die entweder zur Enucleation führte (6 Fälle) oder den Sehverlust zur Folge hatte (3 Fälle). Bei 16 Patienten mit gedeckter Schädelhirnverletzung (das sind 17% von 94 bzw. 12,5% von 128 Fällen) kam es (15mal einseitig und einmal beiderseitig) zu einer Amaurose infolge kontusioneller Schädigung des Nervus opticus oder infolge Verletzung bzw. Kompression des Nerven im knöchernen Kanal durch Frakturmechanismen. Bei 9 Patienten war die Amaurose der Grund zur Einweisung bzw. Überweisung in die Klinik. Die Amaurose wurde in 2 Fällen sofort, in 7 Fällen erst nach einigen Tagen (nach Aufwachen aus der Bewußtlosigkeit) entdeckt. In 2 weiteren Fällen entwickelte sich sekundär eine einseitige Amaurose, einmal als Spätfolge einer gedeckten Schädelhirnverletzung nach mehreren Meningitisschüben und einmal als Folge einer Embolie der A. centralis retinae. Homonyme Gesichtsfeldausfälle als Folge einer Kontusionsschädigung im Bereich des Chiasmas bzw. der Sehstrahlung fanden sich primär bei 2 Patienten.

### *Augenmuskelnerven*

In 8 Fällen (6,25% von 128 Fällen) bestanden Störungen des III., IV. und VI. Hirnnerven in unterschiedlicher Ausprägung. In einem Falle war eine totale Ophthalmoplegie der Grund der Überweisung (und zur Operation) und in einem anderen Falle bestand eine Ophthalmoplegia externa.

### e) Der Röntgenbefund

Von besonderer Wichtigkeit im Rahmen der Erstuntersuchung ist der Röntgenbefund. Es wurden in fast allen Fällen Schädelaufnahmen in 4 Ebenen durchgeführt: in frontalem und sagittalem Strahlengang, eine Nasennebenhöhlendarstellung in occipito-mentalem Strahlengang und eine Aufnahme der Schädelbasis. Basis- und Nasennebenhöhlenaufnahmen konnten jedoch bei schweren frischen Verletzungen, besonders solchen mit Bewußtseinsstörungen, nicht in allen Fällen durchgeführt werden. Jeweils in Abhängigkeit vom klinischen Bild und vom Ergebnis der Schädelübersichtsaufnahmen wurden zusätzlich gezieltere und detailliertere Darstellungen veranlaßt: z. B. verkantete seitliche Aufnahmen zur Darstellung beider Orbitaldächer,

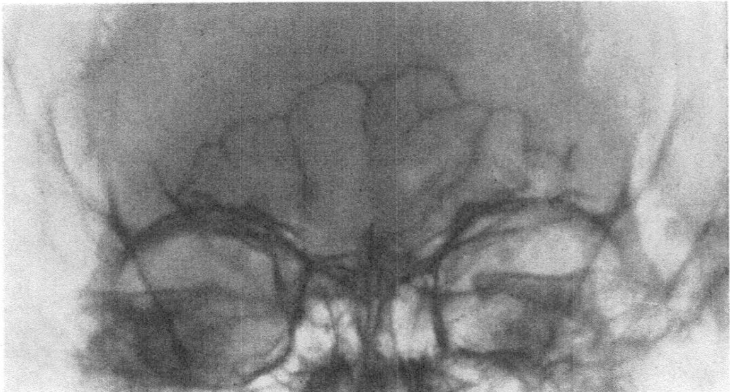

Abb. 9. Fraktur der Stirnhöhlenhinterwand

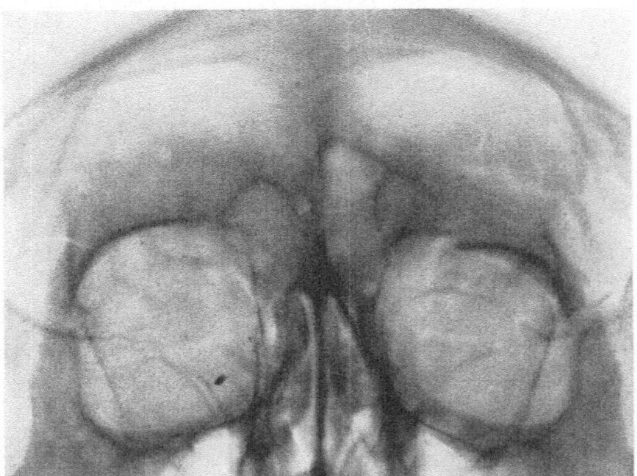

Abb. 10. Frakturen des Stirnbeins, beiderseits in Stirnhöhlenhinterwand, Siebbeindach und Orbitaldach ausstrahlend

stirnanliegende Schädelaufnahmen (in posterio-anteriorem Strahlengang), seitliche Aufnahmen bei leicht gedrehtem Kopf sowie überkippte axiale Aufnahmen zur Darstellung der Stirnhöhlenvorder- bzw. Stirnhöhlenhinterwand, ferner Darstellungen des Foramen n. optici nach Rhese und Spezialaufnahmen der Sellaregion. In über zwei Drittel der Fälle wurde eine Schichtuntersuchung der vorderen Schädelbasis in frontalem und sagittalem Strahlengang vorgenommen, früher in linearer, in den letzten Jahren in hypozykloidaler Verwischung. Stereoskopische Aufnahmen haben wir nicht angefertigt.

Im einzelnen wurden folgende primären Röntgenbefunde erhoben: 37mal (29%) fand sich eine Frakturierung der Stirnregion mit Beteiligung der Stirnhöhlenhinterwand in Form von Fissuren (Abb. 9), klaffenden Frakturen oder Impressionen. 12mal (9,4%) lag eine Siebbeinfraktur vor, wobei entweder die Frakturlinien in das Siebbeindach einstrahlten (Abb. 10), eine Impression des Siebbeindaches im Sinne eines Lochbruches (Abb. 11) oder ein Prolaps von Hirngewebe in die Siebbeinzellen nachweisbar war. 14mal (11%) fand sich eine Frakturierung des Orbitaldaches von einfachen Bruchlinien bis zu Trümmerfrakturen. 49 Fälle (38,3%) wiesen ausgedehntere,

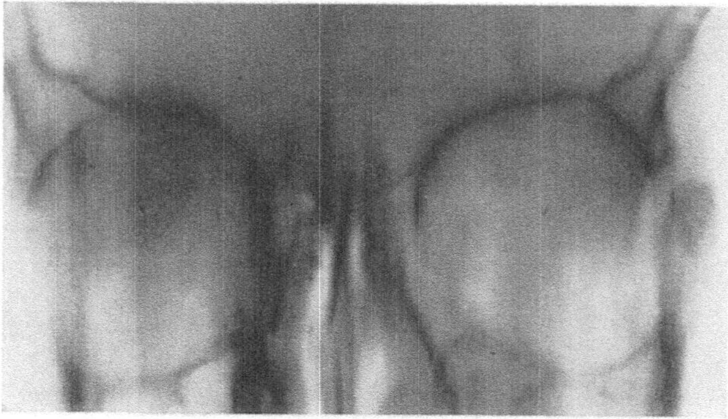

Abb. 11. Siebbeindachdefekt rechts im Tomogramm

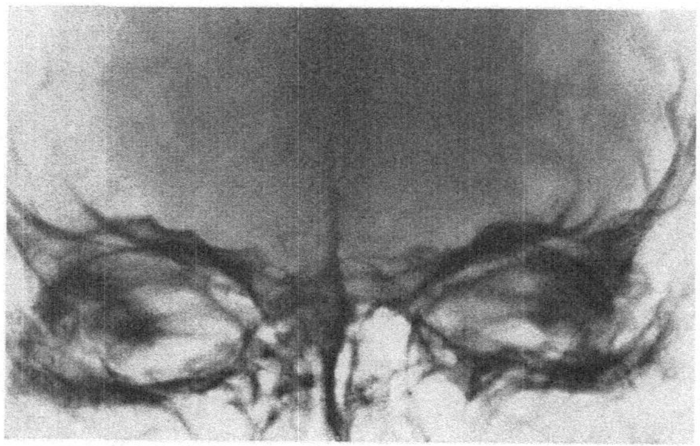

Abb. 12. Verschattung im Bereich der Siebbeinzellen rechts in der Übersichtsaufnahme

über eine bestimmte Region hinausgehenden Frakturen auf, wobei Stirnhöhle, Siebbeinzellen und Orbitaldach beteiligt waren. Hierbei handelte es sich meist um Trümmer- und Stückbrüche mit zum Teil tiefer Impression der frotomedialen Region als Folge einer sehr starken Gewalteinwirkung. Bei 7 dieser Fälle (5,5% von 128) war auch die Keilbeinhöhle und in 2 Fällen der Sellaboden bzw. die vordere Sellalehne beteiligt. In 3 Fällen ließ sich im Tomogramm eine Spiegelbildung in den Siebbeinzellen nachweisen, in 17 Fällen (13,3%) waren die Siebbeinzellen der betroffenen Seite verschattet (Abb. 12), 2mal stellte sich ein Hirnprolaps in den Nasenraum dar. 6mal fand sich eine Pneumatocele und 6mal waren Fremdkörper intrakraniell nachzuweisen: 2mal Stecksplitter, 2mal Projektile, einmal Knochensplitter, einmal Glassplitter. In 16 Fällen ließ sich röntgenologisch keine Fraktur sichern, wiewohl in 5 dieser Fälle eine Liquorrhoe bestand. In 11 der 16 röntgennegativen Fälle ergab der Operationsbefund später doch eine Frakturierung im frontobasalen Bereich. Insgesamt konnte 28mal, wie der Operationssitus später auswies, das wirkliche Ausmaß des Frakturgeschehens röntgenologisch nicht erfaßt werden. Insbesondere waren Lochbrüche der Lamina cribriformis und des Siebbeindaches trotz Tomographie und Spezialaufnahmen in 15 Fällen nicht als solche nachzuweisen gewesen. Umgekehrt stellten sich in 4 Fällen falsch-positive Röntgenbefunde dar, welche zur operativen Revision Anlaß gaben.

## f) Die Pneumatocelen

Wegen ihrer Wichtigkeit sei auf die 6 Fälle, in denen der Röntgenbefund eine intrakranielle Luftansammlung zeigte, näher eingegangen: die 6 Pneumatocelen stellen 4,6% der 128 Fälle dar. 3mal war die Luft extracerebral (subdural bzw. subarachnoidal) und intraventrikulär, 2mal subarachnoidal und einmal intracerebral lokalisiert. In 4 dieser Fälle wurde die Pneumatocele bereits bei der Erstuntersuchung, in 2 Fällen erst sekundär festgestellt, nachdem subjektive Beschwerden 3 Wochen nach dem Trauma bei dem einen und eine deutliche Verschlechterung des klinischen Bildes 10 Tage nach dem Trauma bei dem anderen Patienten zu einer neuerlichen Röntgenuntersuchung Anlaß gegeben hatten.

Beschreibung eines Falles mit spontaner Ventrikelfüllung:

Fall Nr. 61: Ein 23jähriger Mann erlitt einen Motorradunfall, war nicht bewußtlos und bot bei der Erstuntersuchung in einem auswärtigen Krankenhaus etwa eine Stunde nach dem Trauma keine besonderen Ausfallserscheinungen. Es fand sich ein Haematom über der rechten Stirn-Augenregion, die angefertigten Röntgenaufnahmen zeigten keinen besonderen Befund. Es wurde eine leichte Commotio cerebri diagnostiziert und der Patient der hausärztlichen ambulanten Behandlung überwiesen. 14 Tage nach dem Unfall gab er bei einer ambulanten Kontrolle an, daß er seit dem Vortag vermehrt Kopfschmerzen habe und eine wäßrige Flüssigkeit aus der Nase abtropfe. Die neuerliche Röntgenkontrolle ergab eine intrakranielle extracerebrale Luftansammlung über dem rechten Stirnhirn sowie eine Luftfüllung der Ventrikel, wie sie in der Abb. 4 dargestellt ist. Der Patient wurde zu uns überwiesen, kam zu Fuß in die Klinik und hatte keine neurologischen Ausfälle. Es bestand lediglich eine leichte Nackensteifigkeit und eine Rhinoliquorrhoe mäßigen Grades rechts. Im EEG fand sich ein Deltafocus über der rechten frontalen und frontopolaren Region. Wie sich bei der späteren Operation zeigte, war die intraventrikuläre Luftfüllung (das sog. spontane Ventrikulogramm) durch eine kontusionelle Perforation vom rechten Stirhirnpol zum Vorderhorn des rechten Seitenventrikel zustande gekommen.

In den beiden anderen Fällen mit intraventrikulärer Luftansammlung (Fall Nr. 49 und 111) war die Luft bei Fehlen einer direkten Hirnverletzung wahrscheinlich auf dem subarachnoidalen-cisternalen Wege über die Foramina Luschkae in die Ventrikel gekommen. Die *intracerebrale* Pneumatocele fand sich im Bereich einer fronto-

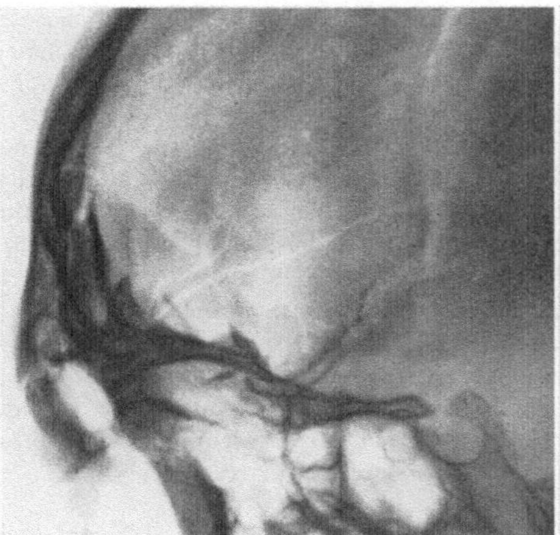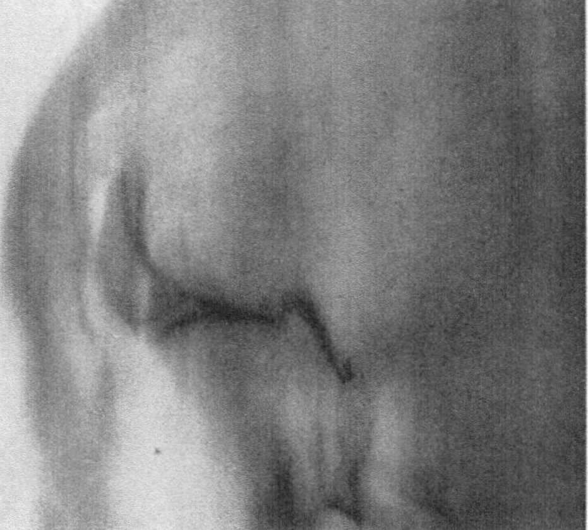

Abb. 13. Impression der linken Stirnhöhle in toto gegen den Schädelinnenraum, die sich als Stückfraktur mit erheblicher Verwerfung auf das Orbitaldach fortsetzt. Das Ausmaß der Frakturierung wird erst durch die Tomographie erkennbar

orbitalen Hirntrümmerzone auf dem Wege über einen Lochdefekt der Lamina cribriformis rechtsseitig. Bei der einen *subarachnoidalen* Pneumatocele bestand nach dem Operationsbefund eine fingernagelgroße Lücke in der Mitte des Siebbeindaches, wobei ein haselnußgroßer Hirnprolaps einen Ventilmechanismus bewirkt haben dürfte (Abb. 3). Auch im zweiten Falle mit subarachnoidaler Pneumatocele fand sich intra operationem eine pfenniggroße Dura-Knochen-Lücke der Stirnhöhlenhinterwand mit in die Stirnhöhle eingetretenem Hirnprolaps im Falx-Basis-Winkel.

Bei 2 Patienten war eine *extrakranielle Luftansammlung* im Sinne eines Hautemphysems einmal der Stirn-Augen-Wangenregion beiderseits und zum andern des rechten Oberlids und des supraorbitalen Bereiches nachzuweisen. In beiden Fällen bestand eine frontomediale Impression mit Beteiligung der Vorder- und Hinterwand der Stirnhöhle sowie des Stirnhöhlenbodens und Orbitaldaches. Die Abb. 13 zeigt die Röntgenaufnahme des einen Patienten mit einer Impression des Stirnhöhlengebietes in toto, wobei das wirkliche Ausmaß der Schädigung erst durch die Tomographie erkennbar wird.

### g) Die Liquorrhoe

Bei 47 der 128 Verletzten (36,7%) war ein Liquorfluß aus der Nase zu beobachten. 39mal war die Liquorrhoe einseitig, 8mal beidseitig. 34 Patienten boten eine *primäre oder Frühliquorrhoe*, die sofort nach dem Trauma festzustellen war, 6 Patienten eine sog. *verzögerte primäre Liquorrhoe*, die nach einem Intervall von Tagen bis 4 Wochen, jedoch noch während der Erstbehandlung der Unfallfolgen auftrat. Bei 7 Patienten schließlich zeigte sich der Liquorfluß in Form einer *Spätliquorrhoe* Monate bis Jahre nach dem Unfall erstmalig. Bei 4 Patienten *rezidivierte* die primär einige Tage bestehende Liquorrhoe innerhalb von 3 Monaten noch einmal.

### *Die primäre Liquorrhoe* (Tabelle 7)

Die *Dauer* der primären Liquorrhoe betrug bis zu 6 Wochen. In einem Falle allerdings hielt der Liquorfluß über 4½ Jahre hindurch in wechselnder Stärke mit intercurrenten Pausen von einigen Wochen an:

Fall Nr. 66: Der 38jährige Patient, dem bei der Arbeit eine Waggontür auf den Kopf gefallen war, hatte, wie aus den auswärtigen Unterlagen hervorgeht, sofort eine Amaurose und Ophthalmoplegie links geboten und gab nach Aufwachen aus der einige Stunden dauernden Bewußtlosigkeit einen Liquorfluß aus der linken Nase an. Am 10. Tag trat eine Meningitis auf, die unter konservativer Therapie abklang. Er wurde 6 Wochen nach dem Unfall aus der stationären Behandlung entlassen und kam 3 Jahre später in einer internen Abteilung wegen einer neuerlichen Meningitis zur Aufnahme. Nach konservativer Behandlung wurde er wieder entlassen und wurde 1½ Jahre später, also 4½ Jahre nach dem Trauma, zu uns eingewiesen wegen chronischer Rhinoliquorrhoe links. Erst bei eingehender Befragung stellte sich heraus, daß der Liquorfluß kurz nach der ersten stationären Behandlung zu Hause wieder aufgetreten war und seither intermittierend bestand. Er hatte dies nicht angegeben, weil er nie danach gefragt worden war und suchte jetzt den Arzt auf, weil sein ständiger „Schnupfen" ihm endlich lästig wurde. Die Röntgenaufnahmen zeigten noch Spuren der Frakturierung im Bereich der Stirnhöhlenhinterwand und des Siebbeindaches links und intraoperativ fand sich ein 2 mm breiter Bruchspalt mit Duraeinriß, der von der Stirnhöhlenhinterwand links über das Siebbeindach bis 1,5 cm vor den linken vorderen Clinoidfortsatz reichte.

Von den 9 Patienten, bei denen in Tabelle 7 als Dauer der Liquorrhoe ein Tag angegeben ist, wurden 8 innerhalb der ersten 24 Stunden operiert, und nur in einem Falle, der 4 Wochen nach dem Unfall der Operation unterzogen wurde, versiegte die nur einige Stunden anhaltende Liquorrhoe spontan. Ein spontanes Versiegen war ferner noch in 7 weiteren Fällen innerhalb der ersten Woche zu registrieren, bei 2 Fällen bestand die Rhinoliquorrhoe bis zum Tode (an den Folgen der traumatischen Hirnschädigung). In 20 Fällen beendete die Operation den Liquorfluß, in 4 Fällen war er nach einer Meningitis versiegt.

Tabelle 7. *Frühliquorrhoe*

| Dauer | 1 Tag | 2—4 Tage | 7 Tage | 2—4 Wochen | 6 Wochen | 4 ½ Jahre | Summe |
|---|---|---|---|---|---|---|---|
| Sistieren spontan | 1 | 3 | 4 | (2 †) | — | — | 8 (2 †) |
| Sistieren durch Operation | 8 | 4 | 1 | 4 | 2 | 1 | 20 |
| Sistieren nach Meningitis | — | 3 | — | 1 | — | — | 4 |
|  | 9 | 10 | 5 | 7 | 2 | 1 | 34 |

### Die sekundäre Liquorrhoe (Tabelle 8)

Unter dem Oberbegriff *sekundäre Liquorrhoe* sind jene Fälle zusammengefaßt, bei denen der Liquorfluß nicht bereits bei der Erstuntersuchung vorhanden war, sondern in mehr oder minder großem zeitlichem Abstand von dem Unfall erstmals aufgetreten ist. In den 6 Fällen der *verzögerten primären Liquorrhoe* betrug dieses Intervall zwischen Trauma und Auftreten des Liquorflusses einige Tage bis 8 Wochen, in den 4 Fällen der *rezidivierenden Liquorrhoe* 3 Wochen bis 3 Monate und in den 7 Fällen der *Spätliquorrhoe* 3 Monate bis 2 Jahre.

Im unteren Teil der Tabelle 8 ist die *Dauer des Bestehens* der sekundären Liquorrhoe aufgetragen: von 14 Fällen wurden 12 innerhalb einer Woche bis 4 Monaten

Tabelle 8. *Sekundäre Liquorrhoe*

| I. Intervall | bis 7 Tage | 2—3 Wochen | 1—2 Monate | 3—6 Monate | 10 Monate | 1—2 Jahre | 8 u. 10 Jahre | Summe |
|---|---|---|---|---|---|---|---|---|
| Verzögerte primäre Liquorrhoe | 2 | 2 | 2 | — | — | — | — | 6 |
| Rezidivierende primäre Liquorrhoe | — | 1 | 2 | 1 | — | — | — | 4 |
| Spätliquorrhoe | — | — | — | 4 | 1 | 2 | — | 7 |
| Summe | 2 | 3 | 4 | 5 | 1 | 2 | — | 17 |

| II. Dauer | | | | | | | | |
|---|---|---|---|---|---|---|---|---|
| Sistieren durch Operation | 1 | 5 | 4 | 2 | — | — | 2 | 14 |
| Sistieren nach Meningitis | 2 | — | — | 1 | — | — | — | 3 |
| Summe | 3 | 5 | 4 | 3 | — | — | 2 | 17 |

operiert, während bei 3 Patienten der Liquorfluß nach 4 und 6 Tagen bzw. nach 5 Monaten im Anschluß an eine Meningitis sistierte. In zwei weiteren Fällen wurde die Liquorfistel im 8. bzw. 10. Jahre ihres Bestehens operativ verschlossen. Diese beiden Fälle sind zugleich jene mit dem längsten Intervall dieser Gruppe (1 bzw. 2 Jahre). Wegen der Besonderheit ihrer Anamnese seien beide Fälle näher beschrieben:

Fall Nr. 93: Der Patient erlitt im Alter von 26 Jahren (1952) einen Verkehrsunfall als Motorradfahrer, wobei er eine schwere Contusio cerebri mit multiplen Frakturen der Schädelkalotte und der Basis erlitt. Er habe aus beiden Nasenlöchern und aus dem Mund geblutet. Liquorabfluß aus der Nase wurde nicht beobachtet. In den folgenden Jahren sei dann ein Abfließen klarer, wässeriger Flüssigkeit aus dem linken Nasenloch in unregelmäßigen Abständen von Tagen bis Wochen aufgetreten, gelegentlich glaubte der Patient auch nachts Flüssigkeitsabfluß in den Rachen zu verspüren. Über das Erstauftreten dieser Rhinorrhoe konnte keine präzise Angabe gemacht werden. Innerhalb des ersten Jahres nach dem Unfall will der Patient bereits etwas bemerkt haben, sicher war es ihm im Jahre 1954 aufgefallen. Nach jahrelanger intermittierender Fistelung wurde dann 1959 zur Behebung der „chronischen Rhinitis" eine Septumbegradigung durchgeführt. Die Liquorfistel bestand weiter und im Januar 1962 trat eine schwere eitrige Meningitis mit über 60 000/3 Zellen auf. Es wurde eine operative Ausräumung der beiderseits vereiterten Siebbeinzellen und der Stirnhöhlen durchgeführt und dabei eine Fraktur der Stirnhöhlenhinterwand rechts beobachtet. Unter konservativer Behandlung heilte die Meningitis ab. Auch nach der Meningitis bestand die Rhinoliquorrhoe links weiter, weshalb, um eine „allergische Reizsekretion" auszuschließen, „zur Sicherheit" noch monatelang eine Testung auf Allergene und eine Behandlung mit Antihistaminica durchgeführt wurde. Schließlich gelang ein Zuckernachweis in dem „Sekret" und es erfolgte — 8 Monate nach der Meningitis — die Überweisung zu uns zur Durchführung eines operativen Verschlusses der Liquorfistel. Die im September 1962, also 10 Jahre nach dem Trauma, durchgeführte Operation zeigte einen linsengroßen Dura-Knochen-Defekt des mittleren Siebbeindaches links, der durch eine gestielte Galeaperiostlappenplastik gedeckt wurde.

Fall Nr. 107: Der Junge stürzte (1952) im Alter von 2 Jahren beim Spielen von einer 5 m hohen Mauer. Er war nicht bewußtlos, habe jedoch aus Mund und Nase geblutet. Seit etwa einem Jahr nach diesem Trauma wurde von der Mutter gelegentlich ein Abtropfen wasserklarer Flüssigkeit aus der rechten Nase bemerkt. Dieser häufig wiederkehrende „Schnupfen" blieb jahrelang bestehen und trat seit etwa 1960 besonders oft und stark in Erscheinung. In diesem Jahr (1960) trat auch eine Meningitis auf, die konservativ behandelt wurde. Auch nach der Meningitis bestand die Liquorfistel weiter. 1962 wurde vom behandelnden Arzt ein „Choanalpolyp" des rechten Nasenraumes abgetragen, der Hirngewebe enthielt. Da sich nach diesem Eingriff die Liquorfistel „spontan schloß" (wie es im Einweisungsbrief heißt) wurden, trotz des Nachweises von Hirngewebe im „Polypen", keine weiteren ärztlichen Maßnahmen für notwendig erachtet. Als ein Jahr später (1963) die Liquorrhoe erneut auftrat, wurde zunächst durch Lumbalpunktion mit Abnahme von 30 ml Liquor eine „Liquordruckentlastung" vorgenommen und, nachdem danach der Liquorfluß offenbar zunächst wieder sistierte, weiterhin abgewartet. Als trotz alledem die Liquorrhoe nach einigen Wochen wieder auftrat, erfolgte die Überweisung des inzwischen 13jährigen Jungen in unsere Klinik. Die Schädelübersichtsaufnahme im sagittalen Strahlengang zeigte eine Verschattung der rechtsseitigen Siebbeinzellen (Abb. 12) und auf den ebenfalls im sagittalen Strahlengang im Sitzen angefertigten Schichtaufnahmen fand sich in den vorderen Siebbeinzellen rechts eine Spiegelbildung als Ausdruck einer Liquorteilfüllung dieser Nebenhöhlen. In den hinteren Siebbeinabschnitten kam im Tomogramm ein Defekt der Lamina cribriformis mit in die Siebbeinzellen eingetretenem Hirnprolaps zur Darstellung (Abb. 11). Die 11 Jahre nach dem Trauma durchgeführte Operation bestätigte diesen Befund: die hintere Hälfte des Siebbeindaches rechts war eingebrochen und in diesen Defekt ein etwa dattelgroßer Hirnprolaps eingetreten, der zirkulär durch starke arachnoidale Verwachsungen fixiert war. Der zum Teil nekrotische Hirnprolaps wurde nach Herauslösen abgetragen und der Lochdefekt durch Galeaperiostlappenplastik verschlossen.

Die beiden Fälle zeigen, daß trotz häufiger fachärztlicher Beratung und konservativer wie operativer Behandlung bis zur Erkennung der Art der wäßrigen Sekretion aus der Nase eine recht lange Zeit vergehen kann und daß es, wie im zweiten Falle, selbst von der endlich gestellten Diagnose einer traumatischen Liquorrhoe bis zur Veranlassung der Einleitung einer kausalen operativen Behandlung noch ein sehr weiter Schritt zu sein scheint.

Zum *Nachweis der Liquorrhoe* versuchen wir in den relativ seltenen Fällen, in denen differentialdiagnostische Schwierigkeiten bestehen, zunächst eine Verstärkung des Liquorflusses durch beiderseitige Jugulariskompression bei vornübergebeugtem Kopf zu provozieren. Soll eine Liquorrhoe gegenüber einem Sekret aus den Nasenschleimhäuten abgegrenzt werden, so wird die Flüssigkeit auf einen möglichen Zuckergehalt getestet. Diese Differentialdiagnose ist durch die Verwendung von *Teststreifen* außerordentlich vereinfacht und mit ganz geringen Flüssigkeitsmengen möglich. Bereits Spuren von Liquor rufen durch ihren Zuckergehalt eine Verfärbung der Teststreifen hervor. Es ist allerdings zu berücksichtigen, daß Blutbeimengungen in jedem Falle eine positive Zuckerprobe ergeben, hierbei also dieses Verfahren keine spezifische Beweiskraft hat und besser unterbleiben sollte.

Darstellungen des Kommunikationsweges durch *Kontrastmittelinjektionen* sind u. E. einerseits zu aufwendig und andererseits zu unergiebig und höchstens von akademischem Interesse. Allein die Möglichkeit von Spätkomplikationen durch die in den basalen Cisternen sich festsetzenden Kontrastmittelreste dürften diese Darstellungsversuche im Hinblick auf ihren geringen diagnostischen Aussagewert nur in den seltensten Fällen indizieren. Hirnnervenausfälle [283, 872], Amaurose [746], Hydrocephalus [136, 214, 807], psychische Störungen [136, 872] sind u. a. als Spätschädigung durch basale Pantopaque-Residuen beschrieben. Auch die *Injektion von Farbstoffen* in den Liquorraum zum Nachweis einer Liquorrhoe wurde von uns nicht angewandt, nicht zuletzt unter dem Eindruck der nach intrathecaler Injektion von Methylenblau beschriebenen Komplikationen und Schädigungen [94, 219, 220, 402]. Auch vor der Unterschätzung der Harmlosigkeit des Indigokarmin wird gewarnt [402], ebenfalls über Komplikationen bei Anwendung einer alkoholischen Lösung des von Dandy [157] empfohlenen Phenolphthalein berichtet [426].

Eine ungefährliche, diagnostisch ergiebige und für den Patienten relativ wenig belästigende Möglichkeit des Nachweises einer Kommunikation zwischen Liquorraum und Nase sowie auch der Seitenlokalisation des Defekts ist die Methode der *szintigraphischen Darstellung* des Kommunikationsweges durch intrathecale Injektion von 131J-markiertem menschlichem Serumalbumin (RIHSA). In Zusammenarbeit mit dem Institut für Klinische Strahlenkunde haben wir in Mainz das Verfahren der RIHSA-Cisternographie in größerem Umfange bei der Diagnostik der frontobasalen Schädelhirnverletzungen eingesetzt und konnten unter Verwendung der Szintigraphie in einer Reihe von Fällen eine gute Darstellung des Kommunikationsweges erzielen [178, 182, 183, 184, 1008, 1009].

Abb. 14 gibt die seitliche Darstellung einer nasalen Liquorfistel im Szintigramm wieder, 5 bzw. 24 Stunden nach suboccipitaler Injektion von 70 µCi RIHSA: im 5 Stunden-Szintigramm hat sich die Aktivität in den extracerebralen Liquorräumen nach rostral-intraventrikulär ausgebreitet, Aktivitätsspuren sind bereits im Epipharynx und in der Nase nachweisbar. Nach 24 Stunden zeigt sich eine starke Aktivitätsanreicherung im Epipharynx und das Vestibulum nasi ist deutlich angereichert. Es

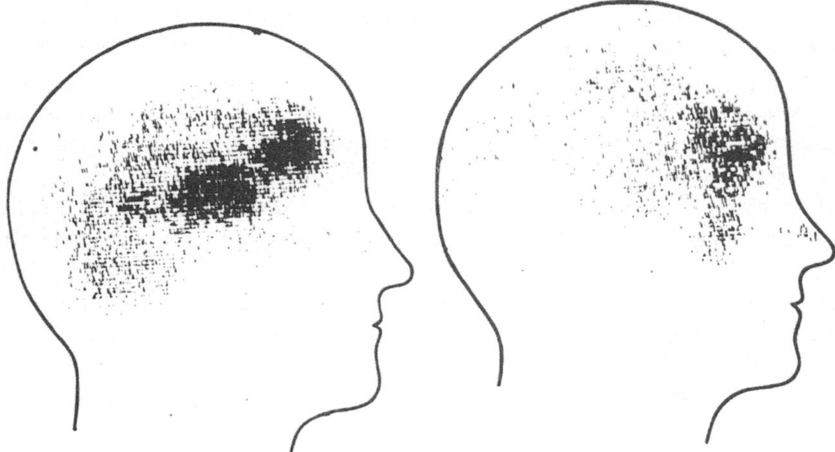

Abb. 14. Darstellung einer Liquorfistel durch Szintigraphie 5 und 24 Stunden nach suboccipitaler Injektion von 70 µCi RIHSA-[131]J. Austritt der Aktivität in den Nasenrachenraum über die bestehende ventrikulo-ethmoido-nasale Kommunikation in der 24-Stunden-Kontrolle

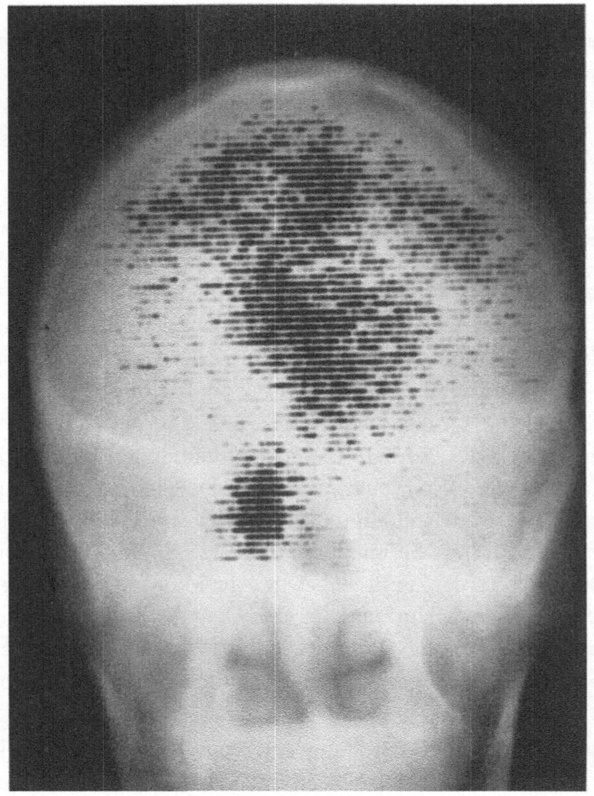

Abb. 15. Darstellung des Ortes und der Austrittsrichtung der Liquorrhoe durch die Anreicherung der Aktivität in Projektion auf die Siebbeinzellen rechts. Photo-Szintigramm 24 Stunden nach suboccipitaler Injektion von 85 µCi RIHSA-[131]J überlagert mit dem Röntgenschichtbild des Patienten durch die Mitte der vorderen Schädelgrube in sagittalem Strahlengang

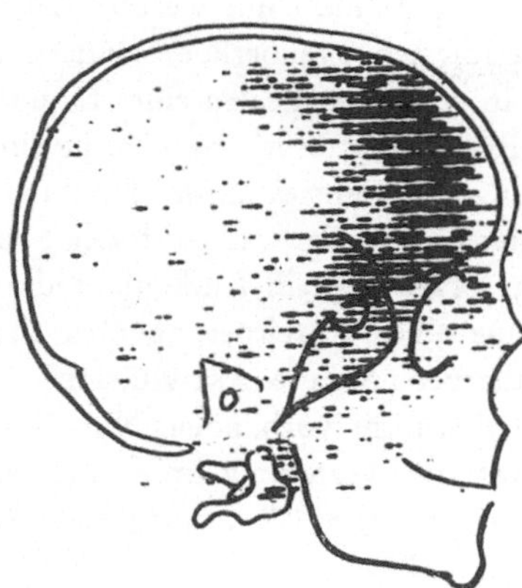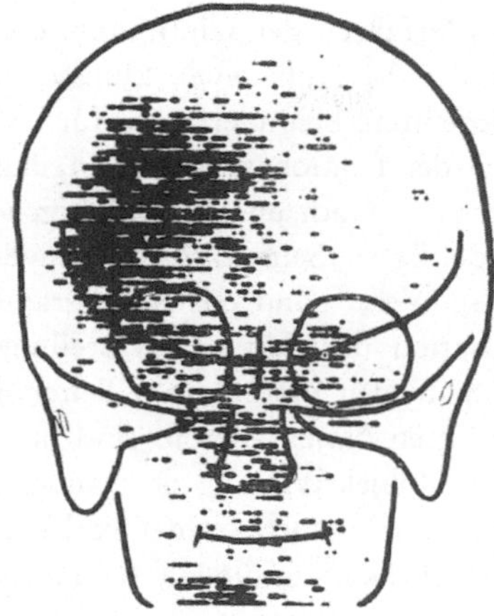

Abb. 16. Fall mit einer beiderseitigen Rhinoliquorrhoe: die deutliche Lateralisation der Aktivität und ihr Austritt rechts paramedian in den Nasenrachenraum macht wahrscheinlich, daß die Dura-Knochen-Lücke rechts-paramedian gelegen ist. Photo-Szintigramm von vorn und von der Seite 24 Stunden nach suboccipitaler Injektion von 60 µCi RIHSA-$^{131}$J

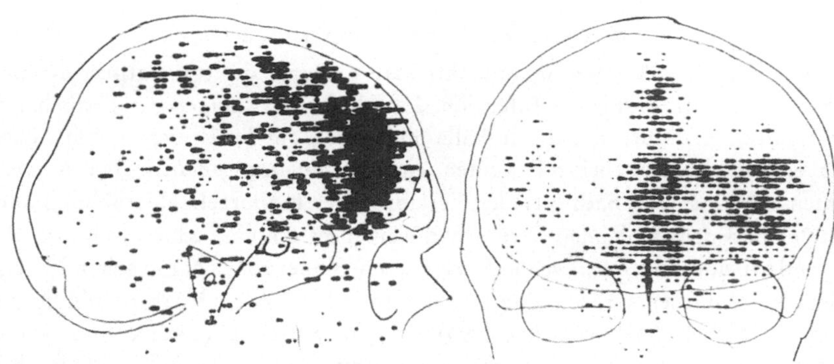

Abb. 17. Fall mit fehlender Liquorrhoe und ohne sicheren Röntgenbefund: die Anreicherung der Aktivität über der linken frontalen und frontobasalen Region gibt, auch ohne Nachweis eines Austritts der Aktivität in den Nasenrachenraum, die Seite der Schädigung an. Photo-Szintigramm von vorn und seitlich, 24 Stunden nach suboccipitaler Injektion von 90 µCi RIHSA-$^{131}$J

bestand in diesem Falle (wie die Operation zeigte) infolge einer kontusionellen Perforation des Frontoorbitalhirns eine Verbindung vom Vorderhorn des rechten Seitenventrikels über einen Lochdefekt des (rechten) Siebbeindaches zum Nasenraum. Abb. 15 zeigt von einem anderen Falle (bei Projektion des Photo-Szintigramms auf das Röntgenschichtbild des Patienten im sagittalen Strahlengang) den Austritt der Aktivität durch den Dura-Knochen-Defekt in den Nasenraum sehr deutlich in der Mitte der Lamina cribriformis und erlaubt auf diese Weise eine Lokalisation des Fistelganges. Eine ähnliche Situation in einem anderen Falle zeigt Abb. 16 in anterioposteriorer und seitlicher Projektion: 24 Stunden nach suboccipitaler Injektion von 60 µCi RIHSA stellt sich ein Austritt von Aktivität im Bereich der rechten Frontoorbitalregion dar und lateralisiert auf diese Weise bei klinisch unsicherer Seitenlokalisation die Rhinoliquorrhoe eindeutig nach rechts.

Das Verfahren der szintigraphischen Darstellung ist nicht nur wertvoll zur Lokalisation des Verlaufs einer klinisch bereits gesicherten Liquorrhoe, sondern es hat seine Bedeutung besonders auch für jene Fälle, in denen bei Fehlen eines Liquorflusses die Seite der frontobasalen Schädigung durch Röntgenuntersuchungen nicht eindeutig zu klären ist. Nach unseren bisherigen Erfahrungen kommt es an der frontalen Basis der geschädigten Seite fast stets zu einer Anreicherung der radioaktiven Substanz. Auf diese Weise kann das Szintigramm in Bauchlage oder in Rückenlage durch die Lateralisation der Aktivitätsverteilung im Sinne einer Anreicherung über der verletzten Seite den oft einzigen Seitenhinweis abgeben. Sichere Aktivitätsunterschiede in eingelegten Nasentampons sind in solchen Fällen nicht vorhanden. Nur die szintigraphische Objektivierung der inhomogenen Aktivitätsverteilung im extracerebralen frontobasalen Liquorraum der verletzten Region (vgl. Abb. 17) vermag diese diagnostische Möglichkeit an die Hand zu geben [182, 184, 1009].

Ein *Liquorunterdrucksyndrom* in ausgeprägter Form konnten wir nicht beobachten. Lediglich in 3 Spätfällen mit starkem Liquorfluß waren klinische Zeichen einer Liquorhypotension bei einem lumbalen Liquordruck zwischen 80 und 100 mm WS angedeutet vorhanden. Die Beschwerden bildeten sich unter ausgiebiger Flüssigkeitszufuhr in kurzer Zeit zurück.

### h) Die entzündlichen Komplikationen

In 37 Fällen (28,9% der Gesamtzahl) kam es durch die traumatische Kommunikation zu einer intrakraniellen Infektion. 28mal trat im Rahmen der Erstbehandlung eine *Frühmeningitis* auf, in 3 dieser Fälle bildete sich ein *Frühabsceß* heraus. Darüber hinaus entwickelte sich bei 5 Patienten eine *Meningoencephalitis*. Bei 6 weiteren Patienten dürfte es sich nach Art des Verlaufes, der Liquorzellzahlerhöhung auf 300 bis 5000/3 und dem fehlenden Erregernachweis nicht um eine echte infektiöse Meningitis, sondern um eine *meningeale Reaktion* im Sinne von Tönnis gehandelt haben. 2 Patienten verstarben an den Folgen einer fortschreitenden Markencephalitis, einer an dem Frühabsceß. 8mal war eine *Spätmeningitis* zu registrieren und in einem Falle bildete sich ein *Spätabsceß* 4 Jahre nach einer orbitofrontalen Schußverletzung heraus.

Eine Übersicht über diese Fälle unter Aufgliederung nach der Länge des Intervalls zwischen Unfall und dem Auftreten der Komplikation gibt Tabelle 9. Dabei sind nur solche Infektionen berücksichtigt, die bei dem jeweiligen Patienten *erstmals* nach dem Trauma auftraten. Rezidivierende Infektionen sind in dieser Aufstellung nicht enthalten. Bei den Frühmeningitiden betrug das Intervall 1 Tag bis 2 Monate, bei

Tabelle 9. *Art der Erstinfektion und zeitlicher Abstand vom Trauma*

| I. Frühinfektion | | | | | | |
|---|---|---|---|---|---|---|
| Intervall in Tagen | 1—4 | 5—10 | 10—20 | 25—35 | 60 Tage | |
| Frühmeningitis | 16 | 5 | 3 | 3 | 1 | 28 Fälle |
| (Frühabsceß) | — | (2) | (1) | — | — | — |

| II. Spätinfektion | | | | | | | |
|---|---|---|---|---|---|---|---|
| Intervall in Jahren | 1 | 2—4 | 8 | 9 | 10 | 17 Jahre | |
| Spätmeningitis | 2 | 2 | 1 | 1 | 1 | 1 | 8 Fälle |
| Spätabsceß | — | 1 | — | — | — | — | 1 Fall |

den Spätmeningitiden 1—17 Jahre. In dem Fall der Spätmeningitis nach 8 Jahren handelte es sich um die Perforation eines bifrontalen frontopolaren und epiduralen Abscesses:

Fall Nr. 77: Mit 18 Jahren hatte der Patient (1953) bei einem Motorradunfall eine schwere gedeckte Schädelhirnverletzung erlitten, war damals 3 Tage bewußtlos gewesen, eine rechtsseitige Schädelbasisfraktur war nachgewiesen worden. Nach mehrwöchiger stationärer Behandlung war er wieder völlig hergestellt, eine Beeinträchtigung seiner Arbeitsfähigkeit blieb nicht zurück. Nach Angaben der Angehörigen habe er nie Beschwerden geäußert. 8 Jahre nach dem Unfall traten innerhalb von 2 Tagen 3 generalisierte Krampfanfälle auf mit Betonung der linken Seite. Die ambulante neurologische Untersuchung ergab keine eindeutigen Herdhinweise, der Augenhintergrund war unauffällig, die Schädelaufnahmen ließen keinen Skeletbefund erkennen. Im EEG fand sich eine fokale Dysrhythmie rechts frontal-präzentral mit paroxysmalen steilen Abläufen. Der Neurologe riet nach diesem Befund zu einer Klinikeinweisung. Inzwischen ging der Patient weiter zur Arbeit. 5 Wochen nach diesen Ereignissen wurde er morgens bewußtlos im Bett gefunden mit allen Zeichen einer schweren Meningitis. Sofortige Einweisung zu uns. Die Lumbalpunktion ergab trüben, eitrigen Liquor mit über 60 000/3 Zellen. Nach den aufgetretenen Anfällen und dem Ergebnis des EEG bestand der Verdacht auf eine Perforation eines rechts-frontalen Hirnabscesses und es wurde im Anschluß an eine Liquorausblasung eine Carotisangiographie rechts durchgeführt, die eine deutliche Abdrängung des rechten Stirnhirns von der Schädelinnenwand ergab. Die unmittelbar darauf vorgenommene bifrontale osteoplastische Freilegung zeigte eine mehrfache Frakturierung beider Stirnbeine, ein beiderseitiges Stirnhöhlenempyem, einen fingernagelgroßen Lochbruch des linken und einen zweimarkstückgroßen Dura-Knochen-Defekt des rechten Siebbeindaches. Der rechte Stirnhirnpol war zertrümmert, und in der Stirnhirnbasis rechts bestand eine mandarinengroße Höhle nach Perforation des Abscesses, der offenbar über den Lochdefekt des Siebbeins mit der eitrigen Stirnhöhle in Verbindung gestanden hatte. Beiderseitige Deckung der vorderen Basis mit einem frontal gestielten Galeoperiostlappen. Der Patient verstarb am 6. Tag nach der Absceßperforation an einer Anurie infolge toxisch bedingter Tubulusnekrose. Die bakteriologische Untersuchung des Liquors ergab kein Bakterienwachstum.

Der Fall ist ein Beispiel dafür, wie sich über Jahre hinweg in völliger Beschwerdefreiheit ein Infektionsherd entwickeln kann, der sich schließlich mit eruptiver Symptomatik manifestiert und dessen Folgen trotz sofortigen Eingreifens therapeutisch nicht mehr beherrschbar sind. In der Anamnese ließen sich keinerlei Hinweise für diese schwere frontobasale Verletzung finden. Eine Liquorrhoe hat nie bestanden, und der Patient war auch inzwischen körperlich so gut auf der Höhe, daß er keiner Behandlung bedurfte. Über einen ebenso dramatischen Verlauf berichtet Wendling [972] im Falle eines 14jährigen Jungen. Solche Verläufe stehen im krassen Gegensatz zu jenen, wie sie oben geschildert wurden (Fälle 93, 66, 107), wo trotz ständiger Konsultation von Fachärzten mit falschen oder unzulänglichen Maßnahmen über Jahre hinweg die Gefährdung der Patienten verkannt bzw. noch iatrogen potenziert wird. In einer anderen Form trifft dieses Schicksal nicht selten auch die Patienten mit öfter rezidivierenden Meningitiden.

Die bisher erwähnten Fälle in der Unterscheidung nach Früh- bzw. Spätmeningitiden bezogen sich nur auf das *erstmalige* Auftreten einer Meningitis. Bei 12 der 37 Patienten trat jedoch eine solche Komplikation mehrmals, und zwar 2- bis 8mal, auf. Diese *rezidivierenden Meningitiden* sind, geordnet nach der Anzahl der Rezidive, in Tabelle 10 aufgeführt. Bei 8 dieser Fälle trat die erste Meningitis als Frühkomplikation auf, d. h. bereits im Rahmen der Erstbehandlung, bei 4 Fällen als Spätkomplikation, davon einmal sogar erst nach über 17 Jahren. Die *Intervalle* zwischen den einzelnen Meningitisschüben sind sehr verschieden lang: sie betragen 2 Wochen (Fall 10) bis 17 Jahre (Fall 119).

Tabelle 10. *Rezidivierende Meningitis*

| Zahl der Meningitiden | 1. | 2. | 3. | 4. | 5. | 6. | 7. | 8. |
|---|---|---|---|---|---|---|---|---|
| **Frühfälle** | | | | | | | | |
| Fall-Nr. (10) | 5 Tg. | 2 Wo. | — | — | — | — | — | — |
| (66) | 10 Tg. | 3 J. | — | — | — | — | — | — |
| (27) | 3 Tg. | 3 Wo. | 6 Wo. | — | — | — | — | — |
| (33) | 3 Wo. | 3 Mo. Absceß | 8 ½ Mo. Absceß | — | — | — | — | — |
| (42) | 2 Wo. | 2 ½ J. | 12 J. | 13 J. | 13 ½ J. | — | — | — |
| (103) | 10 Tg. | 2 J. | 3 J. | 4 J. | 6 J. | — | — | — |
| (116) | 8 Tg. | 4 Wo. | 12 J. | 15 J. | 16 J. | 18 ½ J. | — | — |
| (119) | 3 Tg. | 17 J. | 17 ½ J. | 18 J. | 18 ½ J. | 19 J. | 20 ½ J. | 21 ½ J. |
| **Spätfälle** | | | | | | | | |
| (67) | 10 Mo. | 1 ½ J. | — | — | — | — | — | — |
| (124) | 1 J. | 9 J. | — | — | — | — | — | — |
| (122) | 17 ½ J. | 18 ½ J. | — | — | — | — | — | — |
| (68) | 2 ½ J. | 6 J. | 7 J. | 8 ½ J. | — | — | — | — |

Der Grund dafür, daß bei den meisten Fällen kein operativer, d. h. kausaler Behandlungsversuch unternommen wurde, dürfte darin liegen, daß an einen Zusammenhang der Infektion mit dem längere Zeit zurückliegenden Trauma nicht gedacht wurde. Dies war besonders dann der Fall, wenn das Trauma keine schwereren Folgen hinterließ oder keine Liquorrhoe bestand. Hierfür ein Beispiel:

Fall Nr. 119: Als 8jähriger Junge stürzte der Patient (1942) in der Küche, während er ein spitzes Küchenmesser in der Hand hielt und beim Sturz drang ihm das Messer im medialen rechten Augenwinkel unterhalb der Augenbraue in die Orbita ein. Er bot weiter keine Ausfälle, die Stichwunde heilte rasch unter augenärztlicher Behandlung. Einige Tage nach dem Unfall trat eine fiebrige Erkrankung mit Nackensteifigkeit, Brechreiz, Erbrechen und Kopfschmerz auf, die unter Bettruhe in 2 bis 3 Wochen abklang. 2 Jahre zuvor war das Kind von einem Gerüst gefallen, sei damals kurzzeitig bewußtlos gewesen und hatte eine rechtsseitige periphere Facialisparese davongetragen. Nach jenem Unfall sei der Patient nur einige Tage bettlägerig gewesen. Seit seinem 10. Lebensjahr traten jährlich 1—2mal rechtsseitige Mittelohrentzündungen auf, die nach einer Tonsillektomie 1956 ausblieben. 1959, also nach 17 Jahren, trat eine Meningitis auf, die nach den vorausgegangenen Otitiden und der gleichseitigen Facialisparese als otogen aufgefaßt wurde. Es wurde eine Antrotomie rechts durchgeführt. Bereits ein halbes Jahr später erneute schwere Meningitis, konservative Behandlung. Eine Tracheotomie war notwendig. Nach dieser Infektion wurde der Patient zur Nachoperation in eine Fachklinik verwiesen, wo die Antrum-Revision einen von der Voroperation zurückgebliebenen Tupfer als Ursache der Eiterung zu Tage förderte, zu dessen Entfernung eine Radikaloperation notwendig wird. 2 Monate nach der Operation erneute (4.) Meningitis. Danach Einweisung in eine Fachklinik zum Ausschluß eines otogenen Hirnabscesses. Die Durchuntersuchung ergibt keinen diesbezüglichen Befund. Ein neurologischer Konsiliarius weist jedoch auf die Möglichkeit der ursächlichen Rolle der Orbitalstichverletzung hin. 7 Monate später neuerliche (5.) Meningitis, jedoch nur leicht, offenbar meningeale Reaktion. Konservative Behandlung. Nach weiteren 4 Monaten 6. Meningitis. Ohrnachoperation. Carotisangiographie rechts unter dem Verdacht auf otogenen Hirnabsceß ergibt keinen Befund. 1½ Jahre später erneute (7.) Meningitis, Patient lehnt die vorgeschlagene neuerliche Ohroperation ab. Nach konservativer Behandlung Besserung, Verlegung in interne Abteilung zur Durchuntersuchung auf Streuherde als Ursache der otogen nicht mehr recht erklärbaren Meningitiden. Internistisch ergibt sich kein Befund. Patient ist jedoch wegen des noch sezernierenden rechten Ohres inzwischen mit einer nochmaligen Ohrnachoperation einverstanden, die im Anschluß stattfindet. Nach weiteren 10 Monaten 8. Meningitis, 21 Jahre nach dem

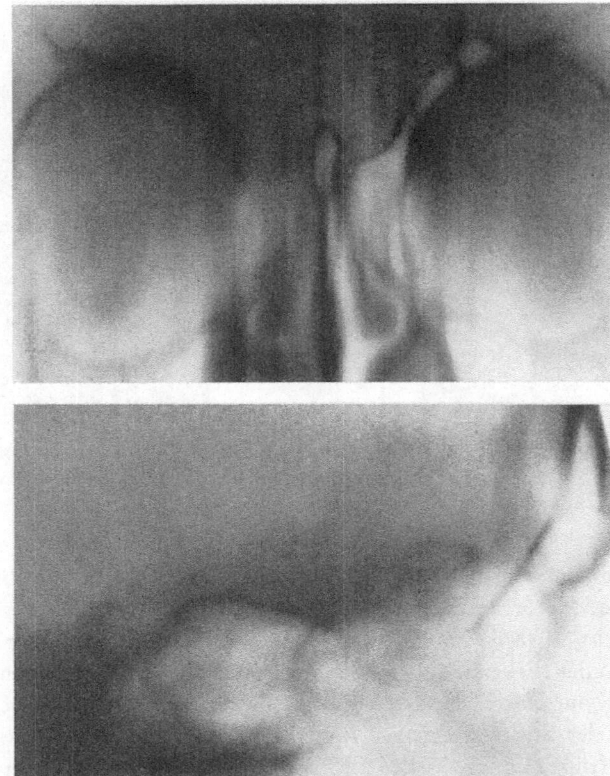

Abb. 18. Großer Lochdefekt des Siebbeindaches rechts mit Eintritt eines Hirnprolaps in die Siebbeinzellen im Tomogramm. Zustand nach orbito-frontaler Perforation rechts vor 21 Jahren

Trauma. Einweisung in eine Neurologische Klinik. Der konsiliarisch zugezogene Neurochirurg rät zur Anfertigung von Tomogrammen der vorderen Schädelgrube, auf denen sich ein Defekt des rechten Siebbeindaches als Folge der alten frontoorbitalen Stichverletzung darstellt, in welchen hinein sich ein Hirnprolaps vorwölbt (Abb. 18). Bei der Operation fand sich ein markstückgroßer Defekt des rechten vorderen Siebbeindaches mit einem daumenendglied-großen Hirnprolaps, der durch starke arachnoidale Verwachsungen im Loch-Defekt fixiert war. Abtragung des zum Teil nekrotisch veränderten Hirnprolaps, Deckung des Defekts durch frontal gestielte Galeaperiostlappenplastik.

Dieser Fall ist — von allem anderen abgesehen — ein Beispiel für die Gefährlichkeit der *perforierenden orbitofrontalen Verletzungen*. Besonders Stich- oder Schuß-verletzungen dieser Art können äußerlich kaum auffällige Spuren hinterlassen, jedoch einen Recessus supraorbitalis der Stirnhöhle, die Siebbeinzellen oder — bei Perforation der Lamina cribriformis — den Nasenraum zum Intraduralraum hin eröffnen und darüber hinaus noch eine Orbitalhirnverletzung bewirken. In der Regel ist der obere Anteil des medialen Augenwinkels die Eingangsstelle der scharfen Verletzung. In unserem Krankengut befinden sich (einschließlich des dargestellten Falles) 6 Fälle solcher perforierender orbitofrontaler Verletzungen: 3 orbitale Basisschüsse (die Abb. 19 zeigt als Beispiel den Fall 120, bei dem das in das orbitale Frontalmark eingedrungene Luftgewehrprojektil eine nur stecknadelkopfgroße Einschußmarke hinterlassen hatte) und 3 Stichverletzungen: durch Küchenmesser, durch Eindringen

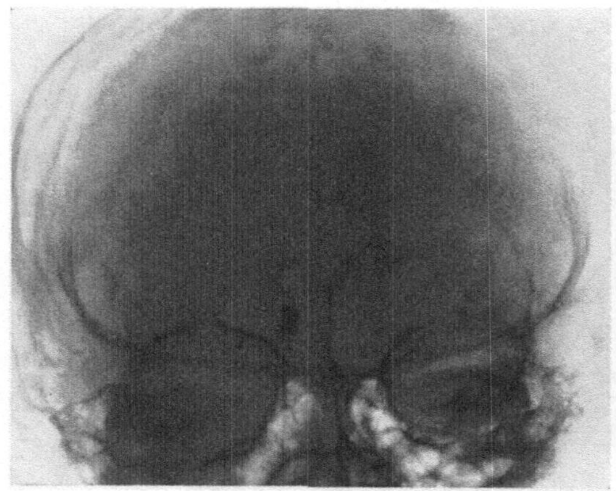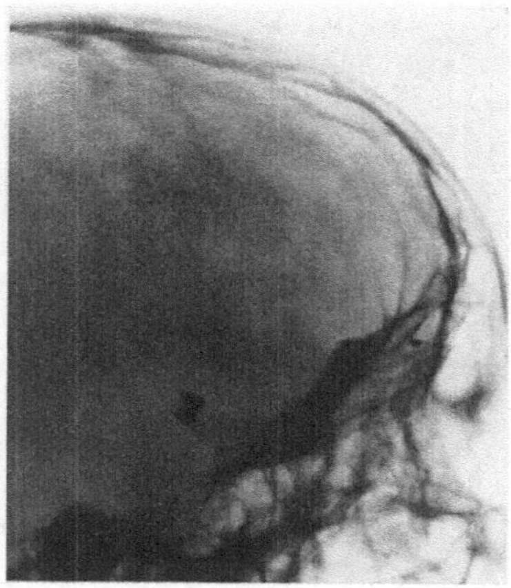

Abb. 19. Perforierende orbito-frontale Verletzung durch Luftgewehrgeschoß. Projektil im medialen orbitalen Stirnhirn. Die Einschußstelle im medialen oberen Orbitawinkel ist durch ein sichelförmiges abgesprengtes Geschoßteilchen markiert

eines Holzstabes und durch Eindringen eines Kupplungshebels beim Sturz gegen die Lenkstange eines Motorrades.

Tönnis weist 1948 [900, S. 836 ff.] unter Anführung 5 eigener Fälle auf die Schwierigkeiten der Erkennung gerade orbitofrontaler Stichverletzungen besonders hin. Er konnte nur durch die Kenntnis der Sektionsergebnisse zweier früher nicht erkannter orbitaler Stichverletzungen im dritten Falle eines Bajonettstiches „die richtige Diagnose frühzeitig ... stellen" (S. 837), indem er aus der Art der orbitalen Weichteilwunde schloß, wie tief das Bajonett eingedrungen sein müsse und daraus das Vorliegen einer Stirnhirnverletzung ableitete. Auch läßt das immer wieder zu beobachtende Fehlen von Zeichen einer Commotio cerebri bei diesen Stichverletzungen die Fälle zunächst weit harmloser erscheinen als sie sind [52, 289, 304, 680, 738, 798, 835, 900, 916 a, 962, 1006]. In einem anderen unserer Fälle mit orbitofrontaler Stichverletzung sind diese diagnostischen Schwierigkeiten ebenfalls sehr eindrucksvoll:

Fall 116: Im Alter von 12 Jahren (1945) erlitt der Patient im Streit einen Stoß mit einem Holzstab gegen Nasenwurzel und rechten medialen Augenwinkel. Bei ungenügender ärztlicher Versorgung bildete sich nach ca. 1 Woche eine Phlegmone im Wundbereich aus, offenbar mit meningealer Reaktion. Nach weiteren 4 Wochen erneute Infektion mit Abszeßbildung in der rechten Stirn-Augenregion. Lokale Revision (Stirnhöhlenoperation rechts). In unmittelbarem Anschluß daran 2. Meningitis, die unter konservativer Behandlung abheilte. Eine inkomplette Parese des M. rectus internus und Obliquus superior rechts blieb zurück. Nach 12 Jahren (1957) Abszeß im rechten Frontalmark mit Protrusio bulbi rechts, reflektorischer Pupillenstarre rechts, schweren Hirndruckzeichen, Hemiparese links, tiefer Bewußtlosigkeit. Der Abszeß wurde durch mehrmalige Punktion über ein rechts-frontales Bohrloch entleert, dabei jeweils die Abszeßhöhle gespült und ein Antibioticum instilliert. Die dringend angeratene Operation wurde vom Patienten verweigert. Eine Amaurose links sowie eine Gesichtsfeldeinschränkung rechts bis auf einen geringen Sehrest durch Opticusatrophie infolge der örtlichen und allgemeinen intrakraniellen Hypertension blieb zurück. In der Folge noch 3 schwere eitrige Meningitiden (1960, 1961 und 1963), die konservativ behandelt wurden. Nach der letzten Meningitis erneute Einweisung in unsere Klinik wegen Verdachts auf neuerlichen Hirnabszeß, der durch Angiographie und Luftencephalographie dargestellt werden konnte. Die transfrontale osteoplastische Freilegung rechts ergab einen erbsgroßen Dura-Knochen-Defekt im Orbitaldach; die ganze Orbitalhirnbasis war mit der basalen Dura verbacken, das basale Frontalmark mit multiplen kleinen Abscessen durchsetzt. Der Frontallappen wurde in toto bis unmittelbar zum Kopf der Stammganglien reseziert. Nach schwerem postoperativem Verlauf wurde der Patient entlassen, bei einer Nachuntersuchung 1965 war der Allgemeinbefund gut, die bereits seit 1957 bestehende Visuseinbuße bestand unverändert. Bei der histologischen Untersuchung des resezierten Orbitalhirns fanden sich Reste kleiner Holzstückchen, die offenbar bei dem Trauma in die Hirnsubstanz eingedrungen waren.

In diesem Falle ist — im Gegensatz zum vorher beschriebenen — die Schuld an der Verzögerung einer kausalen operativen Behandlung eindeutig der Indolenz und Uneinsichtigkeit des Patienten zuzuschreiben.

### Auslösende Ursachen der Infektion

Inwieweit die in 17 Fällen bestehende Liquorrhoe unmittelbar ursächlich an dem Auftreten der Infektion beteiligt war, ließ sich nicht genau klären. Bei 14 der 28 Frühmeningitiden und bei 3 der 9 Spätinfektionen hatte eine Liquorrhoe vorge-

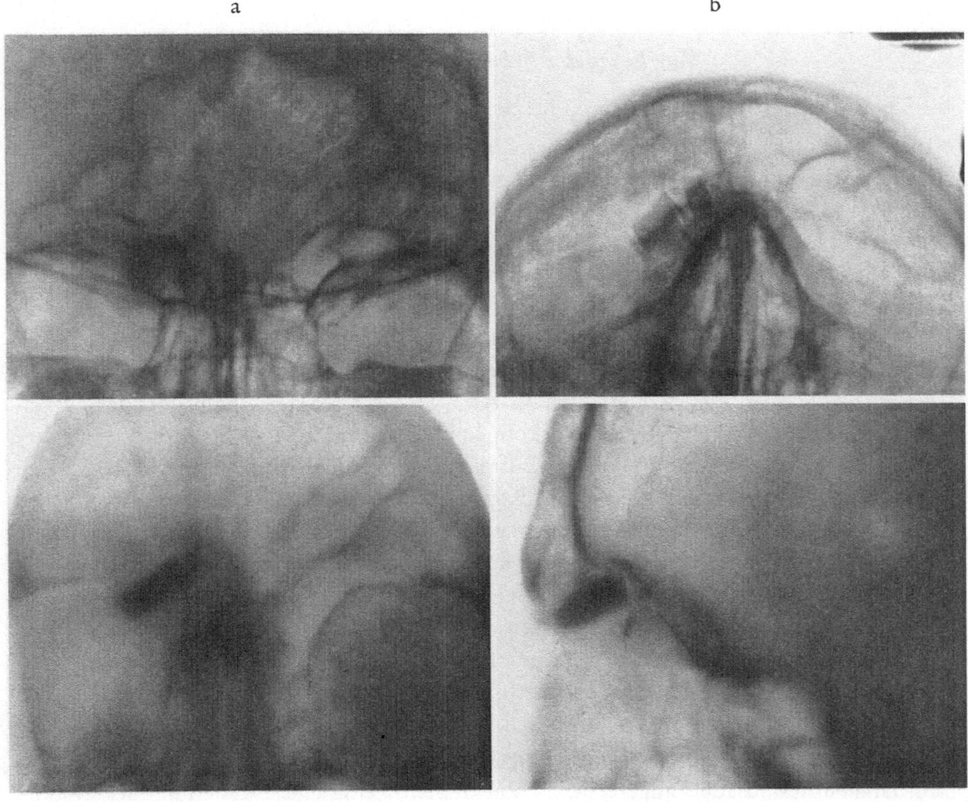


Abb. 20. Perforierende orbito-frontale Verletzung rechts durch Eindringen von würfelförmigen Glassplittern einer Windschutzscheibe im medialen oberen Augenwinkel. Während in der Übersichtsaufnahme (a) nur eine Verschattung in Projektion auf den Stirnhöhlenboden erkennbar ist, kommen die Fremdkörper in der halbaxialen Darstellung (b) gut heraus. Die genaue Lokalisation und das Ausmaß der Verletzung ergibt jedoch erst das Tomogramm (c+d): durch Impression des Bodens und der Hinterwand der Stirnhöhle liegen einige Glassplitter bereits intrakraniell

legen. In 8 Fällen kam der Liquorfluß bereits längere Zeit vor Auftreten entzündlicher Erscheinungen spontan zum Versiegen, in 6 Fällen sistierte die Liquorrhoe mit Beginn der Meningitis und in 3 Fällen bestand sie während und nach der Meningitis weiter. Von den insgesamt 41 Patienten mit Liquorrhoe war also bei 17 eine Infektion aufgetreten, das entspricht einem Prozentsatz von 41% der Liquorrhoe. Bei 3 Patienten lösten die durch eine perforierende orbitofrontale Verletzung in den Schädelinnenraum imprimierten Fremdkörper die Infektion aus: einmal waren bei einem Autounfall mehrere würfelige Glassplitter einer Windschutzscheibe durch den rechten medialen Orbitalwulst und den Stirnhöhlenboden bis zur frontalen Basis eingedrungen (Abb. 20). Im oben beschriebenen Fall des Spätabscesses waren es Holzsplitter eines Stockes und in einem 3. Falle war bei der Erstversorgung eine Gazetamponade in den hinteren Siebbeinzellen wieder zu entfernen vergessen worden. Bei einem Patienten, dessen erste meningitische Zeichen bereits am Abend des Unfalltages auftraten, bestand seit längerer Zeit eine starke Rhinitis, bei einem anderen trat die Spätmeningitis nach 4¹/₂ Jahren während eines grippalen Infektes auf.

### *Zur Frage der Behandlung der Meningitis*

Bei Vorliegen eindeutiger Hinweise auf die traumatische Genese der rhinogenen Infektion wird von mehreren Autoren im Hinblick auf die schwere Gefährdung des Patienten ein sofortiges operatives Eingreifen noch bei bestehender Meningitis empfohlen [43, 55, 74, 81, 329, 432, 484, 737, 760, 946]. Demgegenüber hat es sich nach unseren und den Erfahrungen anderer Autoren [106, 112, 157, 158, 272, 394, 464, 619, 694, 792, 900, 902 u. a.] als zweckmäßig erwiesen, zuerst die Meningitis zu behandeln und danach die Operation im Intervall durchzuführen.

Bei den mit einer floriden Meningitis eingelieferten Fällen führen wir nach der 1931 von Zeller [1011, 1012, 1013] angegebenen Methode eine sog. *Liquorausblasung* durch. Dabei wird der sitzende oder in etwa 45—60° schräger, halbsitzender Seitenlagerung befindliche Patient in Narkose lumbal punktiert und möglichst der ganze infektiöse Liquor allmählich, unter Lufteingabe im Überdruck, entnommen. Durch vorsichtiges Schütteln und Neigen des Kopfes in allen Richtungen wird dabei versucht, den Liquor möglichst aus allen Ventrikeln und Cisternen zum Spinalkanal hin zum Auslaufen zu bringen. Die Maßnahme hat das Ziel, zusammen mit dem Liquor auch einen Großteil der Keime und nicht zuletzt auch der Bakterientoxine aus dem Subarachnoidalraum und den Ventrikeln zu eliminieren. Nach diesem Eingriff wird reichlich Flüssigkeit mit hohen Dosen eines Breitspektrum-Antibioticums infundiert, um in dem sich neubildenden Liquor durch ein erhöhtes Angebot möglichst rasch einen hohen Antibioticumspiegel zu erreichen. Darüber hinaus werden in unmittelbarem Anschluß an die erste Ausblasung die bei der Luftencephalographie üblichen Röntgenaufnahmen des Schädels angefertigt, wodurch gleichzeitig eine Darstellung der Liquorräume vorliegt (Abb. 21 a). Diese Ausblasungen werden in der Folge täglich wiederholt, bis die Liquorzellzahl auf Werte unter 300—500/3 abgesunken ist. In der Regel sind auch bei schweren Meningitiden mit anfänglicher Zellzahl von 50 000/3 und darüber nicht mehr als 3—4 Ausblasungen erforderlich, um die floriden Erscheinungen zu kupieren und einen Rückgang der Zellzahl unter den Grenzwert von 500/3 (Tönnis [900]) zu erreichen. Erst nach Abklingen der infektiösen Symptome wird dann — im Intervall — die Operation durchgeführt, sofern nicht andere Gesichtspunkte ein früheres Eingreifen erfordern (z. B. die Darstellung eines Abscesses im Luftencephalogramm, wie im Falle der Abb. 21).

Bei insgesamt 10 der 37 Fälle mit entzündlichen Komplikationen bestand bei Einlieferung in unsere Klinik eine floride eitrige Meningitis, so daß wir bei diesen Patienten Liquorausblasungen vornahmen. In 9 dieser Fälle konnte mit 3—6, in einem Fall mit 8 Ausblasungen zusammen mit den erwähnten antibiotischen und infusionstherapeutischen Maßnahmen die Meningitis innerhalb von 5 bis 10 Tagen zur Rückbildung gebracht werden.

*Zur Frage der Infektionserreger*

Nach den verschiedenen Beobachtern scheint die durch *Pneumokokken* ausgelöste Meningitis hinsichtlich der Häufigkeit an erster Stelle zu stehen [39, 112, 307, 379, 458, 464, 494, 529, 568, 640, 789, 792, 907, 916, 925, 927, 961, 991]. Diese Art der Infektion dürfte deshalb so häufig sein, weil die Pneumokokken zu jenen pathogenen Keimen gehören, die sich am häufigsten in der Nasen- und Nasennebenhöhlenschleimhaut ansiedeln und durch eine traumatische Eröffnung der Nasennebenhöhlen zum Schädelinnenraum in diesen einwandern. In der Reihe der Häufigkeit folgen dann die Streptokokken-, Staphylokokken- und, ganz selten, Pyocyaneus- und Coli-Meningitiden [33, 81, 112, 233, 304, 420, 447, 568, 789, 925, 927, 958, 991]. In seltenen Fällen sollen auch Meningokokken infolge Durchwanderung aus dem Nasenrachenraum eine posttraumatische Meningitis auslösen [649], was von anderen Autoren für unwahrscheinlich gehalten wird [464, 961]. Auch eine tuberkulöse Meningitis fraglich traumatischer Genese ist beschrieben worden [493].

Tabelle 11. *Infektions-Erreger*

| | Frühinfektion | Spätinfektion | Gesamtzahl | |
|---|---|---|---|---|
| Staphylococcus aureus haemolyticus | 3 | 2 | 5 | |
| Staphylococcus albus | — | 1 | 1 | |
| Streptococcus, nicht hämolysierend | 1 | 1 | 2 | |
| Streptococcus viridans | 1 | 1 | 2 | 16 |
| Pneumococcus | — | 4 | 4 | |
| B. pyocyaneus | 1 | — | 1 | |
| B. coli | | 1 | 1 | |
| Kein Erregerwachstum | 7 | 4 | 11 | |
| Keine Untersuchung durchgeführt | 7 | 3 | 10 | |

Bei unseren 37 Infektionsfällen ließ sich 16mal der kulturelle Erregernachweis erbringen, in 11 bereits antibiotisch anbehandelten Fällen blieb die Kultur steril und in 10 Fällen wurde keine bakteriologische Untersuchung durchgeführt. Wie Tabelle 11 zeigt, waren Staphylokokken am häufigsten nachzuweisen; es folgen Pneumokokken, Streptokokken und in je einem Falle Pyocyaneus und Coli. Der Patient mit der Pyocyaneus-Meningitis verstarb an der nicht beherrschbaren Infektion, ein anderer mit einer Staphylococcus aureus haemolyticus-Infektion verstarb an den Folgen der fortschreitenden Meningoencephalitis. Bei dem 3. Todesfall durch Infektion (progrediente Markencephalitis) war die Kultur steril. Bei den beiden Patienten, deren Meningitis im Rahmen einer starken Grippe aufgetreten ist, wurde eine bakteriologische Untersuchung leider nicht durchgeführt, möglicherweise hat hier eine Influenza-Meningitis vorgelegen, wie sie von Prinz [711] beschrieben wurde.

## B. Die eigene Operationsmethode

### 1. Vorbemerkungen

Wie bereits erwähnt, war in 17 der 128 Fälle eine Operation nicht möglich bzw. nicht nötig. Die *Gründe für die konservative Behandlung* waren folgende: Bei 5 Fällen bildete die Schwere des klinischen Zustandsbildes eine Kontraindikation gegen alle eingreifenden Maßnahmen. 2 Patienten, die nur leichtere Verletzungen hatten, wurden wegen Bettenmangels in eine andere Klinik verlegt und bei gutem Verlauf

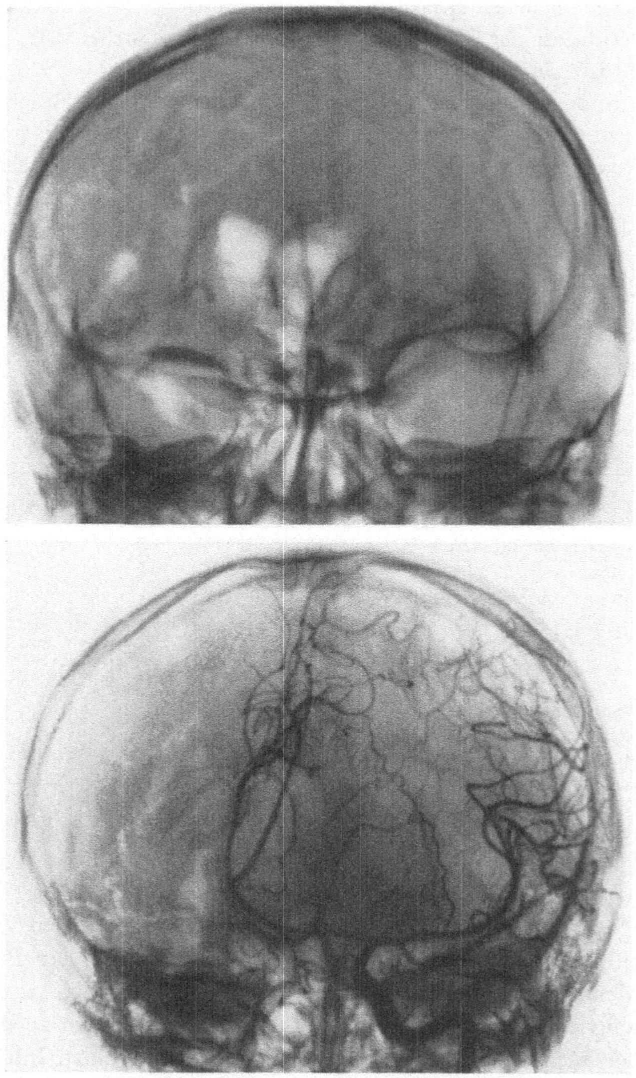

Abb. 21. Spätabsceß im basalen Frontalmark links: die linksseitige Carotisangiographie zeigt im sagittalen Strahlengang die erhebliche Hirnmassenverschiebung zur Gegenseite durch die frontobasale Raumforderung. Darüber in der gleichen Projektion die dem Angiogramm entsprechende Luftencephalographie (ein Tag später, nach Liquorausblasung)

sehr bald entlassen, ohne uns nochmals wieder vorgestellt zu werden. 4 Patienten lehnten den ihnen vorgeschlagenen operativen Eingriff ab und bei weiteren 6 Patienten, die eine leichtergradige Schädelhirnverletzung erlitten hatten, ließ sich der nach dem Erstbefund nahegelegte Verdacht auf das Bestehen einer traumatischen Kommunikation unter der Beobachtung ausschließen bzw. nicht sicher nachweisen.

Fall Nr. 33: Ein jugendlicher Patient mit einem Spätabsceß im linksseitigen Frontalmark konnte nur über ein frontales Bohrloch einer Punktionsbehandlung unterzogen werden, weil die Eltern die Genehmigung zur Operation (Exstirpation der Absceßkapsel und Deckung des frontobasalen Dura-Knochen-Defekts) versagten. Über das weitere Schicksal des 15jährigen Patienten ist uns nichts mehr bekannt geworden. In Abb. 21a ist das linksseitige Carotis-angiogramm dieses Patienten dargestellt, welches in der arteriellen Füllung im sagittalen Strahlengang die starke Verbreiterung der Carotisgabel mit der Massenverschiebung der linken Hemisphäre zur Gegenseite wiedergibt. Abb. 21b zeigt dieselbe Verlagerung der Hirnmasse zur rechten Seite hin im sagittalen Strahlengang nach Hirnkammerluftfüllung, die beiden Vorderhörner der Seitenventrikel sind mitsamt der Mittellinie über 1 cm nach rechts hin verschoben. In der Abb. 22 ist die Absceßhöhle nach Punktion über das frontale Bohrloch und Spülung mit anschließender Luftfüllung wiedergegeben.

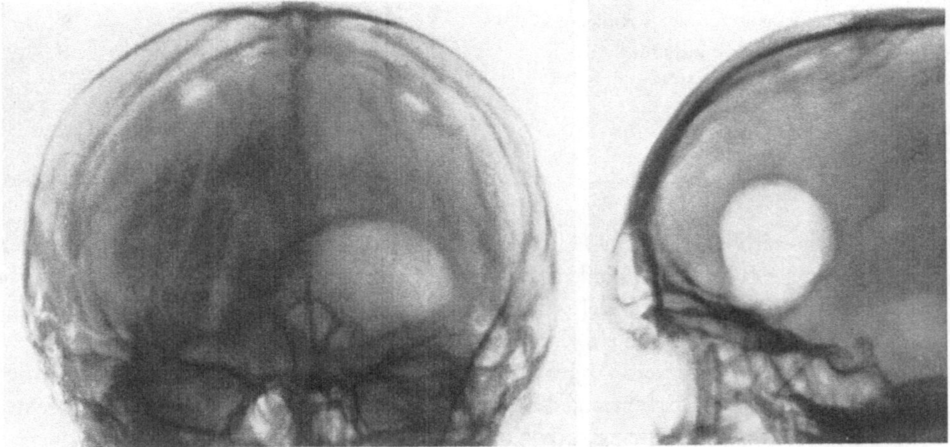

Abb. 22. Gleicher Fall wie Abb. 21: Nach Punktion, Entleerung und Spülung des Abscesses über ein frontales Bohrloch zeigt die Lufteingabe in die Absceßhöhle seine Lage und Größe. Besonders deutlich die trichterförmige Ausmündung der Höhle nach basal hin zum Dura-Knochen-Defekt

Die verbleibenden 111 Patienten wurden operativ behandelt. Bei 22 von ihnen war das operative Vorgehen durch bestehende Weichteilwunden in der Stirn-Augenregion bestimmt, das heißt, es konnte hierbei das zu beschreibende Operationsverfahren infolge der besonderen Wundverhältnisse nicht angewandt werden: die Weichteilwunden mußten mit der Excision in den Hautschnitt einbezogen werden, und darüber hinaus war in 8 Fällen nach Versorgung der Hirn-, Dura- und Knochenverletzungen eine Verschiebeplastik der Kopfschwarte notwendig, um die Wundränder ohne übermäßige Spannung adaptieren zu können. Es handelte sich bei allen 22 Patienten um direkt offene frontobasale Verletzungen, bei denen neben einer Enttrümmerung im Frakturbereich noch eine osteoclastische Erweiterung des Zuganges erforderlich

war. Bei 16 dieser Patienten wurde der Knochendefekt entweder sofort bei der Erstversorgung (in 4 Fällen) oder später in einer zweiten Sitzung (in 12 Fällen) plastisch
gedeckt (vgl. Tabelle 13). Die Versorgung der Duraverletzung und der Hirnwunden
sowie die plastische Deckung der Dura-Knochen-Defekte der vorderen Schädelbasis
vollzog sich dagegen in der unten näher zu beschreibenden Weise. Alle 7 in Tabelle
13 aufgeführten freien Transplantate sowie die 10 mit gestielter Temporalisfascie ver-
sorgten Fälle gehören zu dieser Gruppe, da durch die mehr oder minder ausgedehnten
Verletzungen der Stirnregion die von uns sonst angewandte Methode der Plastik, zu
welcher der Galeaperiostanteil des Stirnhautlappens genommen wird, nicht durchgeführt werden konnte. Die Art des jeweiligen transfrontalen Zugangs ist in Tabelle 12
angegeben. Die erwähnten 22 Fälle gehören in die beiden Gruppen der osteoclastischen Trepanationen.

Tabelle 12. Art des operativen Vorgehens

|                                          | einseitig | beidseitig | gesamt |
|------------------------------------------|-----------|------------|--------|
| Osteoplastisch, transfrontal-intradural  | 46        | 25         | 71     |
| Osteoplastisch, transfrontal-extradural  | 5         | 3          | 8      |
| Osteoclastisch, intradural               | 3         | 1          | 4      |
| Osteoclastisch, extradural               | 16        | 11         | 27     |
| Nur Absceßpunktion                       | 1         | —          | 1      |
|                                          | 71        | 40         | 111    |

In den verbleibenden 79 Fällen konnte eine osteoplastische transfrontale Freilegung durchgeführt und (8mal extradural und 71mal intradural) eine osteoplastische
Deckung der frontobasalen Defektzone vorgenommen werden. In 51 Fällen war dazu
ein bifrontaler, in 28 Fällen ein einseitiger Zugang gewählt worden.

Die Art des operativen Vorgehens, wie sie im folgenden näher beschrieben werden
soll, ist nach unserer Erfahrung die zweckmäßigste Methode der Versorgung frontobasaler Schädelhirnverletzungen, sowohl der sog. gedeckten als auch, sofern die Art
der Schädigung dieses Vorgehen zuläßt, der offenen Verletzungen. Bei den zahlreichen
Möglichkeiten der plastischen Deckung frontobasaler, die Nasennebenhöhlen einbezie-
hender Defekte hat sich uns die Anwendung eines frontal gestielten Galeaperiostlappens, der aus dem Stirnhautlappen gewonnen wird, am besten bewährt. Wir
haben dieser Art der Plastik besondere Aufmerksamkeit gewidmet und sie an unserer
Klinik zu einem zuverlässigen Verfahren entwickelt, welches gegenüber den im Durch-
schnitt häufiger angewandten Deckungsmethoden mit frei transplantierter Fascia lata
des Oberschenkels u. E. viele Vorteile hat.

## 2. Beschreibung des operativen Vorgehens

### a) Das einseitige transfrontale intradurale osteoplastische Vorgehen

Sofern nach Anamnese, klinischen, röntgenologischen und anderen Befunden die
Einseitigkeit und die Seitenlokalisation der frontobasalen Verletzungen gesichert
und wenn eine Mitschädigung der anderen Seite sicher ausgeschlossen ist, wird einseitig, auf der Seite der objektivierten Schädigung, folgendermaßen vorgegangen:

Der Patient liegt auf dem Rücken, in endotrachealer Intubationsnarkose. Rachen und Hypopharynx werden um den Tubus herum mit einem Mullstreifen austamponiert, um ein Herunterlaufen von Blut aus dem Nasenraum bzw. den Nasennebenhöhlen in den Rachen zu vermeiden. Vor dem Abdecken mit sterilen Tüchern wird die Sagittalebene und von der Mitte zur betroffenen Seite ein Hautlappen nach Dandy angezeichnet, dessen Basis frontoorbital liegt und dessen Konvexität hinter der Stirnhaargrenze bis in die Höhe der Kranznaht reicht. Die Breite der frontobasalen Stielung des Hautlappens wird aus Gründen der Gefäßversorgung und der Kosmetik frontolateral bis etwa zur Mitte zwischen äußerem Augenwinkel und vorderem oberem Ohransatz bemessen (Abb. 23). Die Kopfhaut wird bis auf den

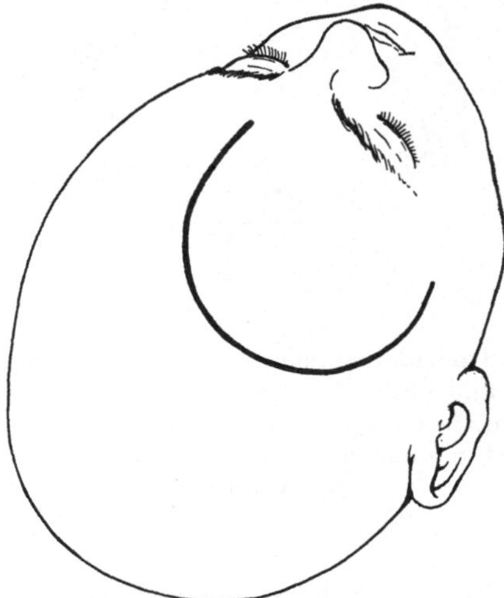

Abb. 23. Hautschnitt nach Dandy zur einseitigen transfrontalen Freilegung

Knochen durchtrennt und der Hautlappen mit dem Periost vom Knochen abgelöst und nach basal-frontal umgeschlagen. Danach werden in etwa 5 cm Abstand entlang dem Hautschnitt Bohrlöcher angelegt und die Knochenbrücken zwischen ihnen mit der Giglisäge durchtrennt. Der M. temporalis wird nicht durchschnitten, sondern nur beiderseits eingekerbt, da an ihm der Knochendeckel gestielt bleibt. Der Knochendeckel wird nach außen unten zum Ursprung des Temporalismuskels hin aufgeklappt (Abb. 24) und für die Dauer der Operation steril verpackt. Jetzt wird die freigelegte Dura zirkulär über den Knochenrand hinweg durch Einzelnähte mit dem Galeaperiost verbunden bzw. hochgenäht; diese Durahochnähte sollen eine Abdrängung der Dura über den gesetzten Trepanationsbereich hinaus durch ein sich evtl. im Wundgebiet postoperativ bildendes epidurales Hämatom verhüten. Am frontoorbitalen Knochenrand bedarf es keiner Hochnähte, weil hier später die Dura auf der ganzen Breite ihrer Freilegung mit dem Galeaperiostlappen vernäht wird. Nun wird die Dura parallel zum frontoorbitalen Knochenrand, etwa in 0,5 cm Entfernung davon, eröffnet.

In den entstandenen Duraschlitz wird nun eingegangen und das Frontalhirn mit gebogenen Hirnspateln unter dem Schutz von aufgelegter Watte occipitalwärts zurückgedrängt, so daß die Basis der betreffenden vorderen Schädelgrube einsehbar wird.

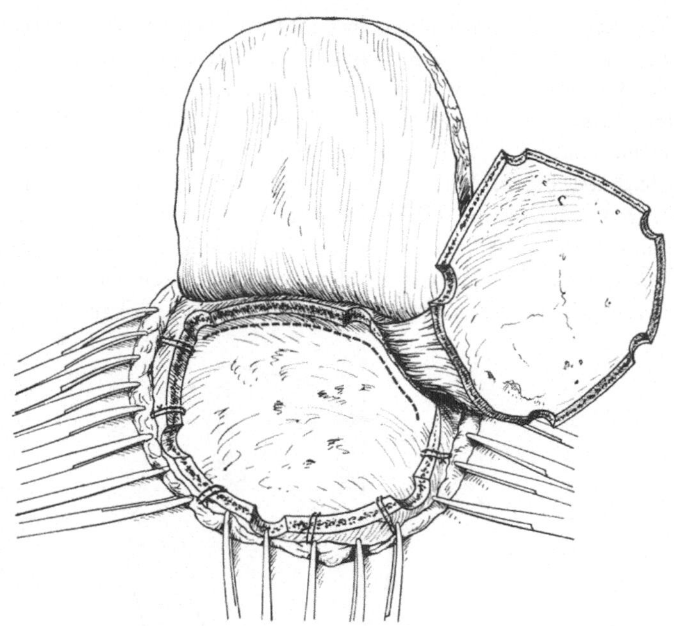

Abb. 24. Rechtsseitige transfrontale Freilegung: Operationssitus bei Erreichen der Dura. Hautlappen nach frontal (im Bild oben), Knochendeckel nach temporal seitlich (im Bild rechts oben) weggeklappt, Knochendeckel am M. temporalis gestielt. Hochnähte der Dura über den Knochenresektionsrand sind zirkulär (außer frontal) angelegt. Schnittlinie der Duraeröffnung ist eingezeichnet

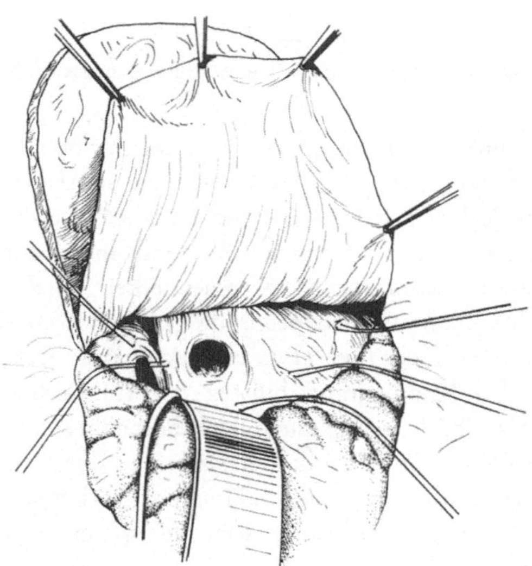

Abb. 25. Operationssitus nach Eröffnung der Dura am frontalen Knochenrand und nach Zurückhalten des Stirnhirns mit dem Spatel. In der Tiefe erscheint neben dem Falx-Ansatz der rundliche Dura-Knochen-Defekt. Im Abstand um den Defekt sind zirkulär Haltefäden an der basalen Dura angebracht, um den am frontalen Knochenrand mit der Dura bereits vernähten Galea-Periost-Lappen, der nun nach innen auf die frontale Basis eingeschlagen wird, zu fixieren. (Vgl. auch Abb. 7)

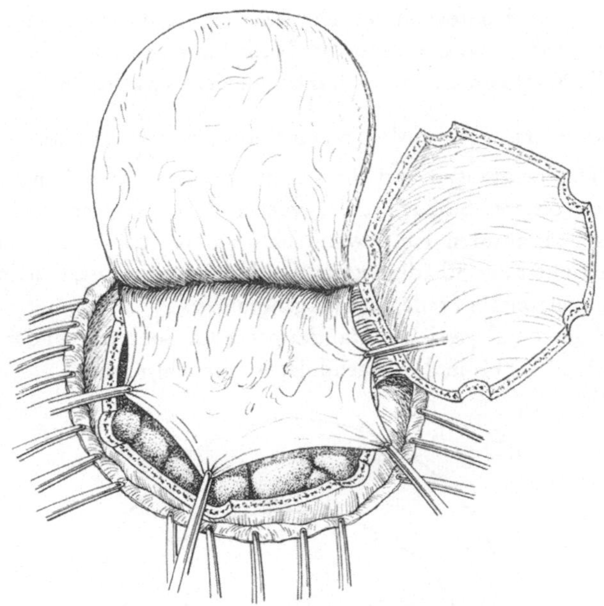

Abb. 26. Die von der Innenfläche des Hautlappens abgelöste Galea-Periost-Schicht bleibt am frontalen („unteren") Rand gestielt und wird dann über den frontalen Knochenresektionsrand nach innen umgeschlagen, mit dem freien frontalen Durarand vernäht und auf der frontalen Basis durch Einzelnähte fixiert

Ein bestehender Dura-Knochen-Defekt wird dargestellt, ein eventueller Hirnprolaps abgetragen. Dann wird entlang dem freien frontoorbitalen Durarand, der an Haltefäden vor den Knochenrand hochgespannt ist, die Dura mit der Basis des aus der Innenfläche des Kopfschwartenlappens abpräparierten Galeaperiostanteils vernäht. Abb. 26 zeigt einen solchen von der Kopfschwarteninnenfläche abpräparierten Galeaperiostlappen von der Galeaseite her, der an der frontoorbitalen Basis gestielt bleibt und dann unmittelbar hinter seiner Ansatzfläche über den Knochenrand hinweg mit dem freien frontoorbitalen Durarand durch fortlaufende Naht oder durch Einzelknopfnähte vereinigt wird. Dadurch werden auch die Stirnhöhlen, wenn sie beim Aussägen des Knochendeckels eröffnet worden sind, nach oben hin, gegen den Epiduralraum, plastisch wieder abgedeckt. Sofern die Stirnhöhlen eröffnet wurden, werden sie vor Eröffnen der Dura, unter Abdeckung derselben und des umgebenden Gewebes, ausgeräumt: Schleimhaut, Knochentrümmer, Blutcoagel und alle anderen Inhalte der Stirnhöhlen werden entfernt und es wird ein breiter Zugang zur Nase hin geschaffen. Nach der Ausräumung werden die Stirnhöhlen mit Wasserstoffsuperoxyd und Antibioticalösung ausgespült.

Nach der Vereinigung des frontoorbitalen Durarandes mit der Basis des Galeaperiostlappens werden um den Lochdefekt herum an der basalen Dura Haltefäden angebracht und mit ihnen der nunmehr nach innen auf die Stirnhöhlenhinterwand und auf die frontale Basis über den Defekt umgeschlagene Galeaperiostlappen fixiert. Danach wird der seither zurückgehaltene Frontallappen wieder freigegeben, der sich auf die Basis der vorderen Schädelgrube auflegt und seinerseits die eingeschlagene und situierend fixierte Galeaperiostlappenplastik auf ihre Unterlage aufdrückt. Nun wird der obere freie Duraschnittrand mit dem Galeaperiostlappen entlang dessen

Verbindung mit dem frontoorbitalen Duraschnittrand durch fortlaufende Naht oder durch Einzelknopfnähte wieder vereinigt. Nach Einsetzen und Fixieren des Knochendeckels wird die Kopfschwarte zweischichtig wieder verschlossen (vgl. Abb. 29).

b) Das beiderseitige transfrontale intradurale osteoplastische Vorgehen

Wenn die Untersuchungen und die anamnestischen Daten Hinweise auf eine Beteiligung beider vorderer Schädelgruben ergeben (z. B. bei beiderseitigem Liquorfluß, bei beiderseitigen Frakturen etc.), wenn ein frontomediales Trauma vorliegt oder wenn die Einseitigkeit der Schädigung nicht sicher beweisbar ist, d. h. in allen Zweifelsfällen, wird eine bifrontale Freilegung vorgenommen:

Es wird ein bifrontal gestielter Hautlappen nach Souttar gebildet, dessen mediale Konvexität nach dorsal bis in die Gegend der Kranznaht reicht.

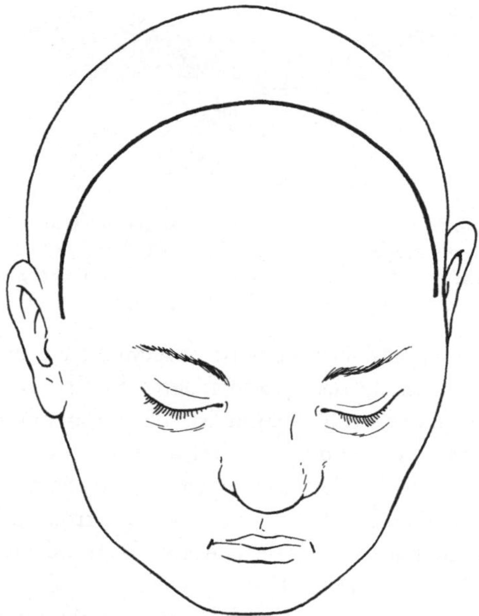

Abb. 27. Hautschnitt nach Souttar zur beidseitigen transfrontalen Freilegung

Der frontolaterale Wundwinkel soll, wie beim einseitigen Zugang beschrieben, etwa in der Mitte zwischen äußerem Augenwinkel und dem vorderen oberen Ohransatz liegen. Nach Ablösen der Kopfschwarte mit dem Periost vom Knochen wird der Hautlappen nach frontoorbital wie ein Visier umgeschlagen („Visierlappen"). Der Temporalismuskel wird auf einer Seite knapp unterhalb seiner orbitocranialen Insertionsstelle durchtrennt und der Knochendeckel nach Anlegen von Bohrlöchern ausgesägt und nach der Seite des nicht durchtrennten Temporalismuskels, an dem er gestielt bleibt, nach außen-unten hin abgeklappt.

Nach Hochnähen der Dura über die seitlichen und fronto-parietalen Knochenresektionsränder hinweg wird die Dura beiderseits parallel zum frontoorbitalen Knochenresektionsrand bis hart an den Sinus sagittalis superior eröffnet. Jetzt wird unter Zurückverlagerung des Frontallappens zunächst eine Inspektion der einen und dann der anderen Seite vorgenommen. Wenn nun eine Schädigung lediglich einer

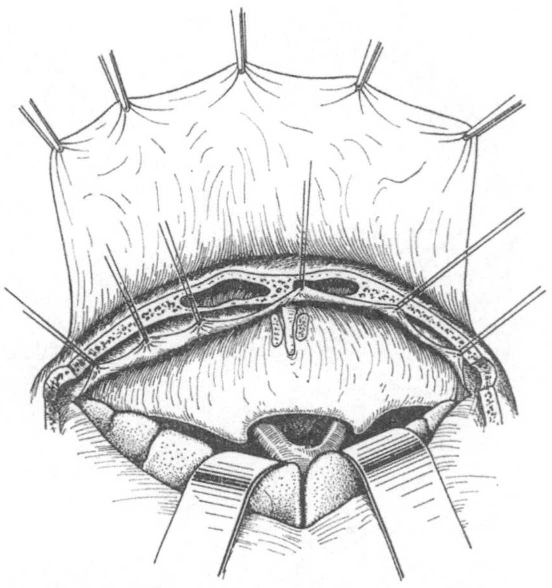

Abb. 28. Die von dem bifrontalen Hautlappen abgelöste Galea-Periost-Schicht bleibt frontal gestielt und wird über die eröffneten, inzwischen ausgeräumten, enttrümmerten und zur Nase kanalisierten Stirnhöhlen nach endocraniell umgeschlagen, mit dem freien frontalen Durarand vernäht und auf der frontalen Basis fixiert. Damit sind auch die Stirnhöhlen wieder gegen den Epiduralraum hin abgeschlossen

Seite festzustellen ist, so wird die Operation so weitergeführt, wie es oben beim einseitigen Vorgehen beschrieben wurde. Findet sich eine Dura-Knochen-Verletzung, die beide Seiten unabhängig voneinander betrifft, so wird ein dem bifrontalen Hautlappen entsprechender Galeaperiostlappen abpräpariert, der in der Mitte sagittal gespalten und je zur Hälfte auf die eine und die andere frontale Basis gedeckt wird, wie beim einseitigen Vorgehen. Ergibt dagegen die Inspektion beider Seiten einen Defekt, der von der einen auf die andere Seite hinüberreicht, so wird der Sinus sagittalis superior doppelt umstochen und zwischen den Umstechungen durchtrennt. Ebenso wird die Falx so dicht als möglich an der Crista Galli durchtrennt, entsprechend dem von Tönnis [896] 1938 für die Operation der Meningeome der Siebbeinplatte beschriebenen Modus. Sodann werden beide Frontallappen mit Spateln unter Watteschutz zurückgenommen und die ganze vordere Schädelgrube kann bis über die Keilbeinflügel nach hinten übersehen werden. Abb. 28 gibt diese Übersicht über beide vorderen Schädelgruben in einer Zeichnung wieder. Von der Innenseite des bifrontalen Hautlappens wird nun die Galeaperiostschicht abpräpariert, die frontoorbital über die ganze Breite des Hautlappens gestielt bleibt. Diese Galeaperiostschicht wird dann nach innen, unter Abdeckung der eventuell eröffneten, inzwischen ausgeräumten und enttrümmerten Stirnhöhlen (von denen aus eine breite Verbindung beiderseits zur Nase geschaffen wurde) umgeschlagen und mit dem frontoorbitalen freien Durarand auf seiner ganzen Breite vernäht. Dann wird die Galeaperiostschicht weiter nach innen über die beiden vorderen Schädelgruben gedeckt, nachdem im Bereich des Duraknochendefekts Haltenähte zur Fixation angelegt worden sind. Nach Freigeben und Zurückverlagerung beider Frontallappen legen sich

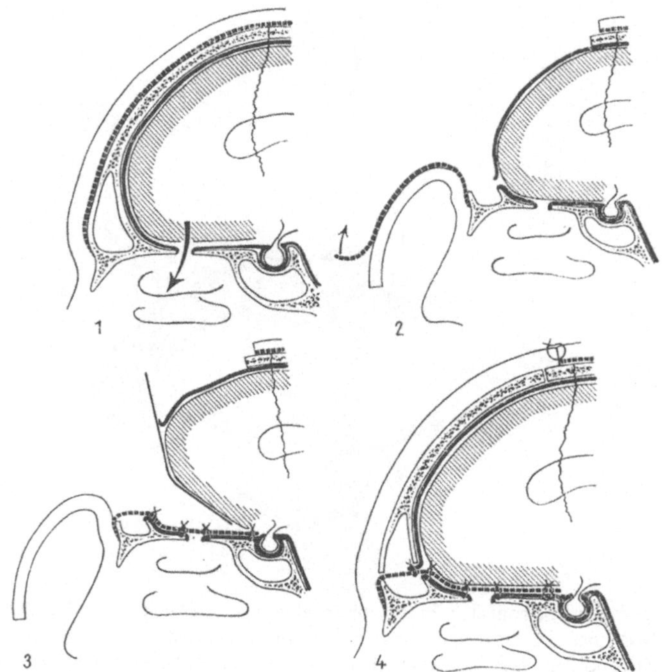

Abb. 29. Schematische Darstellung der plastischen Deckung eines Defektes der vorderen Schädelgrube unter Eröffnung der Stirnhöhlen im sagittalen Schnittbild:

(1) Übersicht: Dura, Knochen, Galea-Periost-Schicht und restliche Kopfschwarte sind gegeneinander abgehoben dargestellt, der Dura-Knochen-Defekt durch einen Pfeil zur Nase hin markiert. Die Stirnhöhle ist besonders groß dargestellt, die Kranznaht angedeutet

(2) Der Hautlappen mit Galea-Periost-Anteil ist wie ein Visier nach vorne umgeschlagen, der Knochendeckel entnommen, dabei die Stirnhöhlen nach oben breit eröffnet. Die Dura ist unmittelbar oberhalb des frontoorbitalen Knochenrandes schlitzförmig eingeschnitten, der Galea-Periost-Anteil des Hautlappens in seinen äußersten Partien bereits abgehoben

(3) Der Frontallappen wird nach Eingehen mit dem Hirnspatel in den Duraschlitz retrahiert und die frontale Basis übersichtlich dargestellt. Der Galea-Periost-Lappen ist bis zum frontalen Knochenrand von der Kopfschwarteninnenfläche abgelöst und nach innen über die vordere Schädelgrube im Bereich des Defekts umgeschlagen. Dabei ist die eröffnete Stirnhöhle nach oben hin abgedeckt. Der Galea-Periost-Lappen ist mit dem freien frontoorbitalen Duraschnittrand durch Nähte verbunden und ebenso zirkulär um den frontobasalen Defekt durch Einzelnähte mit der basalen Dura vereinigt und auch im weiteren Umkreis situierend fixiert

(4) Das Frontalhirn ist auf die von der Plastik bedeckte vordere Basis zurückverlagert, der obere freie Durarand ist vorn mit dem die Stirnhöhlen abdeckenden Galea-Periost-Lappen durch Naht verbunden, der Knochendeckel ist wieder eingesetzt, die Kopfschwarte, nunmehr ohne Galea-Periost-Anteil, zurückverlagert und vernäht

diese auf die Plastik auf. Der verbliebene freie Durarand wird dann mit dem frontoorbitalen, von der Plastik überdeckten Durarand vernäht, der Knochendeckel wieder eingesetzt und fixiert sowie die Kopfschwarte verschlossen (vgl. Abb. 29).

Wie aus Tabelle 12 hervorgeht, wurde eine osteoplastische Trepanation mit intraduraler Plastik in 71 Fällen durchgeführt. In 8 Fällen lag der Dura-Knochen-Defekt im Bereich der Stirnhöhlenhinterwand und konnte durch eine extradurale Plastik bzw. durch einfache Duranaht versorgt werden. In 31 Fällen mußte osteoclastisch vorgegangen werden, wobei sich der osteoclastische Eingriff auf die Beseitigung der Knochentrümmer und eventuell die Erweiterung einer Knochenlücke, durch die hindurch dann der Duradefekt bzw. die Hirnwunde angegangen und versorgt werden konnte, beschränkte. Auch um die osteoclastische Lücke wird die Dura zirkulär hochgenäht — wenn nötig mittels Anlegen kleiner Bohrlöcher am Knochenrand zur Befestigung der Hochnähte. Zum Ausschluß oder zur Versorgung einer Hirnverletzung wird stets die Dura soweit eröffnet, daß die intradurale Situation gut übersehen und beurteilt werden kann.

### c) Die Art der plastischen Deckung des Duradefekts

Über die Art der plastischen Deckung des Duradefekts gibt Tabelle 13 Auskunft: In 7 Fällen war (bei extraduralem, meist osteoclastischem Vorgehen) allein eine einfache Naht der Dura ausreichend. Eine Deckung mit gestieltem Galeaperiostlappen wurde in 79 Fällen, eine freie Transplantation von Galeaperiost in weiteren 4 Fällen durchgeführt. 10mal wurde der Defekt mit am Muskel gestielter Temporalisfascie, 2mal mit einer freien Temporalisfascie gedeckt. Nur in einem Falle waren die Weichteile des vorderen Hirnschädels so ausgedehnt geschädigt und zugleich mit Straßendreck verunreinigt, daß eine freie Transplantation aus einem entfernten Gebiet (Fascia lata des Oberschenkels) zweckmäßig erschien. Grundsätzlich bevorzugen wir eine gestielte Plastik aus der Umgebung. Dafür kommen nur zwei Materialien in Frage: neben dem Galeaperiostanteil der Kopfschwarte der Muskel-Fascien-Lappen aus dem Temporalisbereich. In 89 von 96 Fällen, in denen eine Duraplastik erforderlich

Tabelle 13. *Art der Duraplastik*

| | | |
|---|---|---|
| I. Einfache Duranaht, ohne Plastik | | 7 |
| II. Extradurale Plastik | | 32 |
| mit Galeaperiostlappen, gestielt | 17 | |
| Galeaperiostlappen, ungestielt | 3 | |
| Temporalisfascie, gestielt | 10 | |
| Temporalisfascie, ungestielt | 2 | |
| III. Intradurale Plastik | | 64 |
| mit Galeaperiostlappen, gestielt | 62 | |
| Galeaperiostlappen, ungestielt | 1 | |
| Fascia lata | 1 | |
| IV. Keine Duraverletzung zu versorgen | | 8 |
| bei Opticusdekompression | (5) | |
| Gefäßunterbindungen | (2) | |
| Absceßpunktion | (1) | |
| | | 111 |
| V. Schädelknochendefekt-Plastiken wurden ausgeführt: | | |
| bei Erstversorgung | | 4 |
| davon mit Tibiaperiostspan | 2 | |
| Palavit | 2 | |
| sekundär, in 2. Operation | | 12 |
| davon mit Tibiaperiostspan | 8 | |
| Palavit/Paladur | 4 | |
| | | 16 |

war, konnten wir einen gestielten Lappen von Galeaperiost oder Temporalisfascie verwenden und nur in 7 Fällen war es notwendig, auf ein ungestieltes, freies Transplantat auszuweichen.

Die *Vorteile des gestielten Galeaperiostlappens* sind nach unserer Erfahrung folgende:

1. sichere Ernährung des Lappens durch die Stielung;

2. gute Modellierbarkeit des Galeaperiostgewebes je nach dem örtlichen Bedarf für breitere, längere, größere oder kleinere Defekte; dabei sind die Möglichkeiten der Verlängerung durch Kerbung und der Verdichtung durch Doppelung fallweise sehr wesentlich;

3. die Anschmiegsamkeit und Elastizität des Galeaperiosts bewährt sich besonders bei der Einlage in die Konkavität des frontopolaren Bereichs oder in die Vertiefungen der Olfactoriusgrube sowie des Falx-Basis-Winkels. Auch ist hierbei eine gewisse Hafteigenschaft dieses Materials auf der Unterlage von Vorteil gegenüber dem mehr starren Fascienmaterial;

4. gleichzeitige Abdeckungsmöglichkeit der eröffneten Stirnhöhlen; nur durch diese Art der Abdeckung der Stirnhöhlen gegen den Epiduralraum ist es möglich, diese vorher zu eröffnen und bei direkter Einsicht zur Nase hin einen Abfluß zu schaffen.

### Zur Frage der Knochendefektplastik

Es ist noch zu erwähnen, daß in 16 Fällen der bei dem osteoclastischen Vorgehen verbliebene Knochendefekt durch Tibia-Periost-Knochenspan (in 10 Fällen) bzw. durch Palavit-Paladur-Plastik (in 6 Fällen) wieder gedeckt wurde. Und zwar bei 4 Patienten sofort im Rahmen der Erstoperation und bei 12 Patienten 3 bis 12 Monate nach der Erstversorgung in einer zweiten Sitzung. Sofern der Knochendefekt größere Ausmaße hat, bevorzugen wir die Deckung mittels Paladur bzw. Palavit (Methylmethacrylat) nach dem 1951 von Woringer u. Mitarb. [993] angegebenen Verfahren [287, 316, 744, 755, 880, 882, 940, 993, 994]. Wir haben mit dieser autopolymerisierenden Kunstharzmasse so gute Erfahrungen gemacht, daß wir kein anderes Plastikmaterial auszuprobieren für nötig hielten, wie z. B. andere Autoren in Form von Plexiglas bzw. Polyäthylen [14, 81, 107, 242, 438, 459], Supramid [10], Prothoplast [30], Vitallium [40, 267, 438], Tantal [316, 438, 714], Stahl [316, 813, 992] u. ä. m.

### 3. Operatives Vorgehen bei besonderen Komplikationen

#### a) Intracerebrale Pneumatocele

Beim Vorliegen einer intracerebralen Pneumatocele (eine solche kam in unserem Krankengut nur in einem einzigen Falle vor) wird, entsprechend dem Vorgehen Dandys [157], die Lufthöhle durch Rindenincision zum Subduralraum hin eröffnet. Wenn die Höhle sehr groß ist, sollte sie auch nach innen zum Ventrikel anastomosiert werden, damit sie in die Liquorkonvektion einbezogen ist. Dadurch wird ein Wiederverkleben der geschaffenen Hirnrindenincision und entsprechend die Ausbildung einer intracerebralen Cyste verhindert [109, 406, 443, 496, 516, 529, 566, 669, 681, 694, 760, 862, 873, 900, 903, 959].

#### b) Amaurose

In den Fällen mit Amaurose nach gedeckter Schädelhirnverletzung, in welchen keine Zeichen einer Kommunikation zwischen Intraduralraum und Nasennebenhöhlen bestand, die Amaurose also die Indikation zur Operation darstellte, wurde folgendermaßen vorgegangen:

Auf dem Wege einer transfrontalen osteoplastischen Freilegung wurde bei Bestehen von Trümmerfrakturen des Orbitaldaches eine ausgiebige Enttrümmerung vorgenommen und danach die Knochenresektionszone mit einem gestielten Galeaperiostlappen abgedeckt. Schloffer hatte 1913 [783] erstmals eine Opticusdekompression durch Opticuskanaldachresektion zur Behandlung der Auswirkungen der prämaturen Craniosynostose angegeben. Schloffers Weg war jedoch ein transfrontal-extraduraler, der in solchen Fällen auch gerechtfertigt ist, in denen keine traumatische Schädigung zugrunde liegt und entsprechend mit einer Ausweitung des Eingriffes durch mögliche Verletzungsfolgen am Hirn und der frontalen Basis nicht gerechnet zu werden braucht. In den Fällen einer durch frontobasale Hirnverletzung bedingten Opticusschädigung ist jedoch das transfrontal-intradurale Vorgehen erforderlich. In Fällen, bei denen der Verdacht auf eine Opticusschwellung bestand, haben wir neben der Resektion des Daches des knöchernen Kanals auch eine Incision der Nervenscheide und der Duraduplikation vorgenommen [90, 196, 500, 508, 518, 548, 596, 740, 753, 821, 908]. Es darf nicht unerwähnt bleiben, daß die Mehrzahl der angeführten Autoren aufgrund entmutigender Nachuntersuchungsergebnisse eine operative Intervention lediglich zum Zwecke der Dekompression des Opticus nicht mehr für indiziert hält. Peiper [681] hatte von diesem Eingriff bereits 1945 abgeraten. Dies entspricht auch der eigenen Erfahrung, weshalb wir Dekompressionsoperationen in der letzten Hälfte der Berichtszeit (seit 1960) nicht mehr durchgeführt haben. Von diesem Wandel der Indikationsstellung sind selbstverständlich solche Opticusschädigungen nicht betroffen, die neben anderen typischen Zeichen der frontobasalen Schädelhirnverletzung durch mehr oder minder schwere Frakturierung der vorderen Basis bedingt sind.


## c) Hirnabsceß

Bei Vorliegen eines Hirnabscesses, dessen Vorhandensein und Lokalisation durch Carotis-Angiographie bzw. Luftencephalographie (vgl. Abb. 21) objektiviert wird, erfolgt nach Anlegen eines Bohrloches eine Punktion des Abscesses nach der von Dandy eingeführten und erstmals 1867 durch v. Reuss vorgenommenen Methode. In der Regel werden dabei nach der Entleerung und Klarspülung der Absceßhöhle mit physiologischer Kochsalzlösung zuletzt noch neben einer antibiotischen Lösung auch einige Milliliter Luft eingegeben, um im Anschluß an die Punktion durch Röntgenaufnahmen einen Eindruck der genauen Lage und Größe des Abscesses zu erhalten (Abb. 22). Diese Punktion zum Zwecke der Spülung und Installation von antibiotischer Lösung wird dann, nach Verschluß der Hautwunde, in den nächsten Tagen mehrmals transcutan wiederholt, bis die Absceßhöhle stark verkleinert und ihr Inhalt steril geworden ist. Erst jetzt wird auf transfrontal-osteoplastischem Wege der verbliebene geschrumpfte Absceß, der dann meist nur noch aus seiner Kapsel besteht, exstirpiert. Eine solche Behandlung ist jedoch nur bei Abscessen möglich, um die sich eine Kapsel ausgebildet hat, die also schon älter sind [7, 155, 157, 296, 297, 320, 412, 767, 900, 905, 935, 936, 961]. Bei Frühabscessen ist nach der Punktion eine Spülung wegen der fehlenden Kapsel nicht indiziert und eine sofortige radikale Entfernung des eitrigen Gewebes erforderlich [1, 130, 406, 511, 555, 626, 682, 771, 808, 825, 900, 905, 936, 961].

d) Carotisverletzungen

Die beiden Fälle mit Verletzungen der A. carotis im Syphon- bzw. Cavernosus-Abschnitt wurden durch Ausschaltung der Carotis interna vom Hals bis vor den Abgang der A. ophthalmica behandelt. Nach angiographischer Sicherung des freien Übergangs des Blutstroms über die A. communicans anterior zur anderen Seite wurde zunächst eine Drosselung, dann eine Unterbindung der A. carotis communis durchgeführt und einige Tage später, nach Beobachtung des Patienten, die A. carotis interna am Halse sowie intrakraniell-infraclinoidal unterbunden [156, 157, 309, 425, 900, 902, 1010, 1014].

## C. Intraoperative Befunde

Um einen Eindruck davon zu vermitteln, wie wesentlich gerade der durch die beschriebenen Operationsmethoden gewährleistete breite Zugang und freie Überblick über die vordere Schädelgrube ist, soll nachfolgend noch eine Übersicht über die bei unseren Patienten intra operationem vorgefundenen Verletzungsfolgen gegeben werden.

Von einigen Fällen mit Amaurose und den beiden Fällen mit einer Carotis-verletzung abgesehen, war der Verschluß einer traumatischen Kommunikation zwischen Nasennebenhöhlen und Schädelinnenraum bzw., bei direkt offenen Schädelhirn-verletzungen, die Versorgung der Hirnwunde und der Verschluß des Intraduralraumes nach außen stets die eigentliche Indikation zur Operation. Wie häufig jedoch über den erwarteten Befund hinaus gravierende Nebenbefunde vorliegen, die nur durch eine adäquate Übersicht im Operationsgebiet entsprechend mitversorgt werden können, soll nachfolgend belegt werden.

## 1. Frontobasaler Dura-Knochen-Defekt und Liquorrhoe

Bei 47 Patienten war präoperativ ein Liquorfluß festgestellt worden (vgl. Tabellen 7 und 8). Nur in einem einzigen Falle fand sich trotz klinisch gesicherter, beidseitiger Liquorrhoe kein Defekt bei bifrontaler Freilegung. In 3 Fällen mit sicher einseitiger und stets auf derselben Seite beobachteter Liquorrhoe bestand *beiderseits* ein Defekt; bei allen 3 Patienten wurde eine bifrontale Operation durchgeführt, da die Röntgen-schichtuntersuchung bei zweien den beiderseitigen Defekt präoperativ auswies und bei dem anderen die Schwere des klinischen Zustandes den Verdacht auf eine beider-seitige Frontalhirnschädigung nahelegte. In 2 anderen Fällen mit sicher beiderseitigem Liquorfluß fand sich nur auf einer Seite ein Defekt, wobei die Röntgenuntersuchung keine Verletzung der Nasenscheidewand zeigte.

In 56 Fällen, bei denen präoperativ nie ein Liquorfluß bestanden hatte, fand sich dagegen eine Dura-Knochen-Verletzung, und zwar 43mal einseitig und 13mal beid-seitig. Bei 2 dieser 56 Patienten war eine Pneumatocele nachgewiesen worden, 20 hatten eine Meningitis durchgemacht. Bei den restlichen 34 Patienten bildeten fronto-basale Trümmerfrakturen, perforierende orbito-frontale Verletzungen, Schußverletzun-gen, Amaurose etc. die Indikation zur Operation. In 9 Fällen wurde kein Duradefekt gefunden.

Tabelle 14. *Frontobasaler Dura-Knochen-Defekt und Liquorrhoe*

| A. Fälle mit Defekt | | einseitig | beidseitig | gesamt |
|---|---|---|---|---|
| I. Bei nachgewiesener Liquorrhoe | | | | |
| Defekt einseitig, auf der Seite der Liquorrhoe | | 41 | — | 41 |
| Defekt einseitig, Liquorrhoe beidseitig | | 2 | — | 2 |
| Defekt beidseitig, Liquorrhoe einseitig | | — | 3 | 3 |
| II. Ohne voraufgehende Liquorrhoe | | | | |
| Ohne Meningitis | | 25 | 9 | 34 |
| Mit Meningitis | | 16 | 4 | 20 |
| Mit Pneumatocele | | 2 | — | 2 |
| | | 86 | 16 | 102 |
| B. Fälle ohne Defekt | | | | |
| Liquorrhoe beobachtet | 1 | | | |
| Röntgenbefund positiv | 1 | | | |
| Amaurose als Op-Indikation | 3 | | | 5 |
| C. Knochendefekt ohne Duradefekt | 4 | | | 4 |
| | | — | — | 111 |

In einem Falle (Fall Nr. 104) ohne Liquorfluß, jedoch mit lokal-entzündlichen Symptomen im Narbenbereich supraorbital, nach Jahre zurückliegender schwerer gedeckter Schädelhirnverletzung mit Verlust des linken Auges, hatte die Schichtuntersuchung einen Defekt des Siebbeindaches links ausgewiesen, der jedoch bei der Freilegung nicht bestätigt werden konnte. Es wurde trotzdem, wie auch im obenerwähnten Falle des negativen Operationsbefundes bei vorausgegangener beiderseitiger Liquorrhoe, eine Galeaperiostlappenplastik über die medialen Partien der vorderen Schädelgrube, besonders der Lamina cribriformis, gegeben.

## 2. Art und Lokalisation der frontobasalen Dura-Knochen-Defekte

In 102 Fällen fanden sich intraoperativ Läsionen der Basis der vorderen Schädelgrube. Es handelte sich dabei überwiegend um Lochbrüche, dann folgen in der Reihe der Häufigkeit Trümmerfrakturen, Impressions- und Stückbrüche sowie Frakturlinien unterschiedlicher Ausprägung, die eine oder beide vorderen Schädelgruben durchfurchten (Tabelle 15).

Die Gesamtzahl der Defekte ist mit 187 größer als die Anzahl der Fälle, da bei verschiedenen Patienten mehrere Defekte vorlagen, und zwar in 26 Fällen je 2, in 9 Fällen je 3 und in 7 Fällen je 4 Defekte. Über die Zahl der Defekte, ihre Seitenlokalisation und ihre topographische Lage gibt die Tabelle 16 Auskunft. Es ist daraus zu ersehen, daß das Siebbeindach am häufigsten beteiligt ist, und zwar sowohl isoliert

Tabelle 15. *Art der frontobasalen Frakturen bei Dura-Defekten*

| | einseitig | beidseitig | gesamt |
|---|---|---|---|
| Lochbrüche | 52 | 4 | 56 |
| Trümmerfrakturen | 15 | 6 | 21 |
| Impressions- u. Stückfrakturen | 12 | 3 | 15 |
| Einfache Frakturen (mit Durarissen) | 7 | 3 | 10 |
| | 86 | 16 | 102 |

Tabelle 16. *Lokalisation und Anzahl der frontobasalen Knochendefekte*

| Frakturbezirk | singuläre Defekte | 2 Defekte | 3 bzw. 4 Defekte | Gesamt-zahl | beidseitig |
|---|---|---|---|---|---|
| Stirnhöhlenhinterwand allein | 42 | 7 | 5 | 54 | 3 |
|   mit Siebbeindach | 19 | 4 | 6 | 29 | 3 |
|   mit Orbitaldach | 11 | 2 | 1 | 14 | 4 |
| Orbitaldach allein | 4 | 1 | — | 5 | 1 |
| Siebbeindach allein | 46 | 7 | 3 | 56 | 5 |
|   mit Orbitaldach | 14 | 3 | 1 | 18 | 3 |
| Lamina cribriformis allein | 4 | 1 | — | 5 | 1 |
|   mit Siebbeindach | 3 | 1 | — | 4 | 1 |
|   mit Stirnhöhlenhinterwand | 2 | — | — | 2 | — |
| | 145 | 26 | 16 | 187 | 21 |

(56mal) als auch in Kombination mit Frakturen der Stirnhöhlenhinterwand, des Orbitaldaches und der Lamina cribiformis (insgesamt 107mal). In der Reihe der Häufigkeit folgt dann der Stirnhöhlenhinterwanddefekt, der isoliert 54mal, in Kombination weitere 32mal, also insgesamt 99mal aufgeführt ist. Auf das Orbitaldach beschränkte Defekte kamen nur 5mal vor, 4mal war die Lamina cribriformis isoliert betroffen. 21mal (und zwar bei 16 Fällen, vgl. Tabelle 14) fanden sich Defekte gleichzeitig auf beiden Seiten.

### 3. Besondere Befunde

#### a) Hirnprolaps

In den 102 Fällen, in denen intraoperativ ein Dura-Knochen-Defekt gefunden wurde (vgl. Tabelle 14) war in 20 Fällen ein Hirnprolaps von Erbs- bis Walnußgröße in diesen Defekt eingetreten. Im Tomogramm gelang einmal der Nachweis eines solchen (etwa kirschgroßen) Prolaps in den Nasenraum, in 3 anderen Fällen (in kleinerem Ausmaß) in die Siebbeinzellen. In 12 Fällen war das prolabierte Orbital-hirngewebe so stark degenerativ verändert, daß eine Abtragung notwendig war. In weiteren 6 Fällen war die Frontalhirnbasis durch arachnoidale Verwachsungen über-mäßig stark mit linsen- bis pfennigstückgroßen Lochdefekten verbunden, so daß eine Lösung nur „scharf", mittels Coagulation möglich war. Alle diese Patienten hatten nach dem Trauma eine Meningitis durchgemacht.

#### b) Hirnsubstanzverletzung

31mal fand sich bei der Erstversorgung frontopolar bzw. frontobasal eine *Hirn-trümmerzone* (davon 8mal beiderseitig), die versorgt werden mußte. In 22 Fällen war diese Hirnzertrümmerung durch eine direkte Gewalteinwirkung im Sinne einer un-mittelbar offenen frontobasalen Schädelhirnverletzung, in 9 Fällen dagegen im Rah-men einer sog. gedeckten Schädelhirnverletzung zustande gekommen. In 6 der 31 Fälle bestand eine *Perforation des Frontalpols bzw. des Orbitalhirns* zum Vorderhorn des Seitenventrikels, und zwar 4mal bei direkt offenen und 2mal bei sog. gedeckten frontobasalen Schädelhirnverletzungen. In einem Falle war die Zerstörung des Hirn-gewebes so stark, daß eine Absetzung des ganzen Frontalhirns der betroffenen Seite durchgeführt werden mußte.

Da Erstversorgungen (in Tabelle 18 unter Primär- und Sekundärversorgung aufgeführt) insgesamt in 77 Fällen vorgenommen wurden, ist die prozentuale Häufigkeit begleitender Hirnverletzungen bei 31 Fällen mit 40% sehr beachtlich. Selbst wenn von den 77 erstversorgten Fällen die offenen und Schußverletzungen (31) sowie die allein wegen einer Amaurose (9) bzw. Carotisverletzung (1) operierten Fälle abgerechnet werden (vgl. Tabelle 18), ist der Anteil der 9 kontusionell bedingten Hirnverletzungen an den verbleibenden 36 Fällen mit 25% noch relativ hoch. Demgegenüber ist erwähnenswert, daß sich in 3 von den 11 Fällen, bei welchen eine Meningitis Anlaß zu einer Spätversorgung war (2mal nach primär offener, einmal nach primär „gedeckter" frontobasaler Schädelhirnverletzung), wegen der starken narbigen Veränderungen des Hirngewebes, welches von der Duradefektstelle her mit multiplen kleinen Abscessen von Stecknadelkopfgröße durchsetzt war, eine subtotale Resektion des Frontallappens vorgenommen werden mußte.

Dieses anteilige Verhältnis wird vor allem deshalb hervorgehoben, weil von rhinochirurgischer Seite häufiger darauf hingewiesen wird, daß die frontobasalen Verletzungen allein von der Basis her, auf transethmoidalem Wege, ausreichend versorgt werden könnten [244, 606].

Ein frontobasaler Hirntrümmerherd kann auf transnasalem oder paranasalemfrontoorbitalem Weg kaum als solcher festgestellt und sicherlich nicht adäquat versorgt werden. Schließlich begründet auch Unterberger sein bifrontal-osteoplastisches Vorgehen nicht zuletzt mit dem Hinweis auf den relativ hohen Anteil von Dura-Hirnverletzungen, den er bei 38 mit dieser Methode operierten Fällen mit 75% angibt [919, 920]. Wenn tatsächlich nicht nur größere Duradefekte, sondern auch Hirnverletzungen vorliegen, so ist die intradurale Übersicht für die Versorgungsmöglichkeit sicher eine der wichtigsten Voraussetzungen.

### c) Intrakranielle Hämatome

Diese Voraussetzung eines guten Überblicks gilt nicht nur für die Erkennung und Versorgung von Hirntrümmerherden, sondern auch für die vorher erwähnten Fälle von Hirnprolaps und nicht zuletzt auch für die gelegentlich bestehenden *intrakraniellen Hämatome*, die klinisch stumm bleiben oder durch andere Verletzungsfolgen überdeckt sein können. Bei 12 Patienten fanden sich bei der Operation vorher nicht erkannte bzw. aus dem klinischen Bild nicht erkennbare Hämatome. In 3 Fällen handelte es sich um ein *epidurales*, in 7 weiteren Fällen um ein *subdurales* und in zwei Fällen um ein *intracerebrales Hämatom* des frontopolaren bzw. frontobasalen Markes. Die subduralen Hämatome waren sogenannte Kontusionshämatome, die nicht sehr stark raumfordernd wirkten. Es bestand jedoch in allen Fällen eine deutliche reaktive Hirnschwellung im Verletzungsbereich. Die beiden intracerebralen Hämatome waren walnuß- bzw. pflaumengroß; in beiden Fällen bestand eine stärkergradige Zerstörung der Hirnsubstanz (es handelte sich um sog. gedeckte Schädelhirnverletzungen). In einem Falle wurde nach Absaugung des intracerebralen Hämatoms und der umgebenden Hirntrümmer die entstandene große Höhle mit dem Vorderhorn des Seitenventrikels anastomosiert. Von den 3 epiduralen Hämatomen war nur eines (frontotemporal lokalisiert) wirklich raumbeschränkend, die beiden anderen (frontobasal und frontodorsal gelegen) hatten offenbar keinen wesentlich verschlimmernden Einfluß auf das klinische Bild.

### d) Olfactoriusschädigung

Schließlich sei noch kurz auf die intraoperativ gefundenen Verletzungen des *N. olfactorius* eingegangen. Die präoperativen Riechstörungen, soweit sie nach der klinischen Untersuchung festgestellt werden konnten, wurden bereits erwähnt. Demgegenüber ergab die Operation folgende Befunde: in etwa einem Viertel der Fälle (26) waren die Riechnerven makroskopisch unauffällig. In 43 Fällen war der Riechnerv einer Seite, in 8 Fällen beide Nerven durch die Traumaeinwirkung beschädigt (der Tractus olfactorius durchtrennt bzw. zerrissen, der Bulbus olfactorius zerquetscht bzw. aus der Lamina cribriformis herausgerissen, etc.). In 19 Fällen wurde (13mal einseitig und 6mal beidseitig) der Olfactorius vom Operateur durchtrennt; in wieviel Fällen er dabei bereits verletzt war, ist nicht genau bekannt. In den restlichen 15 Fällen ist der intraoperative Befund nicht überliefert.

In der Literatur wird (vorwiegend von neurochirurgischer Seite) vielfach die Meinung vertreten, daß bei der Versorgung frontobasaler Schädelhirnverletzungen auf den Olfactorius keine Rücksicht genommen zu werden brauche, da er durch das Trauma in den meisten Fällen ohnehin bereits geschädigt und seine Restitution unsicher sei. Es wird im allgemeinen für sicherer gehalten, die Defekte in der Nähe der Lamina cribriformis oder in dieser selbst durch einen Kunststoff oder mit einer Plastik (aus der Falx, aus der Dura, aus der Fascia lata etc.) abzudecken, als auf den N. olfactorius Rücksicht zu nehmen. Es entspricht auch unserer Erfahrung, daß es in bestimmten Fällen besser ist, zugunsten einer sicheren plastischen Deckung der vorderen Schädelgrube den Olfactorius zu opfern.

### e) Fremdkörper

Als eine weitere Besonderheit des intraoperativen Befundes seien abschließend noch (z. T. bereits früher erwähnte) Befunde von *Fremdkörpern* angeführt, die in 5 Fällen beobachtet wurden: in einem Falle waren es 8 Glassplitter aus einer Windschutzscheibe nach Autounfall (vgl. Abb. 20). In einem anderen Falle fanden sich 2 cm tief im basalen Frontalmark mehrere kleine Stückchen grünen Karosserielacks nach Autounfall, weiter ließen sich bei der pathologisch-anatomischen Untersuchung des resezierten Hirngewebes in einem Falle Holzsplitter im Frontoorbitalhirn nachweisen. In einem anderen Falle fand sich ein von der Voroperation zurückgelassener Tampon und schließlich ist noch ein knapp bohnengroßer, in das Frontalmark dislozierter

Tabelle 17. *Übersicht über die intraoperativen Befunde*

| Art des Befundes | einseitig | beidseitig | gesamt |
|---|---|---|---|
| Dura-Knochen-Defekte (Fallzahl) | 86 | 16 | 102 |
| Dura-Knochen-Defekte (Defektzahl) | 166 | 21 | 187 |
| Hirnprolaps | 20 | — | 20 |
| Hirntrümmerherd (bei Erstversorgung) | 23 | 8 | 31 |
|     davon bei gedeckten Verletzungen | 6 | 3 | 9 |
|       bei offenen Verletzungen | 17 | 7 | 24 |
| Perforation des Frontalhirns zum Vorderhorn | 6 | — | 6 |
| Intrakranielle Hämatome (als Nebenbefund) | 12 | — | 12 |
| Olfactorius-Verletzung | 43 | 8 | 51 |
| Fremdkörper intracerebal (ohne Projektile) | 5 | — | 5 |

Knochensplitter zu erwähnen, der im 20. Jahre nach der primär offenen frontobasalen Verletzung zu entzündlichen Reaktionen Anlaß gab. Autolack, Holzsplitter und Tampon waren unerwartete Befunde, die sich auf den vorherigen Röntgenaufnahmen nicht dargestellt hatten.

Eine zusammenfassende Übersicht über die besprochenen Operationsbefunde ist in Tabelle 17 wiedergegeben.

## D. Indikationen

### 1. Indikationen für die Art des operativen Vorgehens

Für die Festlegung der *Seite* bei einseitiger Operation war neben der genauen Vorgeschichte (Bestehen eines Liquorflusses; Beobachtung der Seite, eines Seitenwechsels bzw. der Beidseitigkeit des Liquorflusses) der klinische Befund und vor allem das Ergebnis der eingehenden Röntgenuntersuchung, besonders der Tomographie im sagittalen und frontalen Strahlengang, maßgebend. Wo irgend nötig, wurden in neuerer Zeit szintigraphische Untersuchungen mit suboccipitaler Injektion von RIHSA-[131]J zur Objektivierung frontobasaler Defektstellen und ihrer Seitenlokalisation herangezogen (vgl. Abb. 16, 17). Ließ sich nach solchen Erhebungen *eindeutig* und *zweifelsfrei* die Einseitigkeit der Verletzung festlegen, so wurde der osteoplastische Zugang zu dieser betreffenden Seite gewählt.

In allen Zweifelsfällen und in allen Fällen, wo nach irgendeinem Befund aus Anamnese, Klinik und Röntgenuntersuchung die Beteiligung beider Seiten auch nur möglich erschien, wurde die bifrontale Craniotomie vorgezogen.

Nach unserer Erfahrung ist die bifrontale Freilegung grundsätzlich das zweckmäßigere Verfahren, von dem nur bei eindeutiger Lateralisation der Schädigung zugunsten des einseitigen Vorgehens abgewichen werden sollte. Bei *frischen Verletzungen*, offenen oder sog. gedeckten, wird das Vorgehen im einzelnen oft von der Art der vorliegenden Schädigung bestimmt werden. Gelegentlich zwingt auch der Zustand des Patienten unmittelbar nach der Verletzung dazu, den zeitlich kürzesten und am wenigsten belastenden Eingriff zu wählen. Bei den *Sekundärversorgungen* dagegen spielen diese Gesichtspunkte in der Regel keine Rolle und hier sollte dann bei der Wahl des Vorgehens nicht die Überlegung vorherrschen, inwieweit eine beidseitige Freilegung vermeidbar sei, sondern jene, ob eine beidseitige Freilegung nicht doch besser sei, wenn auch manche Hinweise für eine Einseitigkeit der Schädigung sprechen.

Weder allein vom klinischen Bild her noch allein durch den Röntgenbefund läßt sich eine Einseitigkeit der frontobasalen Schädigung sichern: der *Liquorfluß* z. B. kann trotz Einseitigkeit eine bilaterale Verletzung nicht ausschließen. Der Defekt der „stummen" Seite kann durch Hirnprolaps, Verklebungen etc. vorübergehend abgedichtet sein. So fand sich in 3 Fällen intraoperativ ein beiderseitiger Dura-Knochen-Defekt, obwohl die Liquorrhoe stets nur einseitig und stets auf derselben Seite bestand. Ebenso ist umgekehrt das Fehlen einer Liquorrhoe kein sicherer Beweis gegen das Bestehen einer traumatischen Kommunikation: in 56 Fällen konnte intraoperativ ein Dura-Knochen-Defekt festgestellt werden, ohne daß je eine Liquorrhoe nachgewiesen worden wäre. Das heißt, beim größeren Teil der Patienten mit frontobasalen Dura-Knochen-Defekten (56 von 102 = 54,9%) bestand keine Liquorrhoe, gegenüber nur 46 (= 45,1%) mit Liquorfluß. Bei 13 dieser Patienten betraf die Schädigung sogar beide Seiten (vgl. Tabelle 14) gegenüber nur 3 Patienten mit beiderseitigem Defekt und Liquorrhoe.

Eine *Riechstörung* ist als Seitenhinweis vollends unsicher: einmal ist sie bei frischen Traumen in der Regel nicht prüfbar, zum anderen sind die subjektiven Angaben oft zu wenig präzise, als daß daraus eine Indikation für die Seite der operativen Freilegung hergeleitet werden dürfte. Nicht zuletzt kann die kontusionelle Schädigung des Bulbus bzw. Tractus olfactorius auf der Seite der unverletzten frontalen Basis stärker sein oder die Ursache der festgestellten Riechstörung kann weit ab von der frontobasalen Region, im Verlauf der Riechstrahlung oder in den Riechzentren liegen.

Der *Röntgenbefund* schließlich vermag, wie bereits dargelegt, nicht in allen Fällen das wirkliche Ausmaß der Knochenverletzung wiederzugeben. Wie sich aus den Operationsbefunden ergab, war in 28 Fällen (= 25,2%) die basale Knochenverletzung wesentlich ausgeprägter, als es durch die eingehende Röntgenuntersuchung erfaßt werden konnte. Das trifft besonders auf Lochdefekte zu, die in 15 Fällen (= 14,7%) röntgenologisch als solche nicht erkennbar waren.

Zur sicheren Abklärung der Einseitigkeit der frontobasalen Verletzungsfolgen müssen also alle erreichbaren klinischen und röntgenologischen Befunde zueinander in Beziehung gesetzt und abgewogen werden, sofern von diesem Urteil die Indikation zu einseitiger Freilegung abhängig gemacht wird.

Bei den 40 Fällen, in denen die Operation mittels bifrontalem Vorgehen durchgeführt wurde (vgl. Tabelle 12), waren folgende *Indikationen für die beiderseitige Freilegung* maßgebend: in 12 Fällen bestand eine fronto-medio-basale Schädelhirnverletzung, bei welcher die medialen Anteile beider frontoorbitaler Regionen betroffen waren; in 8 Fällen war ein Liquorfluß aus *beiden* Nasenlöchern beobachtet worden und in 20 Fällen deutete der klinische und röntgenologische Befund auf eine bifrontale Schädigung hin (wobei 3mal allein klinische und 3mal vorwiegend klinische Befunde, 10mal allein röntgenologische und 4mal vorwiegend röntgenologische Befunde ausschlaggebend waren).

## 2. Indikationen für die Operation selbst

Die Indikation für das operative Eingreifen bei den 111 operierten Fällen ist aus Tabelle 18 ersichtlich. Je nach dem Zeitpunkt der Operation sind 3 Gruppen von Eingriffen unterschieden:

a) die *Primärversorgung* (38 Fälle) in unmittelbarem Anschluß an den Unfall innerhalb 24 (maximal 48) Stunden;

b) die *Sekundärversorgung* (39 Fälle), die entweder im Sinne einer verzögerten primären oder frühen sekundären Versorgung in einem Zeitraum von 2—3 Tagen und einigen Wochen nach dem Trauma durchgeführt wurde, jeweils jedoch im Rahmen der Erstbehandlung der Unfallfolgen. Gründe für eine *verzögerte primäre Versorgung* waren z. B. die Unmöglichkeit des sofortigen Eingreifens durch die Schwere des Zustandes (Schock, zentrale Regulationsstörungen, Kombinationsverletzungen etc.), Schwierigkeiten der primären Erkennung der Art der Verletzung (durch initiale Bewußtlosigkeit, verzögertes Auftreten eines Liquorflusses, Unmöglichkeit in den ersten Tagen Röntgenaufnahmen anzufertigen etc.), verspätete Überweisung, erst nach dem Auftreten von Komplikationen (z. B. Frühinfektion, Pneumatocele).

Eine *frühe sekundäre Versorgung* wurde meist nach konservativer Behandlung einer früh eingetretenen entzündlichen Komplikation (Meningitis) durchgeführt oder hatte ihren Grund in einer relativ späten Überweisung der Patienten aus anderen Krankenanstalten.

Tabelle 18. *Operationsindikationen und Art der Versorgung*

|  |  |  |
|---|---|---|
| I. Primärversorgung |  | 38 |
| offene frontobasale Schädelhirnverletzung | 28 |  |
| schwere gedeckte Schädelhirnverletzung | 5 |  |
| Schußverletzung | 3 |  |
| Amaurose (bei gedeckter Verletzung) | 2 |  |
| II. Sekundärversorgung |  | 39 |
| Liquorrhoe | 12 |  |
| Meningitis | 8 |  |
| Amaurose | 7 |  |
| Röntgenbefund | 7 |  |
| Pneumatocele | 3 |  |
| Ophthalmoplegie und Fraktur | 1 |  |
| Carotisverletzung | 1 |  |
| III. Spätversorgung |  | 34 |
| Meningitis | 11 |  |
| Liquorrhoe | 10 |  |
| Lokale Störung im Bereich der Verletzung | 6 |  |
| Absceß | 2 |  |
| Carotis-Sinus cavernosus-Aneurysma | 1 |  |
| Kosmetische Gesichtspunkte | 4 |  |
|  |  | 111 |

c) Eine *Spätversorgung* erfolgte in 34 Fällen, wobei jeweils Monate bis Jahre seit dem Unfall und der sich unmittelbar daran anschließenden Erstbehandlung verstrichen waren.

Unabhängig vom Zeitpunkt bzw. der Art des Eingriffes ergeben sich, geordnet in der Reihenfolge der Häufigkeit ihres Vorkommens, für unser Patientengut folgende Indikationsgruppen: an der Spitze die *offenen* Schädelhirnverletzungen, die (mit 31 Fällen) fast ein Drittel des Operationsgutes ausmachen; daß sie eine unmittelbare und absolute Operationsindikation darstellen, ist selbstverständlich. Zu fast gleichen Anteilen sind danach die *Liquorrhoe* (22 Fälle) und die *entzündlichen Komplikationen* (21 Fälle) vertreten. Im Verein mit dem klinischen Bild war in 13 Fällen der *Röntgenbefund* (Lochbrüche, Trümmerfrakturen etc.) überwiegender Grund zu operativem Vorgehen (die später aufgeführten 3 Pneumatocelen gehören strenggenommen noch hierher). Eine *Amaurose*, die im Rahmen gedeckter Verletzungen bei insgesamt 16 Fällen beobachtet wurde, gab in 9 Fällen — bei Würdigung sowohl der zeitlichen Entwicklung der Sehstörung wie auch des klinischen Gesamtbildes und der röntgenologisch faßbaren Verletzungsfolgen — die Operationsindikation ab. Wegen *seltenerer Komplikationen* wurde in 15 Fällen die Operation angesetzt, darunter 3mal bei Pneumatocele und 6mal bei lokal-entzündlichen Reaktionen im Bereich des früheren frontobasalen Wundgebietes; 2mal war eine Carotisverletzung, 4mal waren kosmetische Gesichtspunkte Anlaß zur Operation.

## E. Postoperativer Verlauf und Mortalität

### 1. Außerfachliche Zuständigkeitsfragen

Vorab ist festzuhalten, daß *keiner* der operativ behandelten 111 Patienten *während* der Operation oder im weiteren Verlauf an den *Folgen der Operation* verstarb. Überwiegend waren die postoperativen Störungen bedingt durch die Folgen bzw. Auswirkungen der primärtraumatischen Hirnschädigung.

Bei entsprechendem Primärbefund oder in allen Fällen, wo im Verlauf Schwierigkeiten auftraten bzw. zu erwarten waren, deren Behandlung die Grenzen des eigenen Fachgebietes überschritt, wurde die Situation durch Hinzuziehen der jeweiligen Fachvertreter bzw. Verlegung in die zuständigen Kliniken geklärt. So bei 18 Fällen von Mittelgesichtsverletzungen und 8 Fällen von Kombinationsverletzungen. Diese Patienten, die den neurochirurgischen Eingriff komplikationslos überstanden, wurden später, sofern noch andere chirurgische Maßnahmen erforderlich waren, durch die Chirurgische bzw. die Zahn-, Mund- und Kieferklinik behandelt. In 10 Fällen, bei denen durch die Folgen der primärtraumatischen Hirnschädigung eine neurochirurgische Überwachung vordringlich erschien, verblieben diese Patienten in unserer Klinik und wurden von der Chirurgischen bzw. der Zahn-, Mund- und Kieferklinik konsiliarisch betreut. Die restlichen Patienten wurden nach etwa 5 Tagen (einige bereits unmittelbar nach der Operation) in die genannten Kliniken zur Weiterbehandlung verlegt.

In ähnlicher Weise wurden Überschneidungen der fachlichen Zuständigkeit mit der Hals-Nasen-Ohrenklinik gehandhabt: 6 Patienten wurden nach Abschluß der unmittelbar postoperativen Behandlung zur Revision der Nasennebenhöhlen (besonders Ausräumung der Siebbeinzellen und der Keilbeinhöhle) in die Hals-Nasen-Ohrenklinik verlegt, bei 3 anderen Patienten wurde eine rhinochirurgische Revision am gleichen Tag im Anschluß an die neurochirurgische Operation durchgeführt und in 3 weiteren Fällen erfolgte die rhinochirurgische Versorgung in unmittelbarem Anschluß an die neurochirurgische während derselben Narkose. Umgekehrt wurden uns 4 Patienten nach Ausräumung der Nasennebenhöhlen von der Hals-Nasen-Ohrenklinik zur transfrontalen plastischen Deckung eines bei der Erstversorgung festgestellten Defektes weiterverlegt.

## 2. Postoperative Komplikationen

Bei der Unterteilung der *postoperativen Komplikationen* in allgemeine (extracerebrale), cerebral bedingte und spezifisch frontobasale ergibt sich folgendes Bild:

Tabelle 19. *Komplikationen im postoperativen Verlauf*

| | | |
|---|---|---|
| I. Extracerebrale Komplikationen | | 5 |
| Wundheilungsstörungen | 3 | |
| Epidurales Empyem | 1 | |
| Zentralarterienembolie | 1 | |
| II. Cerebrale Komplikationen | | 15 |
| Zentrale Regulationsstörungen (durch primärtraumatische Hirnschädigung bzw. reaktive posttraumatische Hirnschwellung) | 14 | |
| Passageres Decerebrationssyndrom | 1 | |
| III. Spezifisch frontobasale Komplikationen | | 14 |
| Liquorrhoe-„Rezidiv" (von der nichtoperierten Seite ausgehend) | 1 | |
| Meningitis | 5 | |
| Orbitalhirnsyndrom | 7 | |
| Diabetes insipidus | 1 | |
| | | 34 |

### a) Allgemeine, extracerebrale Komplikationen

11 in schwerem Schockzustand eingelieferte Patienten konnten nach Deschockierung der Operation unterzogen werden und boten danach im weiteren Verlauf keine Komplikationen mehr.

In 3 anderen Fällen traten durch entzündliche Reaktionen im Wundbereich der Kopfschwarte Sekundärheilungen auf, die ohne neuerliches operatives Eingreifen durch lokal-antiphlogistische und antibiotische Maßnahmen abheilten.

Im Falle einer frontoorbitalen Schußverletzung kam es zu einem epiduralen Empyem, welches 4 Wochen nach der Erstversorgung ausgeräumt wurde unter Mitentfernung des Knochendeckels. Der Patient, der seit der Verletzung comatös war, verstarb in der 7. Woche nach dem Trauma an den Folgen einer Septicopyämie. In einem weiteren Falle (der unter spezifisch frontobasalen Komplikationen näher beschrieben wird), trat am ersten Tag nach der Operation eine Zentralarterienembolie des linken Auges auf.

### b) Cerebral bedingte Komplikationen

fanden sich in 18 Fällen. Der auf Seite 86 beschriebene Fall (Nr. 116) bot nach der Operation über etwa 4 Wochen ein schweres Bild zentraler Regulationsstörungen; in den ersten Tagen post operationem bestand eine tiefe, komatöse Bewußtlosigkeit mit Hyperthermie, Atemrhythmusstörungen und hypertoner Kreislaufregulationsstörung; unter entsprechenden Maßnahmen hellte das Bewußtsein allmählich auf, die Zeichen der zentralen Fehlsteuerung klangen über Wochen langsam ab. Von 17 Fällen, die bereits bei Einlieferung Zeichen einer schweren cerebralen Schädigung boten, wurden 12 operiert. 2 von ihnen starben (6 Tage bzw. 6 Wochen nach der Operation) an den Folgen der schweren primär-traumatischen Hirnschädigung (vgl. Tabelle 21), während bei den restlichen 10 Patienten die z. T. noch Tage bis Wochen über den Operationszeitpunkt hinaus fortwirkenden zentralen Regulationsstörungen infolge Hirnverletzung bzw. reaktiver Hirnschwellung beherrscht werden konnten. Transitorische Atemregulationsstörungen wurden in weiteren 2 Fällen, zentralbedingte Kreislaufregulationsstörungen im Sinne einer hypotonen Dysregulation in 3 Fällen innerhalb der ersten 5 Tage nach der Operation beobachtet. Cerebrale Komplikationen, die allein durch die Operation bedingt und sicher ohne Zusammenhang mit dem unmittelbar vorausgegangenen Trauma waren, ließen sich im Rahmen der Erstversorgung nicht registrieren und bei den Spätversorgungen nur in dem einen beschriebenen Falle (Nr. 116), in welchem der mit Abscessen durchsetzte Frontallappen bis dicht an den Kopf der Stammganglien heran reseziert werden mußte. Daß bei allen anderen Spätversorgungen keine zentralbedingten Störungen auftraten, spricht zusätzlich für die primär-traumatische Genese der nach Erstversorgungen beobachteten Erscheinungen, die zum größten Teil (12 Fälle) bereits präoperativ bestanden hatten.

### c) Spezifisch frontobasale Komplikationen

wurden in 14 Fällen beobachtet, und zwar trat in einem Fall ein erneuter Liquorfluß auf, 5mal eine Meningitis, 7mal entwickelte sich ein Orbitalhirnsyndrom und in einem Falle wurde ein transitorischer Diabetes insipidus registriert.

Der Patient, bei dem eine Liquorrhoe (auf der nicht operierten Seite!) erneut auftrat, bot folgenden interessanten Krankheitsverlauf:

Fall Nr. 58: Der 30jährige Mann war mit seinem Moped auf dem Weg zur Arbeit von einem Pkw angefahren worden. Weil er aus Mund und Nase blutete und sich über Stirn und Nase mehrere kleine Platzwunden zugezogen hatte, wurde er in eine HNO-Fachabteilung eingeliefert. Er war 4 Stunden bewußtlos und 2 Tage benommen. Der zugezogene Neurologe stellte eine Contusio cerebri fest. Die Röntgenaufnahmen ließen eine Fraktur mit Impression des rechten Orbitaldaches und mehrere Frakturen der rechten Stirn und Stirnhöhle erkennen, ferner war die linke frontoparietale Region frakturiert, die linke frontobasale Region schien nicht betroffen. Liquorfluß wurde nicht beobachtet. Es wurde eine frontobasale Schädelhirnverletzung diagnostiziert. Bei Besserung unter konservativer Behandlung Entlassung nach 2 Wochen stationärer Beobachtung. 9 Monate später Angabe eines sporadischen Liquorflusses beiderseits, jedoch wird bei näherem Befragen die rechte Nase als Austrittsstelle angegeben. Überweisung zu uns; die Liquorrhoe war inzwischen wieder versiegt. Nochmalige Röntgenuntersuchung (ohne Tomographie) ergibt keinen Anhalt für Fraktur der linksseitigen Basis. Weiterhin finden sich homonyme Gesichtsfelddefekte rechtsseitig, die als Kontusionsfolge gedeutet werden, ferner am Fundus eine Abblassung der temporalen Papillenhälfte links, deren Genese unklar bleibt. Subjektiv bestehen Doppelbilder durch eine Oculomotorius- und Abducensschwäche rechts. Ferner besteht eine Hyperpathie im 1. und 2. Trigeminusast rechts. Es wurde eine transfrontale intradurale Freilegung rechts durchgeführt, wobei sich ein erbsgroßer Defekt über dem rechten Siebbeindach und eine Fraktur des Orbitaldaches mit Aussprengung eines Fragments aus dem lateralen Orbitaldach fand. Ein gestielter Galeaperiostlappen wurde auf die rechte frontale Basis gedeckt. Postoperativ unauffälliger Verlauf, nach 6 Wochen Wiederaufnahme der Arbeit als Maurer. Nach 18 Monaten Wiedervorstellung mit der Angabe, daß am ersten Arbeitstag nach einer 8tägigen Grippeerkrankung Gehirnwasser aus der linken Nasenöffnung gelaufen sei. Die stationäre Beobachtung bestätigte eine linksseitige Liquorrhoe. Die jetzt durchgeführten Schichtaufnahmen ergaben einen Defekt des linken Siebbeindaches, und es wurde eine neuerliche linksseitige transfrontal-intradurale Operation durchgeführt. Es fand sich eine Dura-Knochen-Lücke von Pfennigstückgröße im Bereich des linken Siebbeindaches und des linken medialen Orbitaldaches. Auch die linke vordere Basis wurde mit einem gestielten Galeaperiostlappen plastisch gedeckt. Am ersten postoperativen Tag gab der Patient plötzlich an, daß er mit dem linken Auge nicht mehr sehe: es fand sich eine amaurotische Pupillenstarre links, die Spiegelung des Augenhintergrundes zeigte das Bild einer Embolie der A. centralis retinae. Trotz sofort eingeleiteter Therapiemaßnahmen blieb die Amaurose links bestehen. Der weitere Verlauf war sonst unauffällig, der Verletzte war nach 3 Monaten wieder bedingt arbeitsfähig. Bei einer Nachuntersuchung 2 Jahre nach dieser zweiten Operation war der Patient in einem guten Allgemeinzustand, der Liquorfluß war nicht mehr aufgetreten, er war arbeitsfähig und klagte vor allem über die Visuseinbuße durch die Amaurose links und die bereits früher nachgewiesene Gesichtsfeldeinschränkung rechts.

Der Fall lehrt einmal mehr, daß es in allen Zweifelsfällen besser ist, bifrontal vorzugehen, selbst wenn, wie hier, keine sehr deutlichen Hinweise auf eine Beteiligung beider Seiten vorliegen (anfängliche Unsicherheit des Patienten, ob der Liquorfluß nicht aus beiden Nasenlöchern gekommen sei, Fraktur auch der linken frontalen Schädelkalotte, partielle Opticusatrophie links). Der Fall zeigt weiterhin, daß stets eine ausgiebige Röntgenuntersuchung, insbesondere auch Tomographie vorgenommen werden sollte, welch letztere hier offensichtlich unter dem Eindruck der scheinbar guten Beurteilbarkeit der Schädelübersichtsaufnahmen, der Nasennebenhöhlen- und Rheseaufnahmen primär nicht für notwendig gehalten wurde. Bedauerlicherweise trat dann nach der zweiten Operation bei bereits vorhandener homonymer Gesichtsfeldstörung als zusätzliche Komplikation die zur Amaurose führende Zentralarterienembolie links ein.

In den 5 Fällen mit *Meningitis* war bei 2 die Infektion bereits der Grund zur Einweisung (2 bzw. 4 Tage nach dem Unfall) gewesen. Wegen der Dringlichkeit einer Versorgung wurde trotz bestehender Meningitis die Operation unter Antibiotika-

Schutz vorgenommen, jedoch konnte die fortschreitende Infektion nicht beherrscht werden. Beide Patienten verstarben am 8. bzw. 14. Tage post operationem. In einem 3. Fall war eine Woche nach der Operation eine Pyocyaneus-Meningitis aufgetreten, an deren Folgen der Patient am 14. Tag postoperativ verstarb. Die Obduktion ergab, daß noch ein zweiter Dura-Knochen-Defekt zur Keilbeinhöhle unter dem Tuberculum sellae bestand, der bei der Deckung des Siebbeindachdefektes übersehen worden war. In den beiden restlichen Fällen konnte die am 3. bzw. 5. Tag post operationem aufgetrete Meningitis erfolgreich bekämpft werden. Beide Patienten sind arbeitsfähig geworden, unter 10 bzw. 9 Jahre dauernder Nachbeobachtung ist keine Komplikation mehr aufgetreten.

*Psychoorganische Störungen* traten in 7 Fällen innerhalb der ersten beiden Wochen nach dem Eingriff komplizierend in Erscheinung unter dem Bild eines Orbitalhirnsyndroms. Bei 3 dieser Patienten war das Orbitalhirnsyndrom sehr augenfällig, bei den 4 anderen nur angedeutet vorhanden. In allen Fällen waren intraoperativ ausgedehnte Hirntrümmerherde vorgefunden worden. In anderen Fällen mit mehr oder minder schweren Hirntrümmerherden konnten ähnliche Störungen beobachtet werden.

Schließlich sei noch ein Fall angeführt, in dem nach der Operation ein *Diabetes insipidus* aufgetreten ist. Diese Komplikation wurde beobachtet vom 9. bis 33. Tag post operationem mit täglichen Urinmengen bis zu 4,5 Litern und einem spezifischen Gewicht zwischen 1001 und 1008. Im Konzentrationsversuch nach Volhard war 1010 das höchste erreichte spezifische Gewicht bei einer 24-Stundenmenge von 2000 ml Urin. Eine Stoffwechselstörung ließ sich in mehreren Untersuchungen nicht objektivieren, jedoch spricht der prompte Rückgang der Polyurie und des Durstgefühls nach Gaben von Hypophysenhinterlappenextrakt in Form von Schnupfpulver für die Realität der Störung. Bei dem 22jährigen Patienten, der wegen einer einseitigen Amaurose einige Stunden nach dem Unfall operiert wurde (Opticusdekompression) stellte sich röntgenologisch neben einer in das Foramen N. optici ziehenden klaffenden Fraktur (Abb. 30) auf der seitlichen Übersichtsaufnahme und dem Tomogramm eine Fraktur der vorderen Sellalehne (Abb. 31) dar, so daß auch von diesen Befunden her eine kontusionelle Schädigung der Hypophysenregion als wahrscheinlich anzusehen ist.

Der Vollständigkeit halber sei noch ein Fall erwähnt, bei dem ein halbes Jahr nach der Operation ein vorher nicht nachgewiesener und im Gegenteil durch ent-

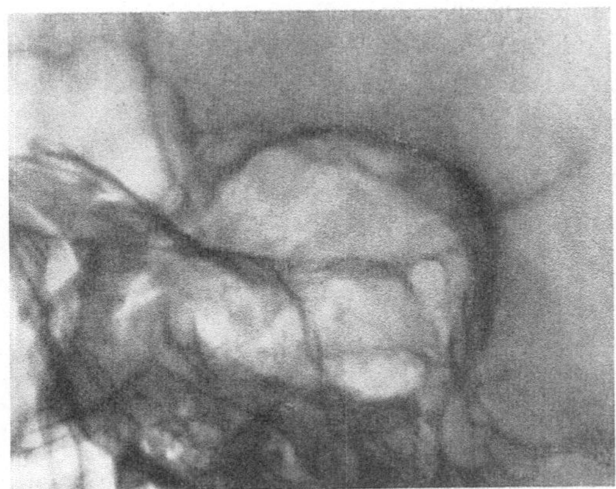

Abb. 30. In das Foramen n. optici auslaufende klaffende Fraktur in der Darstellung nach Rhese

sprechende Untersuchungen als nicht vorhanden belegter Diabetes mellitus stärkeren Grades auftrat. Ein Zusammenhang zwischen der Operation bzw. dem 4 Jahre früher erlittenen Trauma und dem Auftreten des Diabetes mellitus war jedoch nicht zu sichern und wurde von uns gutachterlich verneint.

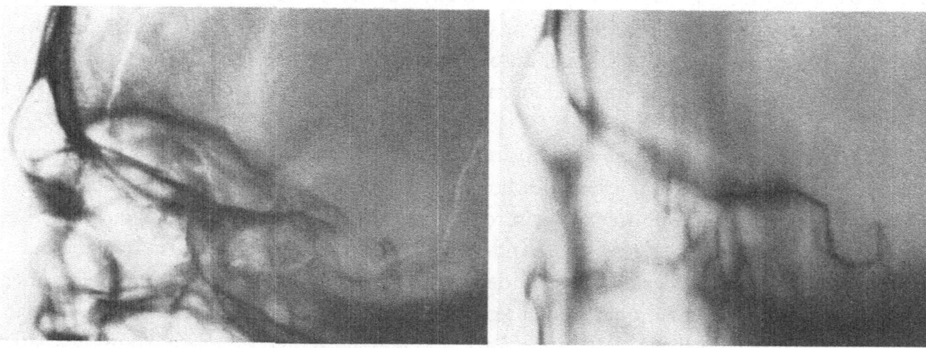

Abb. 31. Fraktur der vorderen Sellalehne in der Übersichtsaufnahme und im Sellaschichtbild

### 3. Katamnese

Alle erreichbaren Patienten wurden einer Nachuntersuchung unterzogen. 15 waren im Verlauf der stationären Behandlung verstorben. Von den 113 restlichen Patienten kamen 73 zur Nachuntersuchung, 13 erschienen nicht, waren aber in den Jahren vorher gelegentlich zur ambulanten Kontrolle in der Klinik gewesen und eine Rückfrage beim Hausarzt bzw. der Krankenkasse ergab, daß sie arbeitsfähig seien und nicht unter Krankheitserscheinungen leiden würden, die mit dem Unfall oder der Operation in Verbindung stünden. 27 Patienten (19 operativ und 8 konservativ behandelte) waren seit ihrer Entlassung nicht mehr gesehen worden und waren auch für die Aufforderung zu einer Nachuntersuchung nicht erreichbar. Es blieb unklar, ob sie noch leben. Es ließen sich somit lediglich 86 Patienten (das sind 67% der Gesamtzahl) katamnestisch erfassen.

Tabelle 20. *Arbeitsfähigkeit bei Nachuntersuchung*

| Zeitabstand von Op | M.d.E. 0—33% | M.d.E. über 33% | Gesamtzahl |
|---|---|---|---|
| 1 Jahr | 11 | 6 | 17 |
| 2 Jahre | 23 | 2 | 25 |
| 3 Jahre | 7 | 4 | 11 |
| 4 Jahre | 10 | 4 | 14 |
| 5 Jahre | 7 | 2 | 9 |
| 6 Jahre | 3 | — | 3 |
| 7 Jahre | 1 | — | 1 |
| 8 Jahre | 1 | 2 | 3 |
| 9 Jahre | 1 | — | 1 |
| 10 Jahre | 2 | — | 2 |
| | 66 | 20 | 86 |

In Tabelle 20 sind die 86 nachuntersuchten Patienten in der Unterscheidung nach dem Grad ihrer Arbeitsfähigkeit und nach der Länge des zeitlichen Abstandes von der Operation aufgeführt. Als Maßstab des aktuellen körperlichen Zustandes wurde der Grad der bestehenden Arbeitsfähigkeit genommen. Bei den wenigen Frauen dieser Gruppe (5) wurde die Herabsetzung der Arbeitskraft durch die Folgen der erlittenen Verletzung in einem ähnlichen Sinne wie bei den Männern zu schätzen versucht. Es zeigte sich, daß der Grad der bestehenden bzw. nach dem Trauma wieder erreichten Arbeitsfähigkeit in keinem Falle Auswirkungen bzw. Nachwirkungen der durchgeführten Operation, sondern offenbar — soweit bei einer einmaligen kurzen ambulanten Untersuchung zu beurteilen — durch die Folgen der erlittenen hirntraumatischen Schädigung bedingt war. Entsprechend erscheinen die Patienten mit der stärkeren primärtraumatischen Hirnschädigung zum größten Teil in der Gruppe der über 33% erwerbsgeminderten Nachuntersuchten.

Völlig arbeitsunfähig war keiner der reinen frontobasalen Fälle, 6 der Patienten mit schwerergradigen Kombinations- oder Hirnverletzungen waren 50%, je einer 60 bzw. 80% erwerbsgemindert. Bei 12 weiteren betrug die Minderung der Erwerbsfähigkeit 40%.

Die größere Gruppe von 66 Patienten war entweder voll arbeitsfähig oder es betrug die Herabsetzung ihrer Erwerbsfähigkeit aus den Folgen der erlittenen Verletzung unter 33%.

Außer in dem bereits erwähnten Fall, der noch ein zweites Mal auf der anderen Seite operiert werden mußte, war keine rezidivierende Liquorrhoe mehr aufgetreten. Klagen über gelegentliche Kopfschmerzen, besonders im Narbengebiet der Stirn sowie die Neigung zu hypotonen Kreislaufdysregulationen wurden angegeben und dürften als Folge der erlittenen kontusionellen Hirnschädigung anzusehen sein. Dasselbe gilt von einer traumatischen Epilepsie, die bei 3 Patienten bestand. Augenmuskelstörungen (Abducensschwäche) fanden sich bei 2, Visusbeeinträchtigungen bei 8 Patienten. In 21 Fällen bestanden einseitige, in weiteren 14 Fällen beidseitige Geruchsstörungen, 3 Patienten klagten über gelegentliches Auftreten abnormer Geruchswahrnehmungen. Entzündliche Komplikationen waren zwischenzeitlich in keinem der nachuntersuchten Fälle eingetreten, die Narbenverhältnisse des Operationsgebietes waren durchweg reizlos.

## 4. Mortalität

Insgesamt verstarben 15 der 128 Patienten im Laufe der stationären Behandlung. 13 von ihnen waren operiert, 2 konservativ behandelt worden. Das entspricht einer Mortalität von 11,7%, bezogen auf die Gesamtzahl der behandelten Fälle (128) und von 11,5%, bezogen auf die Zahl der operierten Patienten.

Bei keinem der 13 operativ behandelten Patienten war die Operation als solche die unmittelbare Todesursache. In 4 Fällen waren die Folgen der primär-traumatischen Hirnschädigung, in 6 Fällen die fortschreitende, auf das Gehirn übergreifende Infektion und in 5 Fällen periphere, mittelbar traumabedingte Ursachen für den Tod verantwortlich zu machen. In 12 Fällen wurde die klinische Diagnose durch eine Obduktion gesichert. Es zeigte sich dabei, daß die Folgen der Infektion bei 2 der aus „peripheren Ursachen" verstorbenen Patienten für das Ableben verantwortlich waren: im einen Fall war durch die infektiös-toxische Nierenschädigung eine Anurie, im anderen

Tabelle 21. *Ursachen und Zeitpunkt des Ablebens*

| Todesursache | Überlebenszeit pop. (Tage) | Obduktion (Fallzahl) | Gesamtzahl |
|---|---|---|---|
| Primär-traumatische Hirnschädigung | 5[a], 6, 11[a], 42 | 4 | 4 |
| Fortschreitende Infektion | | | |
| (Meningoencephalitis) | 1, 6, 8, 14, 14, 28 | 5 | 6 |
| Periphere Ursachen | | | 5 |
| Reflextod bei Intubation | 4 | — | |
| Anurie | 5 | 1 | |
| Bronchopneumonie | 9 | 1 | |
| Fulminante Lungenembolie | 18 | 1 | |
| Septicopyämie | 46 | 1 | |
| | | 13 | 15 |

[a] Konservative Behandlung

Falle eine Septicopyämie aufgetreten. Danach sind, im weiteren Sinne, nicht 6, sondern 8 Todesfälle der Infektion (die im Gefolge einer traumatischen Kommunikation auftrat) anzulasten.

# VI. Diskussion

## Zur Frage der Operationsindikation

Die wesentlichste Frage, die sich aus den dargelegten Befunden vor dem Hintergrund der Ausführungen über die Klinik und die operativen Behandlungsmöglichkeiten der frontobasalen Schädelhirnverletzungen ergibt, ist die Frage der *Indikationsstellung*.

Die *Notwendigkeit* der *operativen* Behandlung der frontobasalen Schädelhirnverletzungen muß, mit geringen Ausnahmen, nach allem bisher Erörterten als selbstverständlich vorausgesetzt werden, da das wirkliche Ausmaß der traumatischen Schädigung der vorderen Schädelbasis und des Gehirns selbst vom klinischen Bild und den einzelnen Befunden her nur in wenigen Fällen adäquat zu erfassen ist. Dies geht aus den meisten Beobachtungen anderer Untersucher und aus den dargelegten Erfahrungen am eigenen Krankengut hervor. Der intraoperative Befund überrascht immer wieder durch die Ausgedehntheit, Vielfältigkeit und Schwere der versorgungsnotwendigen Verletzungsfolgen.

Aus dieser Sicht (der Diskrepanz zwischen tatsächlicher Schädigung und ihrer Manifestation im klinischen Bild) ergeben sich zwei Forderungen für die Behandlung der frontobasalen Schädelhirnverletzungen:

1. Die Indikation zur operativen Revision darf nicht allein von der Schwere des klinischen Befundes abhängig gemacht werden; die Operation ist auch dort sehr häufig notwendig, wo lediglich Hinweise auf eine traumatische Kommunikation vorliegen. Der Verdacht bzw. die Unmöglichkeit eines sicheren Ausschlusses einer traumatischen Kommunikation sollte in bestimmt gelagerten Fällen bereits Anlaß genug zu einer operativen Revision sein. Die Indikation zur Operation bei frontobasalen Schädelhirnverletzungen sollte also eher großzügiger gehandhabt werden, als es derzeit vielerorts noch geschieht. Von einer intensiven Diagnostik mit allen zur Verfügung stehenden Mitteln darf eine solche erweiterte Indikationsstellung selbstverständlich nicht abhalten.

2. Die andere Forderung betrifft das operative Vorgehen als solches: alle Erfahrungen sprechen für einen breiten, übersichtlichen Zugangsweg, der die Möglichkeit bietet,

a) alle vorliegenden, versorgungsnotwendigen Schädigungen zu erkennen, insbesondere auch jene, die über die nach der präoperativen Diagnostik erwarteten Befunde hinausgehen und

b) alle diese Verletzungsfolgen auch wirklich adäquat, situationsgerecht und dauerhaft zu versorgen.

Daß unter diesen Gesichtspunkten der *neurochirurgische Weg des transfrontal-intraduralen Operationsverfahrens die Methode der Wahl ist*, steht nach allen diesbezüglichen Erfahrungen außer Zweifel. Die rhinochirurgischen Techniken sind zur

Erkennung und zur sicheren Versorgung von Duraverletzungen und besonders der relativ häufigen intraduralen Komplikationen (in unserem Material betrug der Anteil der begleitenden Hirnverletzungen 27,9%!) nur bedingt geeignet.

Unsere Forderung nach einer großzügigeren, „weiteren" Indikationsstellung zur operativen Revision nach frontobasalen Schädelhirnverletzungen, die von verschiedenen Operateuren nicht widerspruchslos hingenommen werden dürfte, wird mit folgenden Argumenten begründet:

1. Die erwähnte Häufigkeit klinisch nicht erkennbarer intrakranieller Verletzungsfolgen;

2. die Häufigkeit und Schwere der Früh- und Spätkomplikationen, deren Risiko dasjenige einer Operation weit übersteigt;

3. die mit dem neurochirurgischen transfrontal-intraduralen Operationsverfahren zur Verfügung stehende operativ-technisch einwandfreie und definitive Versorgungsmöglichkeit, die für den Patienten praktisch ohne Risiko ist, keine Operationsmortalität hat und das Auftreten von Komplikationen sicher verhindern kann.

Bei schweren Verletzungen (z. B. direkt offene, perforierende frontoorbitale Verletzungen, Stück- und Impressionsbrüche etc.) wird die Notwendigkeit einer baldigen operativen Versorgung allgemein als selbstverständlich angesehen. Ebenfalls werden die Komplikationen der traumatischen Kommunikation (Pneumatocele, Meningitis, Meningoencephalitis, Absceß) als absolute Indikationen für eine Operation anerkannt. Divergierende Auffassungen bestehen jedoch, wie im ersten Teil dargelegt, immer noch in der Anerkennung bzw. Wertung der Rhinoliquorrhoe als solcher und der einfachen, die intrakraniellen Wände der Nasennebenhöhlen betreffenden Frakturen als Indikation zu einer operativen Revision.

Bei nachgewiesener Liquorrhoe als einzigem Symptom der frontobasalen Verletzung kann es nicht im Interesse des Patienten sein, die durch das Vorhandensein eines Liquorflusses bewiesene traumatische Kommunikation durch konservative Behandlung zu ignorieren oder bei frühem Versiegen der Liquorrhoe den Verschluß dieser traumatischen Kommunikation mit dem Hinweis auf die Möglichkeit einer Spontanheilung zu unterlassen. Nach aller Erfahrung ist diese sog. „Spontanheilung" eine Scheinheilung. Eine einigermaßen sichere Aussage über den Verschluß der inneren, frontobasalen Pforte des Kommunikationsweges ist de facto nur durch eine Inspektion des Gebietes der Defektstelle von intradural her und damit eben nur durch einen operativen Eingriff möglich.

Auch der Vorschlag einer „ambulanten Nachbeobachtung" ist irreal und letztlich nicht im Sinne des Patienten, weil er die Tatsache des Bestehens einer traumatischen Kommunikation praktisch solange ignoriert, bis dieselbe aufs neue durch den Eintritt einer Komplikation bewiesen wird. Eine solche „Nachbeobachtung" umgeht eine klare Stellungnahme zur Operation und schiebt praktisch ein aktives Eingreifen nur so lange hinaus, bis eine schließlich eingetretene Komplikation die Indikation zur Operation unter nachgerade verschlechterten Ausgangsbedingungen liefert. Der günstigste Zeitpunkt für einen operativen Eingriff im Hinblick sowohl auf den lokalen Befund im Bereich der intrakraniellen Verletzungsbezirke wie im Hinblick auf die Verhütbarkeit möglicher Komplikationen und nicht zuletzt auch im Hinblick auf die psychische Situation des Verletzten dürfte innerhalb der 2. Woche nach dem Trauma gelegen sein.

Die Indikation zu einer operativen Versorgung sollte nicht vom späteren Verlauf abhängig gemacht und die aktive Entscheidung angesichts des Primärbefundes nicht durch das Warten auf eine Komplikation umgangen werden. Wie aus dem eigenen Krankengut gezeigt werden konnte, ist im Hinblick auf die Häufigkeit von Komplikationen mit der Möglichkeit des Wiederaufgehens jedes der Spontanheilung überlassenen frontobasalen Defekts über Jahrzehnte hinweg immer zu rechnen.

Sowohl die Dauer des Bestehens der Liquorrhoe als auch der Zeitpunkt ihres Auftretens nach dem Trauma sollte bei der Frage der Operationsindikation keine Rolle spielen. Eine sicher nachgewiesene Liquorrhoe, auch wenn sie nur Stunden bestanden hat, beweist die traumatische Kommunikation und damit die prinzipielle Gefährdung des Patienten. Die Indikation sollte darüber hinaus nicht von einer schematischen Wertung der Dauer des Bestehenbleibens der Liquorrhoe abhängig gemacht werden, nach welcher nur dann eine Operation für gerechtfertigt gehalten wird, wenn der Liquorfluß 2, 4 oder 8 Tage oder gar mehrere Wochen bestehen bleibt. Eine solche Einstellung ist schon deshalb ungerechtfertigt, weil bekanntlich auch eine prophylaktische „Abdeckung" mit Breitbandantibioticum das Auftreten einer Meningitis nicht verhindern kann und weil nicht zuletzt eine einmal eingetretene Meningitis auch unter den heutigen therapeutischen Möglichkeiten eine schwere, lebensbedrohliche Erkrankung ist. Dies bestätigen eindrucksvolle Beispiele in der Literatur immer wieder aufs neue; so ein Fall von Wappenschmidt und Grote [959]: bei einem Patienten war unmittelbar nach dem Trauma für kurze Zeit eine Liquorrhoe beobachtet und wegen ihres nur kurzzeitigen Auftretens von einer Operation abgesehen worden; 3 Monate später erkrankte dieser Patient an einer schweren Meningitis, an deren Folgen er verstarb. Ähnlich der Fall von Merelli [595]. Es sei hierbei nochmals daran erinnert, daß 6, strenggenommen sogar 8 der 15 Todesfälle unseres Beobachtungsgutes an einer fortschreitenden Infektion verstarben!

Es wird immer wieder verkannt, daß die operative Behandlung der frontobasalen Schädelhirnverletzungen ihren Sinn im wesentlichen in der *Verhütung* der durch die traumatische Kommunikation *möglichen Komplikationen* hat, sofern nicht noch andere Verletzungsfolgen einer operativen Versorgung bedürfen. Es wurde im ersten Teil ausführlich dargelegt, daß gerade die Häufigkeit und Schwere posttraumatischer — vorwiegend entzündlicher — Komplikationen in der Geschichte der Behandlung der frontobasalen Schädelhirnverletzungen den Anstoß zur Wandlung der Einstellung von einer kontemplativen zu einer aktiv-operativen Haltung gegeben hat. Bei dem nachgerade erreichten Stand der operativ-technischen Möglichkeiten, bei dem geringen Risiko der neurochirurgischen Operationsverfahren und nicht zuletzt im Hinblick auf die günstige Versorgungsmöglichkeit von der topographischen Situation her sollten *nicht erst die Komplikationen der traumatischen Kommunikation*, sondern *die traumatische Kommunikation selbst* als *absolute* Operationsindikation anerkannt werden.

Stärke oder Zeitpunkt des Auftretens der Liquorrhoe oder gar erst deren Komplikationen, die es ja durch eine operative Intervention zu vermeiden gilt, sollten nicht zur Indikationsstellung herangezogen werden, sondern die traumatische Kommunikation schlechthin, deren Vorhandensein durch den Liquorfluß bewiesen wird. Es ist ohnehin nur der kleinere Teil der Fälle (in unserem Material z. B. 36,7%), bei denen sich das Vorliegen einer traumatischen Kommunikation überhaupt durch eine Liquorrhoe kundtut. In einer nicht geringen Anzahl von Fällen läßt sich die Kommunikation nach dem klinischen Bild weder vermuten noch trotz intensiver Diagnostik nachweisen. Durch solche Fälle wird die Komplikationsrate der frontobasalen Schädelhirnverletzungen bereits genug belastet, da gerade sie es sind, bei denen der

Eintritt einer Komplikation im weiteren Verlauf erst den Nachweis der bestehenden traumatischen Kommunikation erbringt.

Schließlich zeigt das Problem der sekundären Liquorrhoe, wie unsicher jede formalistische Grenzziehung bei der Indikationsstellung ist. So unverdächtig auch der klinische Befund im Frühstadium sein mag, die Tatsache, daß in einer vorher nicht bestimmbaren Anzahl von Fällen im weiteren Verlauf (nach Monaten bis Jahren) eine Liquorrhoe auftreten kann, beweist die Wichtigkeit einer gewissenhaften Prüfung der Operationsnotwendigkeit und einer intensiven, auf den Nachweis bzw. den Ausschluß einer traumatischen Kommunikation ausgerichteten Diagnostik bei der Erstbehandlung unmittelbar nach dem Trauma. Auch in diesen Fällen der sekundären Liquorrhoe ist es, mit den Worten von Dandy, reine Glückssache, ob diese Spätkomplikation in der Form der Spätliquorrhoe oder in der wesentlich ungünstigeren und gefährlicheren Form der Spätinfektion auftritt.

*Einfache Frakturlinien*, die oft der einzige Hinweis auf die stattgehabte frontale Gewalteinwirkung sind, sollten immer zu einer ausgiebigen Diagnostik Anlaß geben. Sie stellen als solche keine Indikation zu einem operativen Eingreifen dar, können jedoch, besonders wenn sie in die intrakraniellen Wände der Nasennebenhöhlen auslaufen, ein Leitsymptom für die Suche nach zusätzlichen Merkmalen von Verletzungsfolgen am frontobasalen Schädel sein. Statt aus dem Fehlen offensichtlicher Zeichen einer traumatischen Kommunikation oder ausgedehnter Trümmerfrakturen oder anderer augenscheinlicher Hinweise auf eine frontobasale Schädigung eine Operation von vornherein abzulehnen, sollte bei dem Befund solcher einfacher, in die Nasennebenhöhlen einstrahlender Frakturen zunächst geprüft werden, ob nicht doch noch andere Zeichen für eine frontobasale Schädigung vorliegen, deren Summation eine Operationsindikation abgeben könnte. Auch hier ist es im Sinne des Patienten, im Hinblick auf das geringe Risiko der Operation und den Stand der operativen Technik eher einmal mehr zu einer operativen Revision zu schreiten, als den Patienten durch eine vorschnelle Ablehnung eines Eingriffes der Gefährdung durch eine Spätschädigung auszusetzen.

In Würdigung aller dieser Gesichtspunkte sind nach den Erfahrungen am eigenen Krankengut und nach den in der Literatur niedergelegten Beobachtungen folgende *Indikationen für eine operative Behandlung der frontobasalen Schädelhirnverletzungen* zu empfehlen:

### I. *Absolute Indikationen:*

1. Alle *direkt offenen* frontobasalen Schädelhirnverletzungen, u. a. Schußverletzungen, Fremdkörperverletzungen, orbitofrontale perforierende Verletzungen, etc.;

2. bei den *sog. gedeckten* frontobasalen Schädelhirnverletzungen

a) alle Verletzungen mit den sicheren Zeichen einer *traumatischen Kommunikation:* also *jede sicher nachgewiesene Rhinoliquorrhoe* ohne Rücksicht auf den Zeitpunkt ihres Auftretens, auf die Dauer ihres Bestehens, auf die Stärke des Liquorflusses oder auf die Art ihres Auftretens (intermittierend, nur unter Belastung, etc.); ferner alle Fälle mit *intrakranieller Luftansammlung* (Pneumatocele);

b) Gefäßverletzungen (Carotiswandschädigung, Carotis-Sinus cavernosus-Aneurysma, etc.);

3. alle Fälle, in denen der *Röntgenbefund* schwere und ausgedehnte Schädigungen ergibt, auch ohne Hinweise auf das Bestehen einer traumatischen Kommunikation

(Trümmerfrakturen, Impressionsbrüche, Lochbrüche im Bereich der Stirnhöhlenhinterwand, des Siebbeindaches, der Lamina cribriformis und des Orbitaldaches, ferner frontomediale Einrammung im Nasenwurzelbereich mit Luxation des Vomer und (oder) Abriß des Nasenseptums unmittelbar am Dach der Nasenhöhle);

4. alle *entzündlichen Komplikationen* im Gefolge einer frontobasalen Schädelhirnverletzung auch ohne vorausgegangenen Nachweis des Bestehens einer traumatischen Kommunikation (Meningitis, Meningoencephalitis, Absceß) und ohne Rücksicht auf den Zeitpunkt ihres Auftretens nach dem Unfall; ferner *lokal-entzündliche Komplikationen* nach frontobasaler Schädelhirnverletzung mit oder ohne Zeichen einer bestehenden oder bestandenen Kommunikation: Orbitalphlegmone, Sinusitis frontalis, Sinusitis ethmoidalis etc., Osteomyelitis, Empyem der Nasennebenhöhlen, u. a. m.;

## II. *Relative Indikationen:*

1. Einfache, in die Nasennebenhöhlen einstrahlende Frakturen ohne sichere Zeichen einer Eröffnung des Intraduralraumes;

2. Frontobasale Schädelhirnverletzungen mit Frakturen bei bestehender Infektion der Nasennebenhöhlen bzw. bei Rhinitis ohne Zeichen einer traumatischen Kommunikation;

3. Amaurose oder Ophthalmoplegie nach frontobasalen Verletzungen;

4. Kosmetische Gesichtspunkte (Impressionen der Frontoorbitalregion, Knochendefekte, etc.).

*Der günstigste Zeitpunkt für die operative Versorgung* liegt

bei *frischen* Verletzungen nach dem Abklingen der unmittelbaren Traumafolgen, besonders nach Überwindung einer reaktiven Hirnschwellung, also etwa am Ende der ersten oder am Beginn der zweiten Woche nach dem Unfall;

bei *entzündlichen* Komplikationen unmittelbar nach dem Abklingen der Infektion, wobei dieses Abklingen je nach Art und Schwere des klinischen Bildes durch aktive Maßnahmen (Liquorausblasung) gesteuert werden sollte; sofern der klinische Zustand nicht ein sofortiges Eingreifen auch bei florierender Meningitis erforderlich machen sollte, ist es immer besser, die Operation im Intervall durchzuführen;

bei nicht entzündlichen *Spätkomplikationen* möglichst bald nach dem Auftreten der Komplikation, entsprechend dem klinischen Bild.

### *Zur Frage des operativen Vorgehens*

Nach den überwiegenden Erfahrungen der Literatur und nach den dargelegten eigenen Erfahrungen ist der *neurochirurgische Weg des transfrontal-intraduralen Vorgehens* bei den meisten Formen frontobasaler Verletzungen der vorteilhafteste. Dieses Operationsverfahren erfüllt die Forderung der größtmöglichen Übersicht über die vordere Schädelgrube, der bestmöglichen Manipulierbarkeit im Verletzungsbereich und die Möglichkeit der Vornahme einer plastischen Deckung am besten, vor allem bei Verwendung eines Galeaperiostlappens, weil ein solcher bereits bei Bildung des Hautschnittes nach Dandy bzw. Souttar in der Größe der umschnittenen Kopfschwarte als Plastik zur Verfügung steht. Wenn sich nach allen diagnostischen Maßnahmen die Seite der Schädigung nicht *eindeutig* bestimmen läßt, so ist in allen Zweifelsfällen der *bifrontale* Zugang vorzuziehen.

Ein *transfrontal-extradurales* Vorgehen kann in den Fällen ausreichend sein, in denen lediglich die Stirnhöhlenhinterwand und die vorderen Abschnitte der frontalen Basis betroffen sind. Auch bei extraduralem Vorgehen sollte jedoch immer zur Inspektion des Schädelinnenraumes und des Gehirns die Dura eröffnet werden. Bei Weichteilverletzungen der Stirn oder bei direkt offenen Schädelhirnverletzungen wird das operative Vorgehen in der Regel durch die Art und das Ausmaß der bestehenden Verletzungen bestimmt sein. Hierbei ist häufig eine osteoklastische Trepanation nicht zu vermeiden. Der entstehende Knochendefekt kann nach Maßgabe der jeweiligen Situation sofort oder später mit körpereigenem Knochen bzw. mit Kunststoff gedeckt werden.

Zur Deckung der Duradefektstelle hat sich nach unseren Erfahrungen der frontal gestielte Galeaperiostlappen als besonders geeignet erwiesen, sowohl zur intraduralen wie auch extraduralen Applikation. Ein besonderer Vorteil des gestielten Galeaperiostlappens liegt in der Möglichkeit, die gleichzeitig eröffneten Stirnhöhlen gegen den Epiduralraum abzudecken. Ein solches Vorgehen ermöglicht es darüber hinaus, die Stirnhöhlen bei der osteoplastischen Craniotomie in bestimmten Fällen mit zu eröffnen, wodurch sie von oben her einsehbar und für eine Ausräumung sowie für die Herstellung eines breiten Abflusses zur Nase zugänglich werden.

Diese Möglichkeit der operativen Versorgung bei breitem Zugang und guter Übersicht stellen gleichzeitig alle engen, schwerer einsehbaren Zugänge durch die Nase bzw. durch die Nasennebenhöhlen in Frage, deren kleines Operationsfeld sowohl das Erkennen bzw. Auffinden der Schädigungsstelle im Bereich der hinteren Anteile der vorderen Basis, wie auch eine sichere Versorgung im Sinne eines definitiven Verschlusses der Defektstelle schwierig gestaltet. Nicht zuletzt ist eine Erkennung und Versorgung begleitender Hirnverletzungen bei diesem Vorgehen nicht möglich. Diese Schwierigkeiten halfen, unter dem Eindruck der sachlichen Notwendigkeit, einen Wandel auch in der Art des rhinochirurgischen Vorgehens anzubahnen: in zunehmendem Maße wird aus Gründen der Übersicht, der besseren Versorgungsmöglichkeit sowie auch aus kosmetischen Rücksichten der herkömmliche rhinochirurgische direkte Weg zur Frakturstelle an der Basis verlassen zugunsten einer transfrontal-extraduralen Operationsweise.

### Zur Frage der fachlichen Kompetenz

Bei der operativen Versorgung der frontobasalen Schädelhirnverletzungen überschneiden sich die Fach- und Interessengebiete mehrerer Disziplinen: Chirurgie, Hals-Nasen-Ohrenheilkunde, Kieferchirurgie, Ophthalmologie und Neurochirurgie. Unbeabsichtigte „Übergriffe" in den Grenzzonen der fachlichen Zuständigkeit sind bei der Versorgung solcher Schädelhirnverletzungen immer möglich. In seltenen Fällen muß der zuerst mit dem Fall konfrontierte Facharzt, der damit ja auch in die Verantwortung für den Patienten gesetzt ist, aus vitaler Indikation einen nicht aufschiebbaren Eingriff nach bestem Wissen ausführen, ohne primäre Rücksicht auf seine fachliche Zuständigkeit. Solche Notfälle bilden jedoch die Ausnahme. In der Regel ist genügend Zeit, die zuständigen Fachvertreter einzuschalten und nach konsiliarischer Besprechung Ablauf, Reihenfolge und Zeitpunkt der von den verschiedenen Seiten für notwendig erachteten Maßnahmen festzulegen.

Im weitaus größten Teil der Fälle wird die fachliche Zuständigkeit bereits durch die Art der Verletzung klar bestimmt: so steht die neurochirurgische Versorgung bei den offenen Schädelhirnverletzungen oder in allen den Fällen, welche Anzeichen einer Gehirnschädigung bieten, außer Frage. Andererseits werden Mittelgesichtsverletzungen häufig primär dem Kieferchirurgen, Patienten mit zusätzlichen laterobasalen Schädelverletzungen, bei denen eine Ohrbeteiligung im Vordergrund steht, dem Hals-Nasen-

Ohrenarzt, Patienten mit Mitverletzungen des Auges dem Ophthalmologen zugewiesen und Patienten mit Contusio cerebri oder Mitverletzungen des Stammes bzw. der Extremitäten dem Allgemeinchirurgen.

Sowohl die meisten Berührungspunkte als auch die größten fachlichen Interessen haben bei der Versorgung frontobasaler Schädelhirnverletzungen der Neurochirurg und der Hals-Nasen-Ohrenarzt, so daß gerade die Vertreter dieser beiden Fachrichtungen zu einer besonders intensiven Zusammenarbeit bei der Behandlung dieser Verletzungen aufgerufen sind. Diese Zusammenarbeit kann sich bis zur gleichzeitigen gemeinsamen operativen Tätigkeit am selben Patienten erstrecken.

In einer solchen Zusammenarbeit sollten unter Ausklammerung fachlicher Prestigefragen — nicht selten werden solche stark herausgestellt [244, 323, 606] — die Bedürfnisse des Patienten im Vordergrund stehen. In akuten Fällen wird, wie betont, immer der primär zugezogene Facharzt nach Maßgabe seiner Möglichkeiten die Behandlung einleiten [368], wobei die präliminare Enttrümmerung verletzter Nasennebenhöhlen als ein relativ einfach durchzuführender, den auch in schwererem Zustand befindlichen Patienten nicht sehr belastender Eingriff häufig indiziert sein dürfte [536, 611, 999]. Nach Abklingen der unmittelbaren traumabedingten Reaktionen des Gehirns sollte dann — gegen Ende der ersten Woche — der neurochirurgische Eingriff durchgeführt werden [76, 269, 394, 484, 562, 920, 999]. Erfordern der Zustand des Patienten bzw. die Wundverhältnisse eine sofortige neurochirurgische Versorgung, so wird die rhinochirurgische Maßnahme entweder — sofern die örtlichen Gegebenheiten dies erlauben — in der gleichen Narkose angeschlossen oder nach Abschluß der Wundheilung aus der Erstoperation nachträglich in einer 2. Sitzung vorgenommen werden können.

Diese Form der Versorgung hat z. B. Escher [216] in fast der Hälfte seiner Fälle anwenden können. In ähnlicher Weise wurden 3 unserer Patienten einer neurochirurgischen und rhinochirurgischen Versorgung in der gleichen Operationssitzung unterzogen, bei 4 Fällen wurde eine rhinochirurgische Versorgung der Nasennebenhöhlen 6—10 Tage nach der neurochirurgischen Operation durchgeführt und bei 5 Patienten wurde vor dem neurochirurgischen Eingriff eine Ausräumung der Nasennebenhöhlen vom Rhinochirurgen durchgeführt. Je nach der Größe der Stirnhöhlen selbst und nach der Breite ihrer Eröffnung bei der osteoplastischen Craniotomie wird auch der Neurochirurg gelegentlich im Rahmen seines Eingriffes von oben her eine Ausräumung der Stirnhöhlen durchführen und einen Zugang zur Nase schaffen können.

Die Auseinandersetzung der beiden Fachdisziplinen Hals-Nasen-Ohrenheilkunde und Neurochirurgie um die optimale Versorgung der frontobasalen Schädelhirnverletzungen kann im Bewußtsein des gegenseitigen Aufeinanderverwiesenseins und im wohlverstandenen Interesse des Patienten in einer für beide Fächer befruchtenden Zusammenarbeit ausmünden. Aus versorgungstechnischen, aus örtlichen oder zeitlichen Gründen kann sich dabei immer wieder die Möglichkeit oder Notwendigkeit einer fachlichen „Grenzüberschreitung" in der Operationssituation ergeben. Eine solche Grenzüberschreitung kann aber dort nie zu einer Prestigefrage werden, wo sie auf dem Boden einer echten Zusammenarbeit erwächst, wie sie bereits vielerorts praktiziert wird und nicht nur den Hals-Nasen-Ohrenarzt und den Neurochirurgen, sondern auch Allgemeinchirurgen, Kieferchirurgen und Ophthalmologen umschließt [76, 81, 172, 193, 269, 323, 367, 368, 384, 385, 394, 431, 432, 461, 484, 491, 591, 593, 606, 639, 679, 680, 819, 878, 919, 920, 1006, 1007].

# VII. Zusammenfassung

Die frontobasalen Schädelhirnverletzungen stellen eine eigenständige Gruppe unter den Schädelbasisverletzungen dar. Drei Merkmale bestimmen ihre Sonderstellung: das einheitliche klinische Bild, ihre durch anatomische Besonderheiten bedingten typischen Komplikationen sowie die Möglichkeit bzw. Notwendigkeit einer operativen Versorgung.

Durch Frakturierung der endokraniellen Wände des Nasendaches und der Nasennebenhöhlen bei gleichzeitigem Einreißen der basalen Dura verursacht das Trauma eine Kommunikation zwischen Schädelinnenraum und Außenwelt. Die Möglichkeit dieser sog. traumatischen Kommunikation stempelt jede frontobasale zu einer potentiell offenen Schädelhirnverletzung und die dadurch gegebene Komplikationsgefährdung macht eine operative Versorgung zum Zwecke des Verschlusses dieser Kommunikation notwendig.

Beweisend für das Vorliegen einer traumatischen Kommunikation sind Austritt von Liquor aus der Nase (Rhinoliquorrhoe) bzw. Eintritt von Luft in den Schädelinnenraum (Pneumatocephalus). Die klinischen Zeichen einer durch stärkere Rhinoliquorrhoe bedingten Liquorhypotension und eine objektivierbare Riechstörung als Ausdruck einer traumatischen Schädigung des Riechnerven können neben dem direkten Nachweis der Verletzungsfolgen am Schädelknochen durch die Röntgendarstellung weitere Hinweise für das Bestehen einer offenen Verletzung der frontalen Basis geben.

Die klassischen Symptome der traumatischen Kommunikation (Rhinoliquorrhoe und Pneumatocephalus) fehlen im größeren Teil aller Fälle durch Verlegung der inneren Pforte der Kommunikation im frischen Stadium oder durch Ausbildung von Verwachsungen im älteren Stadium der Verletzung. Auch der röntgenologische Nachweis der frontobasalen Defektstelle gelingt nicht immer. Oft beweist erst der Eintritt einer Komplikation das Bestehen dieses für die Therapie und damit die Prognose der Verletzung so wichtigen Kommunikationsweges.

Durch die Möglichkeit der Keimeinwanderung aus Nase und Nasennebenhöhlen stellt die traumatische Kommunikation eine erhebliche Gefährdung des Patienten dar. Meningitis, Meningoencephalitis und Gehirnabsceß sind die ebenso typischen wie häufigen und gefährlichen Komplikationen im Gefolge dieser Verletzung. Besonders die Spätinfektionen Jahre nach dem Trauma und die Rezidivhäufigkeit einmal eingetretener Infektionen beweisen einerseits die Notwendigkeit eines operativen Verschlusses und andererseits die Fragwürdigkeit der Spontanheilung, die in der Regel nur eine Scheinheilung ist.

Das Auftreten einer traumatischen Kommunikation stellt keinen sicheren Maßstab für die Schwere der Schädelhirnverletzung dar, sie kann auch durch relativ leichte Traumen zustande kommen. Die Schädigung der Hirnsubstanz ist dagegen immer Ausdruck einer schweren Verletzung, deren Ausmaß den Verlauf und die Prognose des einzelnen Falles wesentlich bestimmt. Orbitalhirnsyndrom und hypophysär-hypothalamische Regulationsstörungen sind Zeichen einer umschriebenen Hirnsubstanzschädigung im Bereich der Basis, die in der Regel jedoch in den Zeichen einer schwereren traumatischen Allgemeinschädigung des Gehirns untergehen. Schädigungen der vorderen Hirnnerven (I—VI) sowie der A. carotis interna gehören weiterhin, wenn auch seltener, zum klinischen Bild der frontobasalen Schädelhirnverletzung.

Die historische Entwicklung der operativen Behandlung der frontobasalen Schädelhirnverletzung nahm ihren Ausgang von der Erkenntnis, daß die Häufigkeit und Schwere der infektiösen Komplikationen im Gefolge der traumatischen Kommunikation nur durch aktive Maßnahmen operativer Art am Orte der Schädigung wirksam bekämpft werden kann.

Von seiten der Oto-Rhino-Chirurgie wurde zuerst — gegen den Widerstand der Allgemeinchirurgen — die Enttrümmerung bzw. Ausräumung der Nasennebenhöhlen propagiert und durchgeführt mit dem Ziel, durch aktive Säuberungsmaßnahmen des Verletzungsgebietes der inneren Pforte der traumatischen Kommunikation den eindringenden Keimen einen Nährboden zu entziehen und damit einer Spätinfektion vorzubeugen. Dieses Vorgehen leitete die aktiv-operative Behandlung der Schädelbasisverletzungen ein. Der Fortschritt der operativen Technik im Rahmen der Neurochirurgie führte dann, besonders im Zusammenhang der Verletzungen der vorderen Schädelbasis, zur Ausarbeitung von Operationsverfahren, die den Verschluß der Defektstelle vom Schädelinnenraum her (extra- bzw. intradural) ermöglichten.

Dieses direkte operative Angehen der intrakraniellen Defektstelle als der inneren Mündung der traumatischen Kommunikation entwickelte sich in Verfolgung des Prinzips, jede offene in eine geschlossene Verletzung überzuführen, also der Notwendigkeit, die innere Abgeschlossenheit des Intraduralraumes wiederherzustellen.

Im Streit der Meinungen über die fachliche Kompetenz und die zweckmäßigste Art des operativen Vorgehens hat sich allmählich aus den Erfahrungen vor allem der neurochirurgischen in Konfrontation mit der rhinochirurgischen Methodik das neurochirurgische Verfahren des transfrontal-intraduralen Weges als die Methode der Wahl zur Behandlung der frontobasalen Schädelhirnverletzungen erwiesen.

Unter Darlegung der Erfahrungen in der Behandlung von 128 frontobasalen Schädelhirnverletzungen in einem Zeitraum von 10 Jahren wurden die an unserer Klinik besonders geübte Methode der operativen Versorgung und ihre Ergebnisse dargestellt. Im Vergleich zu den in der Literatur niedergelegten Beobachtungen und Ansichten mit den Befunden und Ergebnissen des eigenen Materials wurde versucht, die Notwendigkeit und die Zweckmäßigkeit dieser Behandlungsart unter Berücksichtigung ihrer Indikationen aufzuzeigen.

Diese Darstellung unserer eigenen Operationsmethode und ihrer Vorteile gegenüber anderen Verfahren — besonders den rhinochirurgischen — ist neben der Herausarbeitung einer klaren Indikationsliste ein besonderes Anliegen dieser Arbeit. Es sollte gezeigt werden, daß das Risiko für den Patienten nicht in der operativen Versorgung als solcher, sondern in der Gefahr des Auftretens von Komplikationen im Gefolge der traumatischen Kommunikation liegt und daß eine Operation diese Gefahr sicher und dauerhaft zu verhüten vermag. Die Mortalität der frontobasalen Verletzungen geht auch unter den heutigen Möglichkeiten der antibiotischen Behandlung noch immer zu einem Großteil zu Lasten entzündlicher Komplikationen, welche damit den ebenfalls nicht geringen Anteil der primär-traumatischen Hirnschädigung als Todesursache noch übertreffen.

Die Notwendigkeit einer Operation wird noch besonders durch die Häufigkeit und Schwere der Traumafolgen an der Gehirnsubstanz und ein durch die präoperative Diagnostik nur selten erfaßbares Ausmaß der frontobasalen Dura-Knochen-Defekte unterstrichen. Diese Erfahrung ist ein besonderes Argument für die Forderung, die Behandlung der frontobasalen Schädelhirnverletzungen in die Hände des Neurochirurgen zu legen.

In der Frage der Indikation zur Operation ergab die Durchsicht der Literatur, daß eine präzisere Fassung der Indikationsliste besonders im Hinblick auf das Leitsymptom der traumatischen Rhinoliquorrhoe erforderlich ist. Bei der erwiesenen Notwendigkeit der operativen Versorgung wird vorgeschlagen, die Rhinoliquorrhoe schlechthin, unabhängig vom Zeitpunkt ihres Auftretens, ihrer Dauer oder Stärke als absolute Indikation anzuerkennen, da sie das Vorliegen einer traumatischen Kommunikation beweist, in deren sicherem Verschluß zum Zwecke der Abwendung aller durch sie möglichen Komplikationen der Sinn der operativen Versorgung der frontobasalen Schädelhirnverletzung überhaupt gelegen ist.

Angesichts der günstigen und praktisch risikofreien Versorgungsmöglichkeit und im Bewußtsein der Gefährdung des Patienten durch die bestehende traumatische Kommunikation ist die „Verpflichtung zu aktiv-operativem Handeln" bei frontobasalen Schädelhirnverletzungen, auf die Henschen [356] bereits 1938 mahnend hinwies, eher noch größer geworden. Nach den Erfahrungen der seither verflossenen 3 Jahrzehnte und unter dem Eindruck des nach Häufigkeit und Schwere ungleich höheren Anfalls solcher Verletzungen ist diese Verpflichtung durch den Fortschritt der operativ-technischen Möglichkeiten für den verantwortlichen Arzt mehr und mehr gewachsen und das Ringen der verschiedenen Fachdisziplinen um die bestmögliche Art der Versorgung dürfte in dem wesentlich stärkeren Teambewußtsein unserer Zeit eher ein verbindender denn ein trennender Faktor sein.

# Literatur


1. Aboulker, P., Le Beau, J., Sterkers, J. M., Elbaz, P.: Traitement des fistules méningées ethmoidofrontales. A propos de 15 cas opérés avec succès par voie exocrânienne. Ann. Oto-laryng. (Paris) **83**, 27—32 (1966).
2. Acrel, O.: Chirurgiska Händelser. Ed.: H. Fougt. Stockholm 1775. Deutsche Übersetzung von Murray, H.: Chirurgische Beobachtungen. Göttingen 1777.
3. Adson, A. W.: Cerebrospinal rhinorrhea; surgical repair of fistula: report of a case. Proc. Mayo Clin. **16**, 385—387 (1941).
4. — Cerebrospinal rhinorrhea: surgical repair of craniosinus fistula. Ann. Surg **114**, 697—705 (1941).
5. — Cerebrospinal rhinorrhea associated with Pneumocephalus, pneumococcic meningitis and brain abscess. Proc. Mayo Clin. **16**, 746—749 (1941).
6. — Results following surgical repair of craniosinus fistula for cerebrospinal rhinorrhea: abstract of a published paper with comment on subsequent experience. Proc. Mayo Clin. **17**, 281—286 (1942).
7. —, Craic, W. M.: The surgical management of brain abscesses. Ann. Surg. **101**, 7—26 (1935).
8. —, Uihlein, A.: Repair of defects in ethmoid. Arch. Surg. **58**, 623—634 (1949).
9. Aigner, E., Fesus, V.: Offene Stirnbeinfraktur und Orbitalimpression mit posttraumatischer, intrakranieller, extraduraler Pneumatocele und Doppeltsehen, operativ geheilt. Zbl. Chir. **76**, 736—742 (1951).
10. Albrecht, K.: Über das Hämangiom des Schädelknochens. Zugleich ein Beitrag zur Deckung von Schädeldefekten mit dem neuen Kunststoff Supramid. Bruns' Beitr. klin. Chir. **179**, 425—432 (1950).
11. — Die entzündlichen Komplikationen des Schädeltrauma und ihre Behandlung. Zbl. Chir. **86**, 1611—1622 (1961).
12. Albrecht, R.: Behandlungsgrundlagen der frontobasalen Frakturen. Z. ärztl. Fortbild. **60**, 233—237 (1966).
13. Alcock, A.: A case of intracranial aerocele or traumatic pneumocranium. Brit. J. Surg. **18**, 655—657 (1931).
14. Alexander, E., Dillard, P. A.: The use of pure polyethylen plate for cranioplasty. J. Neurosurg. **7**, 492—498 (1950).
15. Alpers, B. J., Schlezinger, N. S., Tassmann, I. M.: Bilateral internal carotid aneurysm involving cavernous sinus. Right carotid artery-cavernous sinus fistula and left saccular aneurysm. Arch. ophthal. **46**, 403—407 (1951).
16. Ames, R. H., Farmer, W. D., Millis, W. H.: Cerebrospinal rhinorrhea from craniomastoid fistula. Arch. Otolaryng. **53**, 451—452 (1951).
17. Andersen, W. M., Schwarz, G. A., Gamman, G. D.: Chronic spontaneous cerebrospinal rhinorrhea. Arch. intern. Med. **107**, 723—731 (1961).
18. Angstwurm, H., Jakoby, W., Weber, E.: Die Methoden der Duraplastik. Acta neurochir. (Wien) **11**, 34—60 (1963).
19. Anton, G., Schmieden, V.: Der Suboccipitalstich (eine neue entlastende Hirnoperationsmethode). Zbl. Chir. **44**, 193—197 (1917).
20. Aubin, A., Martin, R., Klein, H., Sureau, P.: Un cas de rhinorrhée cerebrospinale: guerison par intervention chirurgical. Ann. Oto-laryng. **6**, 147—150 (1944).
21. Aubry, M., Pialoux, P.: Maladies de l'oreille interne et otoneurologie. Paris: Masson 1957.
22. Bablik, L.: Zur Genese des Luftemphysems bei stumpfen Siebbeinverletzungen. Arch. Ohrenheilk. **165**, 216—219 (1954).

23. Baier, H.: Nachweis frontobasaler Verletzungen und deren Komplikationen im Schicht-
    bild. Fortschr. Röntgenstr. 100, 746—751 (1964).
24. — Bedeutung der Tomographie in der Frakturdiagnostik der Stirnhöhlenhinterwand
    und der Siebbeinzellen. Ber. 46. Tagung Dtsch. Röntgen-Ges., 29. 4.—2. 5. 1965,
    Nürnberg. Stuttgart: Thieme 1966, Teil A, S. 158—160.
25. Baker, G. S., MacLean, A. R.: Cerebrospinal rhinorrhea associated with pneumo-
    cephaly, pneumococcus meningitis and abscess of the brain: Report of a case.
    Proc. Mayo Clin. 16, 746—750 (1941).
26. Barden, P.: Traumatic pneumocranium. A report of two cases. Amer. J. Roentgenol.
    43, 514—516 (1940).
27. Barth, E. E., Irwin, G. E., Jr.: Traumatic pneumocephalus. Radiology 54, 424—427
    (1950).
28. Barth, G.: Luftansammlung in der Schädelhöhle. Berl. klin. Wschr. 1917, S. 273—275.
29. — Tödliche Spätblutung aus der Carotis interna nach Schädeltrauma. Dtsch. med.
    Wschr. 50, 875 (1924).
30. Bauer, E.: Hinweise zur plastischen Deckung von Knochendefekten im Stirnbereich.
    Arch. Ohrenheilk. 165, 227—229 (1954).
31. — Zur Klinik und Therapie der rhinogenen Meningitis (32 Fälle). Z. Laryng. Rhinol.
    42, 420—424 (1963).
32. Bauer, F. K., Linthicum, F. H., Thomás, P. B.: Localization of spinal fluid fistula
    (spinal rhinorrhea). Fourth Annual Meeting of the Society of Nuclear Medicin,
    Oklahoma City, 20.—22. 6. 1967. Ref.: Int. J. appl. Radiat. 2, 149—150 (1967).
33. Bauer, K. H.: Der Bruch der Schädelbasis. Vortrag 63. Tagung Dtsch. Ges. Chir.
    12.—15. 4. 1939. Langenbecks Arch. klin. Chir. 196, 460—514 (1939).
34. — Über Verkehrsunfälle aus der Sicht des Chirurgen. Langenbecks Arch. klin. Chir.
    279, 145—166 (1954).
35. Bay, E.: Geruch- und Geschmackstörungen nach Kopftraumen. Nervenarzt 18, 350—360
    (1947).
36. Bayer, Werner: Vergleichende Untersuchungen über das Siebbein und über Siebbein-
    defekte im Röntgenbild und Röntgenschichtbild. Fortschr. Röntgenstr. 65, 22—29
    (1942).
37. — Die Darstellung der vorderen Schädelbasis und deren Unterbrechung im Röntgen-
    schichtbild. Fortschr. Röntgenstr. 65, 29—32 (1942).
38. Bayerthal, E.: Über Spätmeningitis nach Schädelverletzungen. Mschr. Unfallheilk. 12,
    331—335 (1905).
39. Beauchamp, L. E., Benjamin, B.: Cerebrospinal fluid rhinorrhea and recurrent purulent
    meningitis. Canad. med. Ass. J. 65, 372—379 (1951).
40. Beck, C. S.: Repair of defects in skull by ready-made vitallium plates. J. Amer. med.
    Ass. 118, 798—799 (1942).
41. Beck, K., Marx, H.: Über Liquorrhoea nasalis. Ein Beitrag zur Physiologie der Liquor-
    sekretion. Z. Laryng. Rhinol. 23, 243—249 (1932).
42. Becker, A.: Die Anwendung von Fibrinschaum bei der Versorgung basofrontaler Dura-
    Hirnverletzungen. Arch. Ohrenheilk. 165, 229—235 (1954).
43. — Diskussionsbemerkung. 42. Versammlung Südwestdtsch. HNO-Ärzte Bad Dürkheim,
    26.—27. 9. 1958. Z. Laryng. Rhinol. 38, 193 (1959).
44. Becker, W., Timm, C.: Hals-Nasen-Ohrenärztlicher Beitrag zum Thema der Bewußt-
    losigkeit. Dtsch. med. Wschr. 79, 1934—1937 (1954).
45. Beckmann, G.: Zur Mitbeteiligung der Dura bei frontobasalen Frakturen. H.N.O.-
    Wegweiser 10, 239—271 (1962).
46. Beekmann, F.: Head injuries in children. Ann. Surg. 87, 355—366 (1929).
47. Behrend, C. M.: Schädel-Hirn-Basis-Verletzungen. Hefte Unfallheilk. 48, 23—31
    (1955).
48. Beickert, P.: Die oto-rhinologische Indikation zur Operation bei endokraniellen Er-
    krankungen. Arch. Ohrenheilk. 183, 164—176 (1964).
49. — Die Hals-Nasen-Ohrenärztliche Versorgung von Liquorfisteln. H.N.O.-Wegweiser
    14, 11—14 (1966).

50. Bender, F., Kehrer, H., Knebel, R.: Über das Verhalten des Liquordruckes bei psychischen Vorgängen. Z. ges. exp. Med. 117, 349—358 (1951).
51. Berberich, M.: Trauma und Blutzucker. Mschr. Unfallheilk. 40, 187 (1933).
52. Berdal, P., Emblem, L.: Traumatiske lesjoner av bihulene saerlig med henblikk pa cerebrospinal rhinorrhea og pneumocephalus. T. norske Laegeforen. 68, 657—662 (1968).
53. Berendes, J.: Über die Notwendigkeit der operativen Frühversorgung von Verletzungen der Nase und ihrer Nebenhöhlen. Dtsch. Militär-Arzt 7, 579—583 (1942).
54. — Doppelter autoplastischer Verschluß größerer Duradefekte in Nähe der Mittellinie bei Liquorrhoea nasalis. H.N.O.-Wegweiser 6, 220—221 (1956).
55. — Diskussionsbemerkung. 42. Versammlung Südwestdtsch. HNO-Ärzte Bad Dürkheim, 26.—27. 9. 1958. Z. Laryng. Rhinol. 38, 1910 (1959).
56. Berger, H.: Klinische Beiträge zur Pathologie des Großhirns. I. Mitteilung: Herderkrankungen der Präfrontalregion. Arch. gen. Psychiat. 69, 1—46 (1923).
57. — Über die Lokalisation im Großhirn. Jena: G. Fischer 1927.
58. Bergmann, E. von: Die Lehre von den Kopfverletzungen. Dtsch. Z. Chir. Nr. 30. Stuttgart: F. Enke 1880.
59. — Die chirurgische Behandlung der Hirnkrankheiten. 2. Aufl. Berlin: Hirschwald 1889.
60. Berlin, R.: Über Sehstörungen nach Verletzung des Schädels durch stumpfe Gewalt. Ber. 12. Jahresversammlung ophthal. Ges. Heidelberg 1879.
61. Berner, F.: Spontanventrikulogramm nach Schädeltrauma. Röntgenpraxis 7, 604—605 (1935).
62. Berryman, G. H.: Cerebrospinal rhinorrhoea simulating allergic rhinitis. J. Allergy 26, 71—74 (1955).
63. Bianchetti, C. F.: Über Diabetes insipidus nach Schädeltrauma. Arch. ital. Chir. 26, 69 (1930); Ref. Zbl. Neurol. 57, 382 (1930).
64. Bidloo, M.: (Zit. n. Morgagni [616], 1761.)
65. Bidnjack, A., Driesen, W.: Entzündliche Spätkomplikationen des Schädelinhalts nach frontobasalen Verletzungen. Zbl. Chir. 82, 695—701 (1957).
66. Bier, A. von: Anaerobe Wundinfektion (abgesehen von Wundstarrkrampf). Beitr. klin. Chir. 101, 271—335 (1916).
67. Birkmayer, W.: Hirnverletzungen. Wien: Springer 1951.
68. —, Winkler, W.: Klinik und Therapie der vegetativen Funktionsstörungen. Wien: Springer 1951.
69. Birkmeyer, G.: Traumatisches Cholesteatom der Stirnhöhle. Z. Laryng. Rhinol. 38, 601—604 (1959).
70. Bland, J. H.: Störungen des Wasser- und Elektrolythaushaltes. Stuttgart: Thieme 1959.
71. Blandin, Ph. F.: Gaz. Hôp. (Paris) 1840, p. 205. (Zit. n. Thomson [884], 1899.)
72. Bochnik, J.: Stirnhirn und vegetative Symptome nach Hirnverletzungen. Fortschr. Neurol. Psychiat. 20, 291—302 (1952).
73. Bode, E.: Aerocele cerebri. Zbl. Chir. 62, 2891—2893 (1935).
74. Böhler, J.: Operative Behandlung der frontobasalen Schädelfraktur. Klin. Med. (Wien) 12, 221—223 (1957).
75. — Operative Behandlung der traumatischen nasalen Liquorrhoe. Hefte Unfallheilk. 56, 147—151 (1958).
76. — Extra- und intraduraler Duraverschluß bei nasaler Liquorrhoe. Z. Laryng. Rhinol. 38, 187—188 (1959).
77. —, Streli, R.: Die occipito-temporale Nahtsprengung und ihre Komplikationen. Langenbecks Arch. klin. Chir. 289, 444—447 (1958).
78. Böhler, L.: Diskussionsbeitrag. Arch. klin. Chir. 196, 31 (1939).
79. Böninger, G.: Ventrikulographie durch Schädelbruch. Zbl. Chir. 67, 630—631 (1940).
80. Boenninghaus, H. G.: Zur Darstellung der Stirnhöhlen durch die überkippte axiale Röntgenaufnahme. Z. Laryng. Rhinol. 33, 167—172 (1954).
81. — Die Behandlung der Schädelbasisbrüche. Frontobasale und laterobasale Frakturen der Nase, der Nebenhöhlen und der Ohren. Stuttgart: Thieme 1960.
82. — Rhinologische Eingriffe bei der Versorgung frontobasaler Frakturen. Z. Laryng. Rhinol. 46, 110—116 (1967).

83. Boering, G., Beks, J. W. F.: Cerebrospinal rhinorrhea in cases of high facial fractures. Arch. Chir. neerl. **15**, 111—121 (1963).
84. Bogner, A.: Endokranielle Spätkomplikationen nach frontobasalen Verletzungen. Z. Laryng. Rhinol. **38**, 188—189 (1959).
85. Bollack, J.: Hémianopsie bitemporale par traumatisme du guèrre. Ann. Oculist. (Paris) **157**, 27—40 (1920).
86. Bonnet, P.: Epistaxis mortelle par rupture traumatique de la carotide interne dans le sinus sphenoidal. Rev. Otol. **27**, 25—27 (1955).
87. Bostroem, A., Spatz, H.: Über die von der Olfactoriusrinne ausgehenden Meningiome und über die Meningiome im allgemeinen. Nervenarzt **2**, 505—521 (1929).
88. Bracewell, A.: Glukose-Oxydase-Teststreifen zur Erkennung von Liquorfisteln. Z. Laryng. Otol. (London) **79**, 1001 (1965).
89. Brandt, C.: Zur Röntgendiagnostik der Liquorfisteln und Pneumotocelen insbesondere der vorderen Schädelgrube. Fortschr. Röntgenstr. **91**, 182—195 (1959).
90. Brändle, K.: Die posttraumatischen Opticusschädigungen (insbesondere die Opticus-atrophie). Diss. Zürich 1955.
91. Braun, W.: Die Verletzungen des Gehirns und des Schädels. In: Handbuch der Neuro-logie, Bd. III. Hrsg.: Lewandowsky. Berlin 1912.
92. Brehant, J.: Traumatischer Diabetes insipidus. J. Chir. **55**, 205 (1940); Ref. Zbl. Neurol. **97**, 708 (1940).
93. Brihaye, J.: Lésions des nerfs optiques dans les traumatismes fermés du crâne. Acta chir. belg. **9**, 891—897 (1954).
94. —, Lorthioir, J.: Syndrome de la queue de cheval après injection de bleu de methylène dans le cul-de-sac arachnoidien lombo-sacré. Acta chir. belg. **56**, 312—317 (1957).
95. Bromberg, W.: Cerebrospinal rhinorrhea with pneumocephalus secondary to skull fracture. J. Amer. med. Ass. **90**, 2017—2019 (1928).
96. Brückner, A., Weingärtner, M.: Rhinoophthalmologische Erfahrungen bei Schußverletzun-gen des Gesichtsschädels. Z. Laryng. Rhinol. **10**, 435—456 (1922) u. **11**, 8—45 (1923).
97. Brüning, F.: Übergroße lufthaltige Gehirncyste nach Schußverletzung. Operation, Hei-lung. Bruns' Beitr. **107**, 432—438 (1917).
98. Brun, H.: Der Schädelverletzte und seine Schicksale. Bruns' Beitr. **38**, 2 (1903).
99. Brun, M., Reichmuth, L.: Rhinorrhée traumatique avec pneumatocèle intra-ventricu-laire. Lyon chir. **55**, 926—928 (1959).
100. Brunner, H., Schönbauer, L.: Zur Behandlung der Schädelbasisfrakturen. Arch. klin. Chir. **116**, 297—331 (1921).
101. Bürkle de la Camp, H.: Erfahrungen bei frischen traumatischen Hirnschädigungen. Arch. klin. Chir. **270**, 392—398 (1951).
102. Bullock, W. O.: Traumatic pneumocephalus: An analysis and report of a case. Surg. Gynec. Obstet. **43**, 750—756 (1926).
103. Bulson, A. E., Bulson, E. L.: Cerebrospinal rhinorrhea following intranasal surgery. J. Amer. med. Ass. **93**, 1969—1972 (1929).
104. Burlutsky, A. P., Pedachenko, G. A.: A traumatic carotid-cavernous anastomosis with a contralateral pulsating exophthalmos. Vop. Neïrokhir. **29**, 17—20 (1965); Ref. Zbl. Neurol. Psychiat. **186**, 193 (1966).
105. Burmeister, H.: Erfahrungen mit lyophilisierter Dura mater. Zbl. Neurochir. **22**, 209 bis 216 (1962).
106. — Zur Frage des intra- oder extraduralen Duraverschlusses bei frontobasalen Schädel-verletzungen. Zbl. Chir. **87**, 297—303 (1962).
107. Busch, E., Bing, J., Hansen, E. H.: Gelatine and polyethylene film as dura substitutes and polythene plates as bone substitute in skull defects. Acta chir. scand. **97**, 410 bis 416 (1949).
108. Bushe, K. A.: Zur Differentialdiagnose des einseitigen Exophthalmus. Klin. Mbl. Augenheilk. **135**, 465—486 (1959).
109. Cairns, H.: Injuries of the frontal and ethmoidal sinuses with special reference to cerebrospinal rhinorrhea and aeroceles. J. Laryng. **52**, 589—623 (1937).
110. — Discussion on injuries of the frontal and ethmoidal sinuses. Proc. roy. Soc. Med. **35**, 809—810 (1941/42).

111. Cairns, H.: The vascular aspects of head injuries. Lisboa med. **19**, 375—410 (1942).
112. — Surgical aspects of meningitis. Brit. med. J. **1949**, 969—976.
113. Calvet, J., Lazorthes, G., Ribet, A., Lacomme, Y.: Fistules liquidiennes post-traumatiques et persistantes. Etude anatomo-clinique et thérapeutique du 20 cas. Presse méd. **66**, 1305—1307 (1958).
114. Calvert, L. A.: Discussion on injuries of the frontal and ethmoidal sinuses. Proc. roy. Soc. Med. **35**, 805—809 (1941/42).
115. Campbell, D.: Pneumocephalus internus nach Schädelbruch. Z. ges. Neurol. Psychiat. **119**, 481—490 (1929).
116. Campbell, E. H.: Cerebrospinal rhinorrhea following intranasal surgery. Ann. Otol. (St. Louis) **37**, 865—872 (1928).
117. Campbell, E., Howard, W. P., Weary, W. B.: Gunshot wounds of the brain. Report of two unusual complications: bifrontal pneumocephalus and loose bullet in the lateral ventricle. Arch. Surg. **44**, 789—798 (1942).
118. Campbell, J. B., Basset, C. A. L., Robertson, J. W.: Clinical use of freezedried human dura mater. J. Neurosurg. **15**, 207—214 (1958).
119. Canihac, J.: Anosmie et fracture du crâne. J. Radiol. Électrol. **30**, 727 (1949).
120. Cantu, R. C., Michelsen, J. J., New, P. F. J.: Demonstration of a ventriculo-mastoid fistula (paradoxical cerebrospinal fluid rhinorrhea) by pantopaque ventriculography. Neurochirurgia (Stuttgart) **10**, 35—44 (1967).
121. Carter, B. N.: Diagnosis and treatment of fractures of the skull as developed in the Cincinnati General Hospital. Ann. Surg. **83**, 182—195 (1926).
122. Cassiaro, G.: Enfisemi della faccia e dei fessuti pericranici e pneumocefali traumatici. Fol. med. **25**, 695—703 (1939); Ref. Zbl. Neurol. Psychiat. **95**, 361 (1960).
123. Castaigne, P., Buge, A., Escourolle, B., Brunet, P.: Nécrose massive bilatérale blanche au cours d'une méningite purulente, secondaire a une fistule ethmoidale posttraumatique (observation anatomo-clinique). Rev. Oto-neuro-ophtal. **36**, 273—279 (1964).
124. Causse, R.: Méningite otogène vingt ans après fracture du rocher. Demonstration histologique. Ann. Oto-laryng. (Paris) **58**, 541—544 (1939).
125. Cazzamali, P.: Die Veränderungen des Zuckers in Blut und Liquor der Schädel- und Gehirntraumatiker. Chir. Clin. N. S. **7**, 825 (1931); Ref. Zbl. Neurol. Psychiat. **62**, 383 (1932).
126. Ceroni, T.: Traumi cranici e alterazioni dell'olfatto. Minerva otorinolaring. **19**, 273—279 (1960).
127. Chevance de Wassy: Pneumatocèle traumatique consecutif à une fracture du rocher au niveau de la caisse du tympan. Union médicale 6 (1852). (Zit. n. Wernher [973], 1873.)
128. Chianura, G., Davalli, C.: Pneumocefalo e idro-pneumocefalo traumatico. Clin. pediat. (Bologna) **20**, 289—294 (1960).
129. Chiari, H.: Über einen Fall von Luftansammlung in den Ventrikeln des menschlichen Gehirns. Z. f. Heilk. **5**, 381—391 (1884).
130. Chorobski, J., Kunicki, A.: The radical treatment of brain abscess. Surg. Gynec. Obstet. **86**, 230—246 (1948).
131. Chudoba, E.: Rezidivierende Spätmeningitis nach Stirnbeinfraktur. Dtsch. Gesundh.-Wes. **11**, 959—962 (1956).
132. Chudowsky, M.: Beiträge zur Statistik der Knochenbrüche. Bruns' Beitr. **23**, 643—656 (1889).
133. Ciurlo, L.: Sulla morfologia della lamina cribrosa dell'etmoide. Arch. ital. Otol. **46**, 419—446 (1934).
134. Clara, M.: Das Nervensystem des Menschen. 3. Aufl. Leipzig: Barth 1959.
135. Claus, G.: Über Emphysembildung und Pneumocephalus internus. Arch. Ohrenheilk. **153**, 118—133 (1943).
136. Claus, R.: Beiträge zur Frage der cerebralen Jod-Kontrastmittel-Schädigung als Myelographiekomplikation mit besonderer Berücksichtigung einer Spättestschädigung nach 27 Jahren. Ärztl. Wschr. **12**, 604—607 (1957).
137. — Zur Differentialdiagnose der „spontanen" nasalen Liquorrhoe. Dtsch. Gesundh.-Wes. **14**, 1387—1390 (1959).

138. Cloward, R. B., Cunningham, E. B.: The use of gelatin sponge in prevention and treatment of cerebrospinal rhinorrhea. J. Neurosurg. 4, 519—525 (1947).

139. Coleman, C. C.: Fracture of the skull involving the paranasal sinuses and mastoids. J. Amer. med. Ass. 109, 1613—1616 (1937).

140. —, Troland, Ch. E.: The surgical treatment of spontaneous cerebrospinal rhinorrhea. Ann. Surg. 125, 718—727 (1947).

141. Corboz-Oettinger, M.: Studien zur Tomographie des Ethmoids. Pract. oto-rhino-laryng. (Basel) 13, 106—127 (1951).

142. Cotte, G.: Hydro-pneumatocele traumatique du crâne. Bull. mém. Soc. de chirurgiens de Paris 43, 885—889 (1917).

143. Courville, C. B.: Coup-contrecoupmechanism of craniocerebral injuries. Some observations. Arch. Surg. 45, 19—43 (1942).

144. — Traumatic intracranial aerocele. Some comments on its pathology based on an review of the literature and a study of three autopsied cases. Bull. Los Angeles neurol. Soc. 8, 97—117 (1943).

145. Crandall, P. H.: Post-traumatic cranial defects in the anterior fossa. Amer. J. Surg. 93, 517—524 (1957).

146. Crandon, L. R. G., Wilson, L. T.: Fracture of base of skull. Ann. Surg. 44, 823—827 (1906).

147. Crawford, H.: Dura replacement. An experimental study of derma autografts and preserved dura homografts. Plast. reconstr. Surg. 19, 299 (1957).

148. Crow, H. J., Keogh, C., Northfield, D. W. C.: The lokalisation of cerebrospinal fluid fistulae. Lancet 271, II, 325—327 (1956).

149. Cushing, H.: The etablishment of cerebral hernia as a decompressive measure for inaccensible brain tumors, with the description of the intermuscular methods of making the bone defect in temporal and occipital regions. Surg. Gynec. Obstet. 1, 297—314 (1905).

150. — Subtemporal decompressive operations for the intracranial complications associated with bursting fractures of the skull. Ann. Surg. 47 (1908); Ref. Zbl. Chir. 1908, S. 1008.

151. — Experiences with orbito-ethmoidal osteomata having intracranial complications. With the report of four cases. Surg. Gynec. Obstet. 44, 721—743 (1927).

152. — The meningeomas arising from the olfactory groove and their removal by the aid of electro-surgery. Lancet 1, 1329—1339 (1927).

153. Dahmann, H., Müller, H.: Lamina-cribrosa-Defekt und Meningitis. Z. Laryng. Rhinol. 13, 247—271 (1925).

154. Dandy, W. E.: Pneumocephalus (intracranial pneumatocele or aerocele). Arch. Surg. 12, 949—982 (1926).

155. — Treatment of chronic abscess of brain by tapping: preliminary note. J. Amer. med. Ass. 97, 1477—1478 (1926).

156. — Carotid-cavernous aneurysms. (Pulsating exophthalmus.) Zbl. Neurochir. 2, 77—113 u. 165—206 (1937).

157. — Hirnchirurgie. Leipzig: Barth 1938.

158. — Treatment of rhinorrhea and otorrhea. Arch. Surg. 49, 75—85 (1944).

159. Dany, A., Holderbach, L., Warter, P.: Brèches ostéo-meningées post-traumatiques avec ouvertures des cavités para-nasales. A propos des 14 opéres. Neuro-chirurgie 4, 61—74 (1958).

160. Davidson, S. C.: Traumatic pneumo-ventricle of cerebrum. Amer. J. Roentgenol. 17, 447—451 (1927).

161. Davies, D. O.: Traumatic ventricular pneumocephalus: one case. Brit. J. Surg. 30, 237—239 (1943).

162. Davies, R. E.: A case of recurrent meningitis with cerebrospinal fluid rhinorrhea. Med. J. Aust. 50, 931—932 (1963).

163. Davis, E. D. D.: Severe epistaxis, difficult to control. Brit. med. J. 1939, 721—723.

164. Decroix, G., Piquet, J. J., Massol, P.: Epistaxis grave par fissuration d'une anévrisme post-traumatique de la carotide interne. Ann. Oto-Laryng. (Paris) 83, 581—583 (1966).

165. Dege, A.: Die gedeckten oder geschlossenen Hirnverletzungen. Commotio, Compressio, Contusio cerebri traumatica. In: Neue Deutsche Chirurgie, Bd. 18, I. Teil. Hrsg.: H. Küttner. Stuttgart: F. Enke 1920.

166. Deimel, B.: Über den neurogenen traumatischen Diabetes mellitus. Dtsch. med. Wschr. 78, 1627—1629 (1953).

167. Delannoy, E., Demarez, R.: L'hypotension du liquide cephalo-rachidien consécutive aux traumatismes fermés du crâne. J. Chir. 53, 449—460 (1938).

168. Delens, E.: De la communication de la carotide interne et du sinus caverneux. Thèse de Paris 1870.

169. Demmler, M.: Zur Kenntnis der Pneumatocele interna (Pneumatocephalus internus). Münch. med. Wschr. 89, 1077—1079 (1942).

170. Denecke, H. J.: Diskussionsbemerkung. Arch. Ohrenheilk. 165, 302—303 (1954).

171. — Zur Diagnose und operativen Behandlung von Liquorfisteln im Bereich von Keilbeinhöhlen und Hypophyse mit permanenter Liquorrhoe nach perkutaner transethmoidaler Hypophysenausschaltung. H.N.O.-Wegweiser 6, 152—153 (1956/58).

172. — Diskussionsbemerkung. Z. Laryng. Rhinol. 38, 190—191 (1959).

173. —, Hartert, H.: Carotis interna-Verletzung mit unstillbarem Nasenbluten, geheilt durch intraarterielle Thrombininjektion. Chirurg 25, 470—472 (1954).

174. Denny-Brown, D.: Cerebral concussion. Physiol. Rev. 25, 296—325 (1945).

175. Descuns, P., Garre, H., Thevendt, Ch., Zdrojarski, B.: Brèches ostéo-meningées de la base du crâne. Etude thérapeutique basée sur 80 observations. Ann. Chir. 13, 1035—1047 (1959).

176. Diamont, H., Gerot, T., Skoog, T.: Severe posttraumatic epistaxis. Acta otorhinolaryng. 23, 233—240 (1961).

177. Di Chiro, G., Reames, P. M.: Isotopic lokalization of cranionasal cerebrospinal fluid leaks. J. nucl. Med. 5, 376 (1964).

178. Di Chiro, G., Reames, P. M., Matthews, W. B.: RISA-ventriculography and RISA-cisternography. Neurology (Minneap.) 14, 185—191 (1964).

179. Diemath, H. E.: Der Wert bitemporaler Entlastungsoperationen beim schweren Schädelhirntrauma. Wien. med. Wschr. 116, 1043—1044 (1966).

180. Diethelm, L.: Intracranielle sackförmige und arteriovenöse traumatische Aneurysmen: angiographische Diagnose. H.N.O.-Wegweiser 8, 62 (1959).

181. Dietz, H.: Zur Frage der Früherkennung frischer traumatischer intrakranieller Hämatome. Ber. Unfallchir. Tagung Mainz 1962, S. 137—153.

182. —, Brock, M. Schürmann, K., Zeitler, E., Wolf, R.: Scintigraphic visualization of the site of dural and bone defects following fronto-basal head injuries. Third European Congress of Neurosurgery, Madrid, 23.—26. 4. 1967. Excerpta med. (Amst.), Int. Congress Series 139, 93 (1967).

183. —, Wolf, R., Zeitler, E.: Über die diagnostische Anwendung der Isotopen-Myelographie. Acta neurochir. (Wien) 13, 575—576 (1965).

184. —, Zeitler, E., Wolf, R.: Die szintigraphische Darstellung der Liquorräume mit $^{131}$J-markiertem menschlichem Serumalbumin (RIHSA). Fortschr. Röntgenstr. 105, 537 bis 555 (1966).

185. Dietzel, K.: Behandlungsgrundlagen der laterobasalen Schädelbasisfrakturen. Z. ärztl. Fortbild. 60, 244—249 (1966).

186. Doden, W.: Augensymptome bei Schädel-Hirn-Verletzten. Med. Klin. 57, 1216—1219 u. 1246—1249 (1962).

187. Dohlman, G.: Spontaneous cerebrospinal rhinorrhea. Acta oto-laryng. Suppl. 67, 20—23 (1948).

188. Dong, N. T., Leger, J. L., Belanger, R.: La signification d'un niveau liquide dans le sinus sphénoidal après un traumatisme crânien. J. Canad. Ass. Radiol. 12, 113—116 (1961).

189. Dott, N., Russel, W. R., Traquair, H. M.: Brain 66, 140 (1943). (Zit. n. Driesen u. Seitz [196].)

190. Doyle, A. S.: Traumatic pneumocranium. Amer. J. Roentgenol. 8, 73—75 (1921).

191. Dressler, W.: Die Versorgung der Schüsse der Schädelbasis. Chirurg 16, 225—231 (1944).

192. Dressler, W.: Die Knochendefektplastik nach frontoorbitalen Verletzungen. Bruns' Beitr. **177**, 335—352 (1948).
193. — Ein Beitrag zur chirurgischen Behandlung der Schädelbasisverletzungen. Langenbecks Arch. klin. Chir. **268**, 518—540 (1951).
194. Drettner, B.: Encephalomeningocele in the frontal sinus. Acta oto-laryng. **57**, 181—187 (1963).
195. Driesen, W.: Verletzungen des Hirnschädels. Ber. 46. Tagung Dtsch. Röntgen-Ges., 29. 4.—2. 5. 1965, Nürnberg. Stuttgart: Thieme 1966, Teil A, S. 130—133.
196. —, Seitz, R.: Akute Erblindung bei stumpfem Trauma des Gesichtsschädels. Dtsch. med. Wschr. **88**, 1391—1396 (1963).
197. Dugger, G., Peacock, E., Jr.: Management of anterior cranial and upper facial injuries. Surg. Gynec. Obstet. **109**, 613—616 (1959).
198. Duken, J.: Über 2 Fälle von intrakranieller Pneumatocele nach Schußverletzung. Münch. med. Wschr. **57**, 598—599 (1915).
199. Dumas, G., Laignel-Lavastine, J.: Les variations de pression du liquide céphalorachidien dans leurs rapports avec les émotions. Encéphale **9**, 19—21 (1914).
200. Durrer, H., Zander, E.: Die traumatisch bedingte nasale Liquorrhoe. Pract. oto-rhino-laryng. (Stockh.) **18**, 253—261 (1956).
201. Duus, P.: Über psychische Störungen bei Tumoren des Orbitalhirns. Arch. Psychiat. Nervenkr. **109**, 596—648 (1939).
202. Dyballa, R.: Traumatisches Aneurysma der Arteria carotis interna an der Schädelbasis. H.N.O.-Wegweiser **8**, 62 (1959).
203. Eaglesham, D. C.: Radiologic aspects of intracranial pneumocephalus. Brit. J. Radiol. **18**, 335—342 (1945).
204. Eagleton, W. P.: Fracture of the skull. Arch. Surg. **3**, 140—153 (1921).
205. Ecker, A. D.: Right dural closure with pedicled graft in wounds of the brain. J. Neurosurg. **2**, 384—390 (1945).
206. — Cerebrospinal rhinorrhea by way of the Eustachian tube. Report of cases with the dural defekt in the middle or posterior fossa. J. Neurosurg. **4**, 177—178 (1947).
207. Eckert-Möbius, A.: Grundsätzliches zur Behandlung der frontobasalen Frakturen. Zbl. Chir. **85**, 990—997 (1960).
208. Echols, D. H., Holcombe, R. G.: Traumatic intracerebral pneumatocele. Report of a case. Sth. Surg. **10**, 589—591 (1941).
209. Eden, K.: Traumatic cerebrospinal rhinorrhea. Repair of the fistula by a transfrontal intradural operation. Brit. J. Surg. **29**, 299—303 (1941).
210. Eggers, Th.: Pneumocephalus und Liquorrhoea nasalis nach Schädelfraktur. Langenbecks Arch. klin. Chir. **144**, 121—130 (1927).
211. Eichelberger, L., Lindsay, J. R.: Chemical composition of fluids from benign cysts of antrum. Proc. Soc. exp. Biol. (N. Y.) **48**, 191—195 (1941).
212. Engels, E. P.: Basal skull fractures involving the sella turcica. Chir. Radiol. **12**, 177—178 (1961).
213. Englmann, K.: Zur Technik der Röntgenuntersuchung des Schädels bei Unfällen. Fortschr. Röntgenstr. **56** (1937), Kongreß-Beiheft, S. 58—59.
214. Erickson, T. C., Baaren, H. van: Late meningeal reaction to ethyl-iodophenyl undecylate used in myelographie. J. Amer. med. Ass. **153**, 6360 (1953).
215. Erlanger, O.: Stirnhöhlen- und Gesichtsverletzungen. Arch. Ohrenheilk. **104** (1919), Gesellschaftsberichte 15.
216. Escher, F.: Die frontobasale Schädelverletzung. Schweiz. med. Wschr. **90**, 1481—1486 (1960).
217. — Die frontobasalen Schädelverletzungen und die Nasennebenhöhlen-Verletzungen im mittleren Gesichtsbereich. Schweiz. Z. Militärmed. **44**, 141—152 (1967).
218. Esser, A.: Die Verletzungen der Hirnrinde bei stumpfer Gewalteinwirkung auf den Schädel. Arch. Orthop. Unfallchir. **33**, 10—106 (1933).
219. Evans, J. P.: Warning against intrathecal use of methylene blue. J. Amer. med. Ass. **169**, 526 (1959).
220. —, Weegan, H. R.: Danger in the use of intrathecal methylene blue. J. Amer. med. Ass. **174**, 856—859 (1960).

221. Eyck, M. van, Martin, Ph.: Les rhinorrhées céphalorachidiennes non traumatiques. Ann. d'otolaryngol. (Paris) **73**, 906—908 (1956).
222. Faber, W. M.: The nasal mucosa and the subarachnoid space. Amer. J. Anat. **62**, 121—148 (1937).
223. Fabian, G.: Traumatisches Aneurysma der Carotis interna in der Keilbeinhöhle. H.N.O.-Wegweiser **3**, 346—348 (1952).
224. — Traumatisches Aneurysma der Carotis interna in der Keilbeinhöhle. II. Mitteilung. H.N.O.-Wegweiser **6**, 42—45 (1956).
225. Fabre, L.: Pneumatocèles crâniennes secondaires aux lésions des sinus aérés de la face. Montpellier méd. **51**, 431—435 (1967).
226. Fagerberg, S., Lodin, H.: Pneumocephalus. Acta oto-laryng. **58**, 312—320 (1964).
227. Faust, Cl.: Zur Symptomatologie der posttraumatischen Psychosen. Zbl. Neurochir. **8**, 106—129 (1943).
228. — Das klinische Bild der Dauerfolgen nach Hirnverletzung. Stuttgart: Thieme 1956.
229. Fehr, A., Meier, J.: Zur Frage des aktiv-chirurgischen Vorgehens bei Schädelbasis-frakturen. Bruns' Beitr. klin. Chir. **166**, 177—199 (1937).
230. Feld, M.: Diskussionsbemerkung. Rev. neurol. **84**, 507—509 (1951).
231. Fendel, K., Werner, R.: Besonderheiten bei fronto-basalen Verletzungen. Z. Laryngol. Rhinol. Otol. **45**, 631—639 (1966).
232. Fenster, E.: Stirnbeinfraktur mit Luftansammlung im Schädelinneren. Röntgenpraxis **10**, 101—102 (1932).
233. Ferey, D.: Six observations de fistules de liquide céphalo-rachidien, par fissure ethmoido-fronto-nasale, post-traumatiques. Sept interventions. Cinq guérisons. Un décès. Rev. neurol. **84**, 533—536 (1951).
234. — Traumatismes du crâne. Paris: G. Doin & Cie 1955.
235. Ferner, H., Kautzky, R.: Angewandte Anatomie des Gehirns und seiner Hüllen. In: Handbuch der Neurochirurgie, Bd. I, Teil 1. Hrsg.: H. Olivecrona u. W. Tönnis. Berlin-Göttingen-Heidelberg: Springer 1959, S. 1—90.
236. Feuchtwanger, E.: Die Funktionen des Stirnhirns, ihre Pathologie und Psychologie. Berlin: Springer 1923.
237. Fiedler, H. H.: Über Störungen des Kohlenhydratstoffwechsels, Wasserhaushalts und der Liquorzirkulation sowie Veränderungen des Grundumsatzes nach frischen gedeckten Hirnverletzungen. Zbl. Neurochir. **11**, 14—26 (1951).
238. Finkemeyer, H.: Verletzungen der A. carotis interna in ihrem intrakraniellen, extraduralen Abschnitt. Zbl. Neurochir. **15**, 65—73 (1955).
239. Fischer, H.: Gehirnaspiration in die Lungen als Folge schwerer fronto-basaler Schädeltraumen. Mschr. Unfallheilk. **67**, 440—442 (1964).
240. Fleischer, K.: Zur Diagnose der intranasalen Cephalocelen. Z. Laryng. Rhinol. **30**, 466—469 (1951).
241. Fleming, J. A. C., Hill, I. G. W., Walmsley, R.: One case of intracranial aerocele with extension to the lateral cerebral ventricle with clinical and pathological notes. J. roy. Army med. Cps **81**, 101—106 (1943).
242. Flörken, H.: Großer traumatischer Defekt des Stirnschädels, Ersatz durch eine Plexiglasplatte. Chirurg **27**, 178—182 (1956).
243. Flückinger, P.: Ein Fall von posttraumatischem Diabetes insipidus. Schweiz. med. Wschr. **90**, 1191 (1960).
244. Forschner, L.: Zur Kompetenzfrage bei der Behandlung der otogenen zerebralen Komplikationen. Mschr. Ohrenheilk. (Wien) **98**, 158—162 (1964).
245. Forster, A.: La lame criblée de l'ethmoide. Etude morphologique. Arch. anat. histol. (Strasbourg) **7**, 79—131 (1927).
246. Fox, N.: Cure in a case of cerebrospinal rhinorrhea. Arch. Otolaryng. **17**, 85—86 (1933).
247. Frank, L.: Bericht über 225 Schädelfrakturen (1897—1907) mit Nachuntersuchungen. Bruns' Beitr. **68**, 742—766 (1910).
248. Frenzel, H.: Zum rhino-chirurgischen Verschluß von Liquorfisteln. H.N.O.-Wegweiser **9**, 17—19 (1960).

249. Freye, K.: Moderne Schichtmethoden in der Röntgendiagnostik des Schädels. H.N.O.-Wegweiser **7**, 91—94 (1958).
250. Fribourg-Blanc, O., Lasalle, Germain: Deux observations de pneumatocèle intracrânienne. Rev. neurol. **2**, 51—63 (1934).
251. Friedberg, S. A., Galloway, T. C.: Spontaneous cerebrospinal rhinorrhea. Ann. Otol. **47**, 792—794 (1938).
252. Friede, R.: Die Genese der sogenannten Contre-Coup-Verletzungen. Zbl. Neurochir. **15**, 73—83 (1955).
253. — Registrierung intrakranieller Druckschwankungen in den basalen Zisternen bei Schädeltraumen. Mschr. Unfallheilk. **58**, 355—363 (1955).
254. Friedmann, G., Frowein, R. A.: Die Bedeutung der Schädelfrakturen für die klinische Behandlung. Ber. 46. Tagung Dtsch. Röntgen-Ges., 29. 4. — 2. 5. 1965, Nürnberg. Stuttgart: Thieme 1966, Teil A, S. 170—171.
255. Froment, J., Gonin, A., Viallier, J.: Pneumatocèle traumatique intracranienne. J. Méd. Lyon **23**, 151—159 (1942).
256. Frowein, R., Harrer, G.: Über vegetative Syndrome und die Störungen der Kreislaufregulation nach traumatischer Hirnschädigung. Arch. Psychiat. **184**, 151—158 (1950).
257. — — Richtlinien für die Begutachtung vegetativer Störungen bei Hirnverletzten. In: Das Hirntrauma. Hrsg.: F. Rehwald. Stuttgart: Thieme 1956, S. 20—62.
258. Fuchsig, P.: Über intra- und extrakraniellen Pneumocephalus. Zbl. Chir. **65**, 1917—1922 (1938).
259. Fueger, F., McAfee, J. G.: Cerebrale Szintigraphie bei kraniellem Trauma. Ber. 46. Tagung Dtsch. Röntgen-Ges., 29. 4.—2. 5. 1965, Nürnberg. Stuttgart: Thieme 1966, Teil A, S. 166—169.
260. Fujisawa, K.: Ein Fall von Spätmeningitis nach Schädelverletzung. Münch. med. Wschr. **48**, 1784—1785 (1901).
261. Gager, O.: Die Bedeutung des Hypophysen-Zwischenhirnsystems für den Wasser- und Kohlenhydrathaushalt. Klin. Wschr. **25**, 289—301 (1947).
262. Gaines, M.: A case of traumatic ventricular pneumocephalus. Brit. med. J. **2**, 512—513 (1943).
263. Garland, L. H., Mottram, M. E.: Traumatic pneumocephalus. Radiology **44**, 237—240 (1945).
264. Gassmann, W.: Traumatische Pneumatocele (Pneumocephalus). Zbl. Chir. **82**, 2130 bis 2133 (1957).
265. Gebele, A.: Über Schußverletzungen des Gehirns. Bruns' Beitr. **97**, 123—145 (1915).
266. Geber, E.: Mehrfacher Bruch der Schädelbasis und des Schädeldaches und Pneumocephalus. Geheilt. Zbl. Chir. **58**, 1446—1449 (1931).
267. Geib, F. W.: Vitallium skull plates. J. Amer. med. Ass. **117**, 8—12 (1941).
268. Geller, W.: Niedriger Schädelinnendruck, ein Symptom vegetativer Übererregbarkeit. Dtsch. Z. Nervenheilk. **151**, 91—98 (1940).
269. Gerlach, J.: Die Versorgung der fronto-basalen Hirnverletzung. (Diskussionsbemerkung.) Z. Laryng. **38**, 189 (1959).
270. —, Jensen, H. P.: Schädel-Hirnverletzungen. In: Traumatologie in der chirurgischen Praxis. (Festschr. f. W. Wachsmuth.) Berlin-Heidelberg-New York: Springer 1965, S. 142—202.
271. —, Kley, W.: Fronto-basal skull and brain injuries involving the sphenoid sinus. Third Int. Congr. Neurol. Surgery, Copenhagen, 23.—27. 8. 1965; Excerpta Med., Int. Congr. Series 110, 292—298 (1960).
272. German, W. J.: Cerebrospinal rhinorrhea — surgical repair. J. Neurosurg. **1**, 60—66 (1944).
273. Ghouralal, S., Myers, P. W., Campbell, E.: Resistent cerebrospinal rhinorrhea originating in a fracture through the petrous bone and cured by muscle graft. J. Neurosurg. **13**, 205—207 (1956).
274. Gibitz, H. J., Jost, F.: Über einen Fall von schwerem Schädeltrauma, kompliziert durch Pneumencephalon, Subarachnoidalblutung, Meningitis, Rhinoliquorrhoe, Diabetes insipidus und Störung des Kohlenhydratstoffwechsels. Wien. klin. Wschr. **68**, 354—358 (1956).

275. Giordano, G.: Di un caso di pneumoencefalo traumatico. Il Policlinico. **38**, 471—476 (1931).
276. Giraud, J., Lebon, P., Zenou, M.: Deux cas d'anosmie traumatique sans fracture. Rev. otol. **29**, 306—309 (1957).
277. Giroire, H., Charbonnel, A., Vercelletto, P., Collet, M., Dano, H.: Une observatione d'un volumineux pneumatocèle kystique posttraumatique. Rev. Oto-neurol-ophthal. **39**, 202—205 (1967).
278. Gissane, W., Rank, B. K.: Post-traumatic cerebrospinal rhinorrhea with case report. Brit. J. Surg. **27**, 717—722 (1940).
279. Gissel, H.: Über Störungen des Kohlenhydratstoffwechsels bei traumatischen Hirnschädigungen. Chirurg **5**, 6—11 (1933).
280. Gisselsson, L.: Intranasal forms of encephalomeningocele. Acta otolaryng. **35**, 519—527 (1947).
281. Glaninger, J.: Diskussionsbemerkung. Mschr. Ohrenheilk. **95**, 219 (1961).
282. Glénard, R., Aimard, J.: Aérocèle traumatique du cerveau. Presse méd. **27**, 123—124 (1919).
283. Glogowski, G., Liebl, H.: Die präoperative Myelographie in der Orthopädie. Z. Orthop. **88**, 445—450 (1957).
284. Goald, H. G., Ronderos, A.: Traumatic perforation of the intracranial portion of the interna carotid artery with eleven-day survival. J. Neurosurg. **18**, 401—404 (1961).
285. Gögler, E.: Unfallopfer im Straßenverkehr. Documenta Geigy, Series chirurgica Nr. 5, Basel 1962.
286. —, Laqua, H.: Die Bedeutung des Unfallkrankengutes für die klinische Chirurgie, Übersicht über 5 Jahre: 1947—1955. Langenbecks Arch. klin. Chir. **275**, 477—518 (1953).
287. Göhring, K.: Beitrag zur alloplastischen Deckung von Schädeldefekten mit einem autopolymerisierenden Kunststoff. Med. Klin. **55**, 1020—1023 (1960).
288. Goldammer, H.: Über die traumatische Luftcyste des Gehirns nach Schußverletzungen. Dtsch. Z. Chir. **149**, 86—99 (1919).
289. Goldhahn, G., Goldhahn, W.-E.: Leitsymptom: Liquorfluß aus der Nase. Chirurg **38**, 126—131 (1967).
290. Goldschmidt, F.: Zur Behandlung frontobasaler Frakturen. Mschr. Ohrenheilk. **101**, 79—82 (1967).
291. Gotham, J. E., Meyer, J. S., Gilroy, J., Bauer, R. B.: Observations on cerebrospinal fluid rhinoliquorrhoea and pneumencephalus. Ann. Otol. (St. Louis) **74**, 215 (1965).
292. Graf, A.: Über die Prognose der Schädelbasisbrüche. Dtsch. Z. Chir. **68**, 464—507 (1903).
293. Graf, K.: Die Geruchs- und Geschmacksstörungen nach Schädelunfällen. Pract. oto-rhino-laryng. **23**, 104—114 (1961).
294. Graham, T. O.: Cerebrospinal rhinorrhoea. Z. Laryng. **52**, 344—347 (1937).
295. Grant, F. C.: Intracranial aerocele following a fracture of the skull. (Report of a case with review of the Literatur.) Surg. Gyn. Obstet. **36**, 251—255 (1923).
296. — Brain abscess, collective review. Int. Abstr. Surg. **72**, 118—138 (1941).
297. — Posttraumatic brain abscess. Posttraumatic meningitis. In: Injuries of the brain and spinal cord and their coverings. Ed.: S. Brock. Baltimore: Williams & Wilkins 1949.
298. Greene, L. G.: Le syndrome adiposo-genital d'origine traumatique. Ann. méd. lég. (Paris) **18**, 230—234 (1938).
299. Greineder, K.: Schichtdiagnostik frontobasaler Schädelverletzungen. Fortschr. Röntgenstr. **69**, 123—133 (1944).
300. Grey, H. M.: Fracture of frontal bone involving the frontal sinus with formation of an intracranial pneumocele. Brit. med. J. **2**, 562 (1930).
301. Grob, M.: Über die Schädelfrakturen im Kindesalter. Langenbecks Arch. klin. Chir. **202**, 207—249 (1941).
302. De Grood, M. P.: Die neurochirurgische Behandlung der posttraumatischen nasalen Liquorrhoe. Nederl. Tijdschr. Geneesk. 1950, S. 632—636; Ref.: Zbl. Neurol. Psychiatr. **118**, 64 (1952).
303. Gros, Cl., Cazaban, R.: Le syndrome chiasmatique post-traumatique avec pneumato-cèle intra-cranienne. Presse méd. **59**, 398—399 (1951).

304. Gros, Cl., Minvielle, J.: Réflexions sur le traitement d'une série de rhinorrhées cérébro-
     spinales d'origine traumatique (7 cas). Rev. neurol. (Paris) **84**, 527—533 (1951).
305. Gross, S. W.: Pneumocephalus secondary to a penetrating wound of the brain. J.
     Neurosurg. **5**, 405—406 (1948).
306. —, Ehrlich, W.: Diagnosis and treatment of head injuries. New York: Paul B. Hoeber
     1940, S. 141—146.
307. Grote, W.: Traumatische Liquorfisteln im Kindes- und Jugendalter. Z. Kinderchir. **3**,
     11—20 (1966).
308. — Traumatische, frontobasale Liquorfisteln. Chirurg **37**, 102—105 (1966).
309. —, Schiefer, W.: Klinik und Behandlung der traumatischen arteriovenösen Aneurysmen.
     Beitr. Neurochir. **1**, 79—89 (1959).
310. Guleke, N.: Die chirurgische Behandlung der Meningitis im Gefolge von Traumen und
     Infektionen. Arch. klin. Chir. **152**, 292—334 (1928).
311. — Die Behandlung der Schädel- und Hirnschußverletzungen. Dtsch. Militär-Arzt **5**,
     93—102 (1940).
312. — Die Eingriffe am Gehirnschädel und Gehirn. In: Allgemeine und spezielle
     chirurgische Operationslehre, Bd. 2. 2. Aufl. Hrsg.: M. Kirschner, N. Guleke u. R.
     Zenker. Berlin-Göttingen-Heidelberg: Springer 1950, S. 1—451.
313. Gund, A.: Die Operationsindikation bei akuten gedeckten Schädel-Hirnverletzungen.
     Mschr. Unfallheilk. **62**, 41—51 (1959).
314. — Über Bolzenschußverletzungen; zugleich ein Beitrag zur Versorgung offener fronto-
     basaler Impressionen. Acta neurochir. **8**, 444—448 (1960).
315. Gurdjian, E. S.: Pathology and surgical management of acute head injuries. The
     Sth. Surg. **10**, 711—732 (1941).
316. — Operative Neurosurgery. 2. Aufl. Baltimore: Williams & Wilkins 1964.
317. —, Lissner, H. R.: The mechanisms of skull fracture. J. Neurosurg. **7**, 106—114 (1950).
318. —, Shawan, H. V.: Management of skull fracture involving the frontal sinus. Ann.
     Surg. **95**, 27—32 (1932).
319. —, Webster, J. E.: Surgical management of compound depressed fracture of frontal
     sinus cerebrospinal rhinorrhea and pneumocephalus. Arch. Otolaryng. **39**, 287—306
     (1944).
320. — — Observations on standardising the surgical management of intracranial suppura-
     tion. J. Neurosurg. **5**, 1—10 (1948).
321. — — Head injuries: Mechanisms, Diagnosis and Management. Boston: Little, Brown
     & Co. 1958.
322. — —, Lissner, H. R.: Studies on skull fracture with particular reference to engineering
     factors. Amer. J. Surg. **78**, 736—742 (1949).
323. Gŭsić, B.: Unsere Erfahrungen in der Unfallchirurgie des frontoethmoidalen Gebietes.
     Mschr. Ohrenheilk. **95**, 223—226 (1961).
324. — Neues in der Versorgung der frontobasalen Verletzungen. Mschr. Ohrenheilk. (Wien)
     **99**, 464—468 (1965).
325. Guttmann, L.: Über pneumocephalia intracranialis spontanea. Z. Neurol. **128**, 82—86
     (1930).
326. Haardt, W.: Liquorfisteln mit Pneumocephalus. Acta otolaryngol. (Stockh.) **42**, 365
     bis 374 (1952).
327. —, Koeberle, F.: Über die Folgen einer ungenügenden Versorgung von Stirnverletzun-
     gen. Wien. med. Wschr. **100**, 621—624 (1950).
328. Habermann, G.: Zur Begutachtung der Schäden der Nase. Arch. Ohrenheilk. **161**, 495
     bis 501 (1952).
329. Hager, A.: Über die Duraverletzungen der vorderen Schädelgrube. Wien. klin. Wschr.
     **71**, 190—193 (1959).
330. Haller, N.: Meningitis nach Stirnhöhlenverletzung. Arch. Ohrenheilk. **104** (1919),
     Gesellschaftsber. 16.
331. Hallervorden, J., Quadbeck, G.: Die Hirnerschütterung und ihre Wirkung auf das
     Gehirn. Dtsch. med. Wschr. **82**, 129—134 (1957).
332. Hamberger, C. A., Diamant, H.: On diagnosis and treatment of air-filled brain abscess.
     Acta otolaryng. (Stockh.) **33**, 431—445 (1946).

333. Hamby, W. B.: Intracranial Aneurysms. Springfield (Ill.): Charles C. Thomas 1952.
334. — Carotid-cavernous fistula. Report of 32 surgically treated cases and surgestions for definitive operation. J. Neurosurg. 21, 859—866 (1964).
335. Hanke: Zur Operationsanzeige bei akuten Schädelverletzungen. Langenbecks Arch. klin. Chir. 196, 32—34 (1939).
336. Hansemann, G.: Über Pneumocephalus. Virchows Arch. path. Anat. 224, 75—78 (1917).
337. Hansson, N.: A case of fracture of the cranium with accumulation of air in the cranial cavity. Acta radiol. 1, 42—47 (1921).
338. Harms, H.: Schädeltrauma und Auge. Hefte Unfallheilkunde 48, 32—45 (1955).
339. Harrer, G., Kargl, O.: Folgezustände nach gedeckten Schädelverletzungen (katamnestische und statistische Untersuchungen). Dtsch. med. Rdsch. 4, 148—169 (1950).
340. Hartley, F., Kenyon, J. H.: Experiences in cerebral surgery. Ann. Surg. 45, 481 (1907).
341. Hartmann, H.: Das Schicksal von 1000 verunglückten und stationär behandelten Motorradfahrern. Arch. klin. Chir. 282, 43—46 (1955).
342. Hartmann, K.: Gedeckte und offene Schädel- bzw. Hirnverletzungen. Hefte Unfallheilk. 42, 217—219 (1951).
343. — Spätergebnisse der Behandlung frischer Schädelhirnverletzungen im Hinblick auf Unfallhergang und Schwere der Verletzung. Beitr. Neurochir. 1, 28—37 (1959).
344. Haynes, W. G.: Penetrating brain wounds. Analysis of 342 cases. J. Neurosurg. 2, 365—375 (1945).
345. Hecker, W.: Zur Prognose und Therapie der Schläfenbeinbrüche. Münch. med. Wschr. 97, 370—372 (1955).
346. Heer, A.: Über Schädelbasisbrüche. Bruns' Beitr. 9, 1—82 (1892).
347. Heermann, H.: Endonasale Unterbindung der Arteria ethmoidalis ant. und post. bei unstillbarem Nasenbluten aus der Riechspalte. Arch. Ohrenheilk. 165, 507—510 (1954).
348. Hein, W.: Betrachtungen anhand von 1000 Kopfverletzten. Mschr. Unfallheilk. 59, 238—249 (1956).
349. Heipertz, W.: Schädeltrauma und Wasserhaushalt. Mschr. Unfallheilk. 54, 167—171 (1951).
350. Hellenthal, E.: Über das Zustandekommen, die Häufigkeit und die Lokalisation der Contrecoupverletzungen des Groß- und Kleinhirns. Eine kritisch-statistische Studie. Dtsch. Z. ges. gerichtl. Med. 21, 231—251 (1933).
351. Hellner, H.: Diskussionsbeitrag. Langenbecks Arch. klin. Chir. 196, 19—21 (1939).
351a. — Zur Erkennung und Begutachtung von Schädelgrundbrüchen. Hefte Unfallheilk. 19, 1—43 (1935).
352. Hellner, K. A.: Zur Entstehung der Carotis-Cavernosus-Aneurysmen. Neurochirurgia 4, 193—202 (1962).
353. Hemmer, R.: Zum Krankheitsbild des Liquorunterdruckes. Med. Klin. 48, 395—397 (1953).
354. Henry, A. H., Heathcote, R. St. A.: The causation of intracranial aerocele by brain flap: an experimental proof. Surg. Gyn. Obstet. 48, 782—785 (1928).
355. Henschen, C.: Über die Ursachen des postkommotionellen und postkontusionellen Hirndruckes, insbesondere über Hirnödem, Hirnschwellung und Hirnverkleinerung nach Schädelverletzungen. Zbl. Chir. 54, 3169—3189 (1927).
356. — Die Frakturen im Bereich des Sinus frontalis und der basalen Schädelsinus, ihre Prognose und Behandlung. Helvet. med. Acta 5, 823—837 (1938).
357. — Zur Behandlung der Brüche der Schädelbasis. Langenbecks Arch. klin. Chir. 196, 24—26 (1939).
358. Herrmann, A.: Behandlungsmethoden der nasalen Liquorrhoen, insbesondere der iatrogenen Verletzungen. H.N.O. (Berlin) 8, 37—42 (1959).
359. — Entzündliche Hirnkomplikationen von 1953—1963 anhand des Krankengutes der Univ.-HNO-Klinik in München. Monatsschr. Ohrenheilk. 98, 241—243 (1964).
360. Hess, W. R.: Prinzipien organischer Ordnung am Beispiel des vegetativen Nervensystems. Verh. d. Ges. Dtsch. Naturforscher und Ärzte, 96. Vers., München, 23.—25. 10. 1950. Berlin-Göttingen-Heidelberg: Springer 1951, S. 9—15.
361. Hesse, F.: Ein Beitrag zur diagnostischen und therapeutischen Hirnpunktion. Verh. Dtsch. Ges. Chir. 1910, S. 465—470.

362. Hesse, W.: Zur Behandlung der Schädelbasis-Frakturen. Münch. med. Wschr. **81**, 1605—1608 (1934).

363. — Zur Diagnose und Behandlung der Schädelbasisfrakturen. Chirurg **18**, 536—540 (1947).

364. Hesselmann, J., Zülch, K. J.: Vegetative und endokrine Symptome nach traumatischer Hypothalamusschädigung. Acta neuroveg. (Wien) **30**, 251—260 (1967).

365. Hetzar, H.: Die Behandlung der Schädelbasisbrüche und -konvexitätsbrüche (insbesondere unter Berücksichtigung der Zusammenarbeit mit dem HNO-Arzt). Zbl. Chir. **62**, 2085—2088 (1935).

366. Heygster, H.: Die psychische Symptomatologie bei Stirnhirnläsionen. Leipzig: S. Hirzel 1948.

367. Hibler, N.: Über rhinologische Maßnahmen bei einer neuen Methode der zweizeitigen Versorgung frontobasaler Verletzungen. Mschr. Ohrenheilk. **95**, 221—223 (1961).

368. — Die Therapie des otogenen und rhinogenen Hirnabszesses — ein otologisches oder neurochirurgisches Problem? Mschr. Ohrenheilk. **97**, 312—317 (1963).

369. — Die frontobasale Verletzung und das Röntgenbild. H.N.O.-Wegweiser **12**, 137—170 (1964).

370. Hirsch, O.: Succesful closure of cerebrospinal fluid rhinorrhea by endonasal surgery. Arch. Otolaryng. **56**, 1—12 (1952).

371. — Verschluß der traumatischen nasalen Liquorrhoe auf endonasalem Weg. Mschr. Ohrenheilk. **89**, 265—269 (1955).

372. Hitchcock, C. R.: Epistaxis importante et fracture du sinus sphénoidal. Brit. J. Surg. **52**, 137 (1965).

373. Hörbst, L.: Über Liquorrhoe. Mschr. Ohrenheilk. (Wien) **81**, 505—515 (1947).

374. Holmes, G. W.: Intracranial aerocele. Amer. J. Roentgenol. **5**, 384—386 (1918).

375. Holub, K.: Folgezustände und Beschwerden nach Schädel-Hirnverletzungen vom chirurgischen Standpunkt aus, ihre Objektivierbarkeit und Behandlung. Wien. klin. Wschr. **72**, 473—478 (1960).

376. — Die Differentialdiagnose der Komplikationen nach Schädelhirnverletzungen. Wien. klin. Wschr. **72**, 761—764 (1960).

377. — Schädelhirnverletzungen. Wien: Maudrich 1962.

378. — Traumatische Encephalocystocele. Wien. klin. Wschr. **76**, 413—415 (1964).

379. Hopkins, H., Match, L. C., Schenk, H. P., Pepper, D. S.: Recurrent pneumococcic meningitis treated with sulfonamides. Ann. Int. Med. **20**, 333—341 (1944).

380. Horrax, G.: Intracranial aerocele following fractured skull. Ann. Surg. **73**, 18—22 (1921).

381. Hosemann, G.: Nachwirkungen der Lumbalanästhesie und ihre Bekämpfung. Verh. Dtsch. Ges. Chir. 1909, S. 17—19.

382. — Schädeltraumen und Lumbalpunktion. Dtsch. med. Wschr. **40**, 736—737 (1914).

383. Huber, A.: Vortrag 1. Symposion der Ärztekammer Kärnten am 12. 5. 1966. Ref. Ärztl. Praxis **93**, 3173 (1966).

384. Hünermann, Th.: Über eigene Erfahrungen auf dem Gebiet der Nasennebenhöhlenverletzungen im Krieg und Frieden. Arch. Ohrenheilk. **165**, 238—240 (1954).

385. — Diskussionsbemerkung. Z. Laryng. **38**, 189—190 (1959).

386. — Unfallschäden der Körperabschnitte Ohr, Nase, Nebenhöhlen, Hals, Kehlkopf. In: Handbuch der ges. Unfallheilkunde, Bd. II. 3. Aufl. Hrsg.: H. Bürkle de la Camp u. M. Schwaiger. Stuttgart: Enke 1966, S. 226—277.

387. Hüttinger, K.: Schädeltrauma und Diabetes. Wien. med. Wschr. **100**, 270—272 (1950).

388. Huizinga, E., Keijser, S.: Epanchement d'air dans la cavité crânienne à la suite d'un traumatisme. Acta oto-laryng. **13**, 83—93 (1929).

389. Imboden, H. M.: Air in the cranium. In: Amer. Atlas of Stereoroentgenology, Vol. VI. Eds.: L. Jaches, H. W. Stewart, and H. M. Imboden. New York: The Southworth & Co., Troy 1918, S. 172—173.

390. Isfort, A.: Traumatischer Diabetes insipidus. Zbl. Chir. **85**, 107—182 (1960).

391. — Der Chirurg und das Schädeltrauma. Hefte Unfallheilk. 84. Berlin-Heidelberg-New York: Springer 1965.

392. Isfort, A., Nessel, E.: Traumatisches Aneurysma der A. carotis interna nach Nebenhöhlenausräumung. Zbl. Chir. **90**, 2150—2156 (1965).

393. Jaeger, F.: Die Verletzungen von Schädel, Hirn und Hirnhäuten. In: Handbuch d. ges. Unfallheilk., Bd. 2. 2. Aufl. Hrsg.: H. Bürkle de la Camp u. R. Rostock. Stuttgart: Enke 1955, S. 73—105.

394. — Die neurochirurgische Behandlung der Schädel-Hirnverletzungen. Z. Laryng. Rhinol. **38**, 456—465 (1959).

395. Jamars, P.: Épistaxis cataclysmique par rupture d'un anévrisme de la carotide interne dans le sinus spenoidal. Soc. Belg. Oto-Rhino-Laryngol. 27. 2. 1966. (Zit. n. Decroix et al. [163], 1966.)

396. Jansson, G.: Ein Fall von Pneumatocephalus. Acta radiol. (Stockh.) **7**, 1—5 (1926).

397. Janzen, R.: Die Behandlung der Commotio cerebri. Dtsch. med. Wschr. **85**, 2229—2233 (1960).

398. Jarjavay: Compendium de chirurgie pratique. 1850. (Zit. n. Wernher [973], 1873, S. 395—396.)

399. Jean, G., Villechaise, J.: Pneumatocèle frontale traumatique. Bull. et Mém. de la Société Nationale de Chir. **53**, 1158—1165 (1927).

400. Jefferson, A., Lewtas, M.: Value of tomography and subdural pneumography in subfrontal fractures. Acta radiol. (Stockh.) Diagn. **1**, 118—132 (1963).

401. Jelsma, F., Moore, D. F.: Cranial aerocele. Amer. J. Surg. **87**, 437—449 (1954).

402. Jensen, H.-P., Gerlach, J., Spuler, H.: Nil nocere! Gefahren der Farbstoffinjektion in den Liquorraum. Münch. med. Wschr. **104**, 1081—1084 (1962).

403. Jentzer, A.: Indications opératoires d'urgence dans les lésions traumatiques fermées récents du crâne et de l'encephale. Paris: Masson 1935.

404. — Traumatismes crâniens et plaies cranio-cérebrales par projéctiles. Schweiz. med. Wschr. **70**, 1—38 (1940).

405. — Encéphalopathies posttraumatiques. Considérations chirurgicales. Arch. Suisses Neurol. Psychiatr. **50**, 371—396 (1943).

406. — Les écoulements du liquide céphalo-rachidien dans les traumatismes crâniens. Rev. neurol. **84**, 399—440 (1951).

407. Jeschek, J.: Granatsplitterverletzungen der Keilbeinhöhle. Arch. Ohrenheilk. **165**, 264—269 (1954).

408. Jötten, J.: Zur Behandlung des Pneumocephalus nach Verletzung der Nasennebenhöhlen. Arch. Ohrenheilk. **169**, 303—308 (1956).

409. John, St., E. G.: The role of the emergency skull roentgenogramm in head trauma. Amer. J. Roentgenol. **76**, 315—319 (1956).

410. Johnson, R., Dutt, P.: On dural lacerations over paranasal and petrous air sinuses. Brit. J. Surg. War. Surg. Suppl. **1**, 141—167 (1947).

411. Johnston, W. H.: Cerebrospinal rhinorrhea — the study of one case and reports of twenty others collected from the literature published since 1900. Ann. otol. (St. Louis) **35**, 1205—1240 (1926).

412. Jooma, O. V., Pennybacker, J. B., Tutton, G. K.: Brain abscess: Aspiration, drainage or excision? J. Neurol. Neurosurg. Psychiat. **14**, 308—312 (1951).

413. Juillard, C.: Die Indikationen zum sofortigen operativen Eingriff bei Schädelbasisbrüchen. Z. Unfallmed. (Zürich) **29**, 77—83 (1935).

414. Junet, W.: Fracture crânienne avec liquorrhée. Praxis (Bern) **37**, 417—421 (1948).

415. Jungmann, A., Peyser, E.: Roentgen visualisation of cerebrospinal fluid fistula with contrast medium. Radiology **80**, 92—95 (1963).

416. Kahn, A., Jr.: Spontaneous cerebrospinal rhinorrhea with remission following dye injection. J. Amer. med. Ass. **146**, 728—729 (1951).

417. Kahn, E. A., Basset, R. C., Schneider, R. C., Crosby, E. C.: Correlative Neurosurgery. Springfield: Ch. C. Thomas Publ. 1955.

418. Kallay, F., Dobos, A.: Ein Fall von Liquorrhoea nasalis. Mschr. Ohrenheilk. **75**, 317 bis 323 (1941).

419. Kallius, H. U.: Pneumatocele cranialis frontalis. Münch. med. Wschr. **78**, 1324—1326 (1931).

420. Kalman, P., Ott, H.: Pyocyaneus-Meningitis. Dtsch. med. Wschr. **87**, 590—596 (1962).

421. Kaplan, A.: Traumatic Pneumocephalus with spontaneous ventriculograms. J. Neurosurg. 1, 166—170 (1944).
422. Kaspar, M.: Pneumocephalus nach Schädeltrauma. Zbl. Chir. 63, 2544—2551 (1936).
423. Katscher, H. J., Puff, K. H.: Über gedeckte Hirnschäden bei Gesichtsschädelverletzungen. Dtsch. Z. Nervenheilk. 174, 407—428 (1965).
424. Kaufmann, B., Nulsen, F. E., Collins, W. F.: Spontaneous cerebrospinal fluid fistula delineated by positive contrast studies. Annual meeting Radiological Society of North America, Chicago, 29. 11.—4. 12. 1964.
425. Kautzky, R.: Fehlerquellen bei der Durchführung des operativen intrakraniellen Karotisverschlusses. Zbl. Neurochir. 13, 65—71 (1953).
426. —, Zülch, K. J.: Neurologisch-neurochirurgische Röntgendiagnostik und andere Methoden zur Erkennung intrakranialer Erkrankungen. Berlin-Göttingen-Heidelberg: Springer 1955.
427. Kayser, P.: Über eine Verletzung der Arteria carotis interna im Sulcus caroticus. Z. Hals-, Nas.- u. Ohrenheilk. 44, 377—381 (1938).
428. Kazmeier, F.: Die traumatischen Hirn- und Rückenmarksschäden. In: Differentialdiagnose neurologischer Krankheitsbilder. Hrsg.: G. Bodechtel. 2. Aufl. Stuttgart: Thieme 1963, S. 787—807.
429. Kecht, B.: Zur Gefäßligatur bei schwerster Epistaxis. Wien. med. Wschr. 108, 532—534 (1958).
430. — Diskussionsbemerkung. 42. Versammlung Südwestdtsch. H.N.O.-Ärzte, Bad Dürkheim, 26.—27. 9. 1958. Z. Laryngol. 38, 190 (1959).
431. — Die Oto-Rhino-Laryngologie bei Schädelverletzungen. Wien: Maudrich 1965.
432. —, Streli, R.: Über frontobasale und temporobasale Schädelverletzungen. Wien. med. Wschr. 109, 546—549 (1959).
433. Keener, E. B.: Regeneration of dural defects. J. Neurosurg. 16, 415—423 (1959).
434. Kehrer, F. A.: Die Bedeutung des „Frischbefundes" bei gedeckten traumatischen Hirnschädigungen. Med. Klin. 53, 1479—1484 u. 1547—1550 (1958).
435. Keller, H., Bruhn, H. D.: Eine einfache Methode zur Diagnose der Liquorrhoe. Dtsch. med. Wschr. 89, 1384—1385 (1964).
436. Keros, P.: Über die praktische Bedeutung der Niveauunterschiede der Lamina cribrosa des Ethmoids. Z. Laryng. Rhinol. 41, 808—813 (1962).
437. Kerr-Jakoby, R.: The use of a methylmetacrylate seal in spinal fluid otorrhea and rhinorrhea. J. Neurosurg. 18, 614—615 (1961).
438. Kessel, F. K.: Operationen am Gehirnschädel und Gehirn. In: Chirurgische Operationslehre, Bd. I, Beitr. Nr. 4. Hrsg.: B. Breitner. Wien-Innsbruck: Urban & Schwarzenberg 1955.
439. Kiene, S., Külz, J.: Schwere kraniozerebrale Verletzungen im Kindesalter. Frühverlauf und Endresultate aus chirurgischer Sicht. Bruns' Beitr. 210, 224—244 (1965).
440. Kienle, G.: Das Orbitalhirnsyndrom und seine Bedeutung für die Unfallchirurgie. Chirurg 29, 393—397 (1958).
441. Killian, H.: Über Meningitis nach Stirnhöhlenschüssen. Arch. Ohrenheilk. 104 (1919), Gesellschaftsbericht 16.
442. — Pneumatocele des Stirnhirns nach Trauma. Zbl. Chir. 65, 1186—1191 (1938).
443. — Pneumatocele des Stirnhirns mit sekundärer Perforation in einen Ventrikel. Dtsch. Z. Chir. 252, 449—462 (1939).
444. — Pneumatopathien. Neue Dtsch. Chirurgie, Bd. 60. Stuttgart: Enke 1939.
445. Kindler, W.: Geruchsstörungen nach Schädelverletzung in medizinischer und sozialer Bedeutung. Med. Welt 10, 150—154 (1936).
446. — Liquordiagnostik bei Komplikationen im Schädel nach Entzündungen, Verletzungen und Geschwülsten im Nasen-, Augen- und Ohrgebiet. In: Ophthalmologische Operationslehre. Hrsg.: R. Thiel. Leipzig: Thieme 1950, S. 1343—1366.
447. — Die frischen Schußbruchverletzungen der Nasenhaupt- und Nebenhöhlen. Arch. Ohrenheilk. 165, 256—263 (1954).
448. King, A. B., Walsh, F. B.: Trauma to the head with particular reference to the ocular signs. Amer. J. Ophthalmol. 32, 191—105 u. 379—398 (1949).

449. King, D.: Report to Westminster Medical Society. London Med. Surg. Journ. 4, 823 bis 825 (1834).

450. Kirchner, F. R., Proud, G. O.: Method for the identification and localization of cerebrospinal fluid, rhinorrhea and otorrhea. Laryngoscope (St. Louis) 70, 921—931 (1960).

451. Kirschner, M.: Zur Frage des plastischen Ersatzes der Dura mater. Arch. klin. Chir. 91, 541—542 (1909).

452. — Der Verkehrsunfall und seine erste Behandlung. Langenbecks Arch. klin. Chir. 193, 230—302 (1938).

453. — Diskussionsbemerkung. 63. Tagung Dtsch. Ges. Chir., München 1939. Langenbecks Arch. klin. Chir. 196, 29—31 (1939).

454. Kirstein, R.: Diskussionsbemerkung. 42. Versammlung Südwestdtsch. H.N.O.-Ärzte, Bad Dürkheim, 26.—27. 9. 1958. Z. Laryng. 38, 194 (1959).

455. Kiss, A., Afra, D., Bornemisza, G.: Experimentelle Ergebnisse mit konservierten Durahomotransplantaten. Bruns' Beitr. klin. Chir. 196, 178—188 (1958).

456. Kittel, G.: Traumatische intrakranielle Luftansammlungen. Z. Laryng. 39, 234—242 (1960).

457. Klaue, R.: Die indirekten Frakturen der vorderen Schädelgrube beim Schädeldachschuß. Z. Nervenheilk. 161, 167—193 (1949).

458. Kleinfeld, M., Axelrod, M., Cohen, A.: Recurrent meningitis and cerebrospinal rhinorrhea. N. Y. State J. Med. 50, 1244—1246 (1950).

459. Kleinschmidt, O.: Plexiglas zur Deckung von Schädelbrüchen. Chirurg 13, 273—277 (1941).

460. Kleist, K.: Gehirnpathologie. Leipzig: J. A. Barth 1934.

461. Kley, W.: Die Beteiligung der Nasennebenhöhlen bei frontobasalen Verletzungen. In: Fortschritte der Kiefer- und Gesichts-Chirurgie, Bd. XI. Hrsg.: K. Schuchardt. Stuttgart: Thieme 1966, S. 93—106.

462. — Diagnose und operative Versorgung von Keilbeinhöhlenfrakturen. Z. Laryng. Rhinol. 46, 469—478 (1967).

463. Kline, J. C., Puletti, F., Bennett, M., Cameron, J. R.: The detection and localization of cerebrospinal fluid fistulae. 11th Annual Meeting of the Society of Nuclear Medicine, San Francisco, 17.—20. Juni 1964.

464. Klingler, M.: Das Schädelhirntrauma. Leitfaden der Diagnostik und Therapie. Stuttgart: Thieme 1961.

465. —, Jost, F.: Über Anosmie nach Schädelhirn-Trauma. Schweiz. med. Wschr. 93, 1092 bis 1094 (1963).

466. Kloss, K.: Das gedeckte Schädeltrauma in der akuten Phase. Chir. Praxis 2, 109—112 (1957).

467. Klug, W., Tzonos, T.: Über zwei, durch große, transorbital eingedrungene Fremdkörper verursachte Hirnverletzungen. Zbl. Neurochir. 21, 56—61 (1961).

468. Knoflach, J. G.: Was ist bei Schädelverletzungen zu beachten? Med. Klin. 34, 1164 bis 1165 (1938).

469. —, Scholl, R.: Klinik und Prognose der stumpfen Schädelverletzungen. Arch. klin. Chir. 190, 452—522 (1937).

470. Köhler, A.: Die vom 1. April 1890 bis zum 31. März 1891 aufgenommenen Kopfverletzungen. Dtsch. Z. Chir. 33, 273—290 (1892).

471. Koslowski, L., Thies, W.: Bericht über 5900 Schädel-Hirn-Traumen. Mschr. Unfallheilk. 67, 97—103 (1964).

472. Kotscher, E.: Die Röntgendiagnostik der Schädeltraumen. Traumatische Veränderungen und Folgezustände nach traumatischen Veränderungen. In: Handbuch der Medizinischen Radiologie, Bd. VII, Teil 2. Hrsg.: L. Diethelm u. F. Strnad. Berlin-Göttingen-Heidelberg: Springer 1963, S. 1—110.

473. Krauland, W.: Über Hirnschäden durch stumpfe Gewalt. Dtsch. Z. Nervenheilk. 163, 265—328 (1950).

474. — Verletzungen der A. carotis interna im Sinus cavernosus und Verletzungen der großen Hirnschlagadern mit Berücksichtigung der Aneurysmenbildung. Berlin-Göttingen-Heidelberg: Springer 1954.

475. Kraus, H.: Schädelverletzungen mit Eröffnung der Nebenhöhlen. J. int. Coll. Surg. **38,** 372—376 (1962).

476. —, Wiemers, K.: Allgemeinbehandlung bei schweren Schädel-Hirnverletzungen. Med. Klin. **51,** 501—504 (1956).

477. Krayenbühl, H., Yaşargil, M. G.: Die zerebrale Angiographie. 2. Aufl. Stuttgart: Thieme 1965.

478. Krebs, E., Puech, P., Brunhes, E.: Collapsus des ventricules cérébraux dans les traumatismes crâniens. Rev. neurol. **68,** 831—839 (1937).

479. Kredel, L.: Die intracerebrale Pneumatocele nach Schußverletzungen. Zbl. Chir. **42,** 649—654 (1915).

480. Kretschmer, E.: Die Orbitalhirn- und Zwischenhirnsyndrome nach Schädelbasisfrakturen. Arch. Psychiatr. **182,** 452—477 (1949).

481. — Verletzungen der Schädelbasis und ihre psychiatrisch-neurologischen Folgen. Dtsch. med. Wschr. **79,** 1709—1713 (1954).

482. — Verletzungen der Schädelhirnbasis und ihre psychiatrisch-neurologischen Folgen. Hefte Unfallheilk. **48,** 20—23 (1955).

483. Krogius, A.: Luft in den Seitenventrikeln des Gehirns (Pneumatocephalus) nach einer Basisfraktur. Acta chir. scand. (Stockh.) **60,** 291—308 (1926).

484. Krüger, D. W.: Die Behandlung der Verletzungen im Bereich der vorderen Schädelbasis und ihrer Folgezustände. Dtsch. Z. Nervenheilk. **160,** 337—372 (1949).

485. — Die Behandlung der Liquorrhoea nasalis. Acta Neurochir. **2,** 301—310 (1952).

486. — Über neurochirurgische Maßnahmen bei einer neuen Methode der zweizeitigen Versorgung frontobasaler Verletzungen. Mschr. Ohrenheilk. **95,** 219—221 (1961).

487. Kümmel, W.: Ein Fall von tödlicher Nasenblutung aus der verletzten Carotis interna. Z. Hals-, Nas.- u. Ohrenheilk. **21,** 304—310 (1928).

488. Küstner, W.: Die Stirnhirncelen. Entstehung, Bedeutung und Behandlung. Fortschr. Röntgenstr. **100,** 226—236 (1964).

489. Kuhlendahl, H.: Indikation und Technik der operativen Versorgung der frischen Hirnverletzung. Kongr. Dtsch. Ges. Neurochir., Bonn 1950. Zbl. Neurol. **113,** 13 (1951).

490. — Frontobasale Hirnschädigung und Liquorfistel. 114. Tagung Niederrhein.-Westf. Chir., Dortmund, 22. 2. 1956. Zbl. Chir. **81,** 2127—2128 (1956).

491. — Frontobasale Schädelhirnverletzung und traumatische Liquorfistel. Beitr. Neurochir. **1,** 37—54 (1959).

492. Kutzinski, A.: Liquorrhoe nach Hinterhauptschuß und Arbeitsleistungen. Mschr. Psychiatr. **49,** 118—124 (1921).

493. Laage, G.: Schädelfraktur und Meningitis tuberculosa. H.N.O.-Wegweiser **4,** 317—320 (1953).

494. Labby, D. H.: Recurrent pneumococcic meningitis following sulfonamide therapy. J. Amer. med. Ass. **127,** 981—983 (1945).

495. Lachapele, A. P.: Valeur et difficultés du radiodiagnostic dans les fractures de l'étage moyen et de l'étage posterieur de la base du crâne. J. Radiol. Electron. **22,** 1—18 (1938).

496. Lacomme, Y.: Rhinorrhées et Otorrhés céphalo-rachiennes post-traumatiques. Thèse de Toulouse 1957.

497. Laine, M.: Diskussionsbemerkung. Rev. neurol. **84,** 509—510 (1951).

498. Lafitte, H., Petit-Dutaillis, M. D.: Pneumatocèle intracrânienne. Bull. et Mém. Soc. National de Chir. **59,** 1390—1401 (1933).

499. Land, F. T.: Query-cerebrospinal rhinorrhoea. J. Laryng. **64,** 207—208 (1950).

500. Landolt, E.: Zur Opticusschädigung bei Schädeltrauma. Acta neurochir. **4,** 128—142 (1956).

501. Lang, H.: Beobachtungsergebnisse innerhalb von 8 Jahren bei 2019 Schädeltraumen mit 222 Schädelgrundbrüchen. Bruns' Beitr. **172,** 101—118 (1941).

502. Lang, W.: Pseudomonas-(Pyocyaneus-)Meningitis und Kolipyophlebitis. Bericht über zwei septische Krankheitsbilder. Münch. med. Wschr. **103,** 247—250 (1961).

503. Lange, W.: Schädelgrundbruch und Ohraufmeißelung. Klin. Wschr. **5,** 1225—1227 (1926).

504. Lanzendörfer, W.: Die Spätblutung nach Schädelbasisbrüchen. H.N.O.-Wegweiser **6,** 247—249 (1956).

505. Latkowski, B.: Die Rolle der Nasennebenhöhlen bei der Verteilung und Dämpfung einwirkender Gewalten. Mschr. Ohrenheilk. (Wien) **101**, 218—222 (1967).

506. Lawrence, G. H.: Cerebrospinal rhinorrhea. Lancet **49**, 525—526 (1929).

507. Lazorthes, G., Anduze, H.: Rhinorrhées et otorhées traumatiques persistantes. Classification anatomique, indications opératoires et résultats. Rev. neurol. **84**, 524—527 (1951).

508. — — L'ouverture du canal optique dans les lésions traumatiques récents du nerf optique (a propos de 10 cas opérés). Rev. neurol. **87**, 540—545 (1952).

509. —, Campan, L.: Le diabète insipide traumatique. Neuro-chirurgie (Paris) **1**, 243—249 (1955).

510. Learmonth, J. R.: Cerebrospinal rhinorrhea treated by operation. Proc. Mayo Clin. **4**, 115—116 (1929).

511. Le Beau, J.: Radical surgery and penicillin in brain abscess. J. Neurosurg. **3**, 359—374 (1946).

512. Lecat, P.: Luftgeschwulst am Schädel mit Schwund der Knochen und Exostosenbildung. Recueil de la Santé de Lyon **1**, 1798. (Zit. n. Wernher [973], 1873, S. 391—392.

513. Lechtenberg, H. W.: Das gedeckte Schädelhirntrauma und seine Therapie. Chirurg **34**, 241—247 (1963).

514. Leclerc, G., Roy, J.: Pneumatocèle intracrânienne traumatique. Lyon Chir. **28**, 541—547 (1931).

515. Lecuire, J., Bosser, C., Lapras, C.: Rhinorrhée très tardive par encéphalocèle traumatique dans les sinus frontaux. Lyon Chir. **53**, 308—312 (1959).

516. —, Mounier-Kuhn, A.: Traitement des complications des fractures communicantes de la base du crâne. (Fistules liquidiennes, méningites, pneumatocèles.) J. chir. (Paris) **81**, 23—38 (1961).

517. Leicher, H., Nell: Ein geheilter Fall von Stirnhirnverletzung mit Hirnprolaps in die Stirnhöhle, Einbruch in den Ventrikel und rezidivierender Meningitis. Chirurg **14**, 751—755 (1942).

518. Leitholf, O.: Traumatische Opticus-Schädigungen. Zbl. Neurochir. **20**, 19—23 (1960).

519. Lehnert, W.: Ophthalmologische Diagnostik bei frontobasaler Verletzung. H.N.O. (Berlin) **14**, 30—35 (1966).

520. Lemke, R.: Über doppelseitige Stirnhirntumoren. Arch. Psychiatr. **106**, 54—70 (1937).

521. Lemoyne, J.: Les examens oto-rhino-laryngologiques en neurologie. Paris: Masson 1956.

522. Leriche, R.: De l'hypotension du liquide céphalo-rachidien dans certaines fractures de la base du crâne et de son traitement par l'injection de serum sous la peau. Lyon chir. **17**, 638—645 (1920).

523. — Sur l'hypotension du liquide céphalo-rachidien. Lyon chir. **19**, 57—68 (1922).

524. — De l'hypotension du liquide céphalo-rachidien dans les traumatismes du crâne. Presse méd. **39**, 945—948 (1931).

525. — De l'hypotension posttraumatique du liquide céphalo-rachidien dans les traumatismes du crâne. Rev. neurol. **80**, 448—451 (1948).

526. Levy, A.: Trois cas de pneumatocèle intracrânienne. J. Radiol. Electrol. **29**, 161—164 (1948).

527. Lewald, L. T.: Congenital absence of the superior orbital wall associated with pulsating exophthalmos. Amer. J. Röntgenol. **30**, 756—764 (1933).

528. Lewin, W.: Cerebrospinal fluid rhinorrhoea and closed head injuries. Brit. J. Surg. **42**, 1—18 (1954).

529. —, Cairns, H.: Fractures of the sphenoidal sinus with cerebrospinal rhinorrhoea. Brit. med. J. **6**, 1—6 (1951).

530. Lewis, A. L.: Traumatic pneumocephalus. Brain **51**, 221—243 (1928).

531. Libersa, Cl., Decroix, G.: Les séquelles centrales des traumatismes crâniens fermés. IV. Les anosmies traumatiques. Rev. d'Otol. **30**, 290—293 (1958).

532. Liebrecht, R.: Schädelbruch und Sehnerv. Gräfe's Arch. Ophthalmol. **83**, 525—546 (1912).

533. Lillie, J. C.: Sugar and chloride in fluid from intranasal cysts. Arch. Otolaryng. **58**, 155—167 (1953).

534. Lin, P. M., Scott, M.: Collateral circulation of the external carotid artery and the internal carotid artery through the ophthalmic artery. Radiology 65, 755—761 (1955).
535. Linck, A.: Beitrag zur chirurgischen Behandlung von Kriegsverletzungen an der Schädelbasis. Bruns' Beitr. 116, 149—156 (1919).
536. — Beitrag zur Klinik und Pathologie der Schädelbasisfrakturen durch stumpfe Gewalt. Z. Ohrenheilk. 81, 265—306 (1921).
537. Lincke, H. O.: Zur Behandlung der eitrigen bakteriellen Meningitis. Münch. med. Wschr. 106, 1932—1938 (1964).
538. Linell, E. A., Robinson, W. L.: Head injuries and meningitis. J. Neurol. Psychiatr. (Lond.) 4, 23—31 (1941).
539. Link, K.: Alter Gehirnprellherd ohne Schädelbruch und später metastatisch-eitrige Leptomeningitis. Mschr. Unfallheilk. 67, 442—447 (1964).
540. Lippens, A.: Pneumatocèles intracrâniennes. Presse méd. 40, 1786—1787 (1932).
541. Lloyd, M.: Luftgeschwulst am Kopfe, geöffnet und geheilt von M. Lloyd. Medical observations and injuries by Society of physicians. Vol. VI. London 1779, p. 192.
542. Locke, C. E.: Spontaneous escape of cerebrospinal fluid though nose: its occurrence with brain tumor. Arch. Neurol. Psychiatr. 15, 309—324 (1926).
543. —, Naffziger, H. C.: Cerebral subarachnoid system. Arch. Neurol. Psychiatr. 12, 411—418 (1924).
544. Loebell, G.: Spätkomplikationen nach alten Schädelverletzungen im Bereich der Nasennebenhöhlen. Arch. Ohrenheilk. 165, 290—296 (1954).
545. — Zur Differentialdiagnose der rhinogenen Liquorrhoe. Erste Mitteilung über Untersuchungsergebnisse der chemischen Zusammensetzung von Nasensekret. Pract. oto-rhino-laryng. (Basel) 22, 235—244 (1960).
546. Loepp, W., Lorenz, R.: Röntgendiagnostik des Schädels. Stuttgart: Thieme 1954.
547. Loew, F.: Neurochirurgie (Sammelreferat). Münch. med. Wschr. 97, 1631—1633 (1955).
548. — Anzeigestellung zur operativen Behandlung der Schädigung des Nervus opticus. Beitr. Neurochir. 1, 101—106 (1959).
549. Löser, R., Ackermann, R.: Eitrige Meningitiden: Die nasale Liquorfistel als Ursache. Med. Welt 17, 2078—2080 (1966).
550. Loftus, J. E.: Cerebrospinal rhinorrhea, with report of a case. Laryngoscope (St. Louis) 33, 617—632 (1923).
551. Lommel, F.: Über die durch Trauma hervorgerufene Zuckerkrankheit. Med. Welt 13, 836—838 (1939).
552. Love, J. G., Gay, J. R.: Spontaneous cerebrospinal rhinorrhea: successful surgical treatment. Arch. Otolaryng. 46, 40—44 (1947).
553. Luckett, W. H.: Air in the ventricles of the brain following a fracture of the skull: report of a case. Surg. Gyn. Obstet. 17, 237—240 (1913).
554. — Air in the ventricles of the brain, following fracture of the skull. Surg. Gyn. Obstet. 24, 362 (1917).
555. Maccarty, C. S., Griffin, J. G.: Some modern concepts in the treatment of brain abscess. Report of three cases. Proc. Mayo Clin. 23, 57—63 (1948).
556. Maclaren, R.: An adress on the treatment of fractures of the base of the skull. Brit. med. J. 26, 12—18 (1908).
557. Madigan, J. D.: Accidental pneumo-cranium. Virginia med. Mon. 61, 536—537 (1934).
558. Maduro, R., Sarfati, W., Pioline: Méningoencéphalocèle du sinus frontal gauche. Ann. Otolaryng. (Paris) 78, 300—307 (1961).
559. Majer, E. H.: Zur Klinik und Therapie der Schädelbasisfraktur. Mschr. Ohrenheilk. 81, 552—563 (1947).
560. — Spätversorgung bei rhinogener Liquorrhoe. Mschr. Ohrenheilk. 90, 60—61 (1956).
561. Malbran, J.: Chiasmaverletzung durch Schädeltrauma. Arch. Oftalm. Buenos Aires 7, 150—154 (1937); Ref. Zbl. Ophthalm. 40, 41 (1937).
562. Malecki, J.: New Trends in frontal sinus surgery. Acta Otolaryng. 50, 137—140 (1959).
563. — Le Problème de la communication pathologique dans le traumatisme fronto-basale. Rev. Laryng. 83, 619—630 (1962).

564. Marcovici, N.: Un nouveau traitement des fistules traumatiques de liquide céphalo-rachidien. Neuro-Chirurgie (Paris) 4, 74—78 (1958).
565. Marguth, F.: Innersekretorische Krankheitsbilder nach Schädelhirntraumen. Hefte Unfallheilk. 56, 190—192 (1958).
566. Markham, J. W.: The clinical features of pneumocephalus based uppon a survey of 284 cases with report of 11 additional cases. Acta Neurochir. (Wien) 16, 1—78 (1967).
567. Markwalder, H.: Die frontobasalen Schädel-Hirn-Verletzungen. Schweiz. med. Wschr. 93, 613—616 (1963).
568. Martin, P., Brihaye, J.: Diskussionsbemerkung. Rev. neurol. 84, 510—512 (1951).
569. Mason, M. S., Raaf, J.: Homologous dura mater grafts. Ann. Surg. 153, 837—840 (1961).
570. Mason, T. H., Swain, G. M., Osterhoff, H. R.: Bilateral carotid-cavernous fistula. J. Neurosurg. 11, 323—326 (1954).
571. Matzdorf, P.: Fragen zur Beurteilung von Schädelprellungen. Dtsch. med. Wschr. 67, 1369—1370 (1941).
572. Matzker, J.: Die schrägaxiale Aufnahme der Stirnhöhle. Z. Laryng. 40, 197—202 (1961).
573. — Beitrag zur kosmetisch befriedigenden operativen Versorgung von schweren Zertrümmerungsfrakturen der Stirnhöhlenvorderwand. Mschr. Ohrenheilk. (Wien) 95, 242—243 (1961).
574. — Die sofortige Rekonstruktion der Stirnhöhlenvorderwand nach frontobasalen Zertrümmerungsfrakturen. Z. Laryng. 43, 439—448 (1964).
575. Maurer, J. J., Mills, M., German, W. J.: Triad of unilateral blindness orbital fractures and massive epistaxis after head injury. J. Neurosurg. 18, 837—840 (1961).
576. Mauritz, R.: Kritische Betrachtungen der offenen Schädelgrundbrüche hinsichtlich der Operationsfrage und der Dauerfolgen. Langenbecks Arch. klin. Chir. 196, 16—19 (1939).
577. Maxwell, V. W.: Brain abscess from Welch bacillus infection. Radiology 15, 693 (1930).
578. May, R. J.: Report of a case showing air within cranial cavity. Amer. J. Roentgenol. 6, 190—193 (1919).
579. Mayer, E. G.: Zum röntgenologischen Nachweis von Frakturen der Schädelbasis. Fortschr. Röntgenstr. 33, 52—54 (1925).
580. — Diagnose und Differentialdiagnose in der Schädelröntgenologie. Wien: Springer 1959.
581. — Schnek, F.: Über den röntgenologischen Nachweis von Frakturen des Schädels. Nervenarzt 4, 129—136 (1931).
582. Mayer, Th.: Zentrale Hirnschäden nach Einwirkung stumpfer Gewalt auf den Schädel. Arch. Psychiatr. 210, 238—262 (1967).
583. Mayer, O.: Zwei Fälle von Schläfenlappenabszeß mit spontaner Luftfüllung und Ventrikeldurchbruch. Heilung in einem der beiden Fälle. Arch. Ohrenheilk. 151, 8—16 (1942).
584. McArthur, L.: Pneumatocele of the cranium. J. Amer. med. Ass. 44, 1418—1423 (1905).
585. McCannel, A. D.: Aerocele of the brain with report of cases. Laryngoscope (St. Louis) 33, 189—195 (1923).
586. McCormik, W. F., Beals, J. D.: Severe epistaxis caused by ruptured aneurysm of the internal carotid artery. J. Neurosurg. 18, 837—840 (1961).
587. McCoy, G.: Cerebrospinal rhinorrhea: a comprehensive review and a definition of the responsibility of the rhinologist in diagnosis and treatment. Laryngoscope (St. Louis) 73, 1125—1157 (1963).
588. McKissock, W.: Fractures of the anterior fossa of the skull. Ann. Roy. Coll. Surg. Engl. 11, 218—227 (1952).
589. McMillian, J. B.: Emboli of cerebral tissue in the lungs following severe head injury. Amer. J. Path. 32, 405—409 (1956).
590. Mealey, J.: Gamma-ray image of subdural effusions. Scanning after injection of radio-iodinated serum albumin into subdural space and its clinical application. J. Neurosurg. 19, 934—942 (1962).

591. Mennig, H.: Irrtümer und Fehler bei der Beurteilung und Behandlung stumpfer und unscheinbarer pfählender Verletzungen im Nasen- und Nebenhöhlenbereich. Arch. Ohrenheilk. 165, 211—216 (1954).
592. — Erweiterte Anzeigen für den Bügelschnitt bei Eingriffen am Frontobasal-Schädel. Arch. Ohrenheilk. 172, 485—488 (1958).
593. — Heilung einer schwierigen Liquorfistel durch rhinochirurgisches Vorgehen. Z. Laryng. 43, 412—420 (1964).
594. Meredith, J. M., Kell, J.: The diagnosis and treatment of post-traumatic cerebrospinal fluid rhinorrhea — a report of four cases. Virginia med. Mon. 80, 547—556 (1953).
595. Merelli, A.: Contributo allo studio dei traumi dell'etmoide e delle loro complicazioni. 24. Congr. Soc. Ital. Otorinolaryngologia, Catania, 29.—31. 10. 1928. Zbl. Hals-Nas.- u. Ohrenheilk. 13, 615 (1929).
596. Merrem, G.: Erblindung bei Schädelhirntraumen. Klin. Mbl. Augenheilk. 148, 382—383 (1966).
597. Messerklinger, W.: Stirnhöhlenfraktur und Nebenhöhlenfunktion. Wien. med. Wschr. 116, 1059—1063 (1966).
598. — Über die mikroskopische intraoperative Funktionsprüfung der Nasen- und Nebenhöhlenschleimhaut als ein Hilfsmittel zur Lokalisation kleinster Liquorfisteln. Mschr. Ohrenheilk. (Wien) 101, 355—371 (1967).
599. Meszöly, E.: Ein durch Liquorrhoea nasalis diagnostizierter Fall von Felsenbeinbruch. Mschr. Ohrenheilk. 79/80, 172—174 (1946).
600. Metzel, E.: Fronto-basale Verletzungen. Actuelle Chir. 2, 79—84 (1967).
601. Meyer, H. J.: Das Chiasma-Trauma. Klin. Mbl. Augenheilk. 146, 833—845 (1965).
602. Meyer zum Gottesberge, A.: Über Spätmeningitis nach Frakturen der vorderen Schädelgrube. Arch. Ohrenheilk. 142, 299—303 (1937).
603. Michaelsson, E.: Pneumocephalus. Report of a surgical case. Acta chir. scand. 89, 81—88 (1943).
604. Miller, Ch.: Case of hydrocephalus chronicus with some unusual symptoms and appearances on dissection. Trans. med.-chir. Soc. Edinbourg 2, 243—248 (1826).
605. Miller, S. W., Klemmer, R. N., Snoke, P. O.: Traumatic pneumocephalus. J. Amer. med. Ass. 96, 172—173 (1931).
606. Milojevic, B., Kosokovic, F.: Die Behandlung der rezidivierenden Meningitis nach frontoethmoidalen Verletzungen. Mschr. Ohrenheilk. 98, 451—455 (1964).
607. Mincy, J.: Post-traumatic spinal fluid fistulas of the frontal fossa. J. Trauma 6, 618 bis 622 (1966).
608. Minnigerode, B.: Zur Technik der extraduralen rhinochirurgischen Deckung von Liquorfisteln nach frontobasalen Schädelverletzungen. Mschr. Ohrenheilk. (Wien) 101, 441—446 (1967).
609. Miodonski, J.: The determination of the site in liquorrhoea nasalis. Acta Otolaryng. 47, 391—395 (1957).
610. Mittermaier, R.: Zur Behandlung offener Schädel- und Hirnverletzungen. Arch. Ohrenheilk. 149, 171—176 (1941).
611. — Beitrag zur operativen Versorgung gleichzeitiger Nebenhöhlen-Hirnhaut-Hirnverletzungen. Z. Laryng. 28, 575—584 (1949).
612. — Die Krankheiten der Nasennebenhöhlen, der Ohren und des Halses im Röntgenbild. 2. Aufl. Stuttgart: Thieme 1952.
613. — Zur Behandlung frischer Nebenhöhlen- und Duraverletzungen. Arch. Ohrenheilk. 165, 240—247 (1954).
614. Money, R. A., Stoller, A.: Air in cranial cavity: critical review with special reference to unusual case. Aust. N. Z. J. Surg. 13, 82—97 (1943).
615. Moody, E. F.: Traumatic fracture of cranial bones. J. Amer. med. Ass. 74, 511—517 (1920).
616. Morgagni, G. B.: De sedibus et causis morborum. (Lib. I, Ep. XV, Art. 21) Venedig 1761.
617. Morgan, F.: On a method treating cerebro-spinal rhinorrhea. Festschr. f. Otto Plötzl. Innsbruck: Univ.-Verlag Wagner 1949, S. 350—355.

618. Morley, T. P., Hetherington, R. F.: Traumatic cerebrospinal fluid rhinorrhea and otorrhea, pneumocephalus and meningitis. Surg. Gyn. Obstet. 104, 88—98 (1957).
619. —, Wortzman, C.: The importance of the lateral extensions of the sphenoidal sinus in posttraumatic cerebrospinal rhinorrhoea and meningitis. Clinical and radiological aspects. J. Neurosurg. 22, 326—332 (1965).
620. Moser, F.: Seltene Schußverletzungen der Schädelbasis. Arch. Ohrenheilk. 165, 247—255 (1954).
621. — Grundsätzliche Fragen zur Erkennung und Behandlung frontobasaler Schädelverletzungen. H.N.O. (Berlin) 14, 29—31 (1966).
622. —, Wilke, J.: Operationen an der Stirnhöhle nach dem fronto-parietalen Vorgehen nach Unterberger. Z. Laryng. Rhinol. 40, 749—754 (1961).
623. Mothersole, R. D.: Case of fracture of skull, followed by presence of air in the cranial cavity. Brit. J. Surg. 15, 514—517 (1928).
624. Mounier-Kuhn, P., Hagenauer, J. P., Fontvieille, J., Fournet, A.: A propos des anosmies posttraumatiques. J. franç. Oto-rhino-laryng. 15, 145—153 (1966).
625. Mrázek, R.: Posttraumatischer Diabetes insipidus. Zbl. Chir. 90, 211—218 (1965).
626. Müke, R., Weickmann, F.: Hirnabszeßprognose in Abhängigkeit von Diagnostik und Operationsverfahren. Dtsch. Gesundh.-Wes. 19, 1245—1250 (1964).
627. Müller, H.: Über die Symptome der traumatischen Luftansammlung im Schädel. Münch. med. Wschr. 80, 2014—2015 (1933).
628. — Die traumatische Liquorfistel. Münch. med. Wschr. 81, 280—282 (1934).
629. Müller, H. R.: Spätmeningitis nach Schädelbruch (Bericht über 2 Beobachtungen). Nervenarzt 10, 196—200 (1937).
630. Mündnich, K.: Die Behandlung der Nasennebenhöhlen bei Stirnhirnverletzungen. Arch. Ohrenheilk. 165, 225—227 (1954).
631. Muir, J. B. G.: Pneumatocele capitis. Brit. J. Surg. 25, 603—607 (1938).
632. Mundinger, F.: Radio-Isotopen-Untersuchungen des Gehirns. Tagung Dtsch. Ges. Neurochir., Berlin, 12.—13. 2. 1965. Acta neurochir. 13, 572—573 (1965).
633. —, Anlauf, M., Bouchard, G.: Die cardiale Impulsfrequenzmessung des J$^{131}$-Hippuran, eine neue Methode zur Passageprüfung ventrikulo-atrialer Shunts und die ventrikuläre Resorptionsprüfung zur Differentialdiagnose der Hydrocephali. Acta neurochir. 11, 272—286 (1963).
634. Munro, D.: The modern treatment of craniocerebral injuries with especial reference to the maximum permisible mortality and morbidity. New Engl. J. Med. 213, 893—906 (1935).
635. Murphree, H. C., Broussard, W. J.: Pneumocephalus associated with injury of the orbit. J. Neurosurg. 23, 450—451 (1965).
636. Myers, P., Campbell, E.: Persistent cerebrospinal rhinorrhea originating in a fracture through the petrous bone and cured by muscle graft. Report of a case. J. Neurosurg. 13, 205—213 (1956).
637. Naegeli, Th., Grundmann, G.: Beobachtungen bei traumatischen Hirnschädigungen. Med. Klin. 49, 595—599 (1954).
638. Nager, F. R.: Intranasale Encephalocele. Schweiz. med. Wschr. 52, 516—519 (1922).
639. Naumann, H.: Diskussionsbemerkung. 42. Versammlung Südwestdtsch. Hals-Nasen-Ohrenärzte, Bad Dürkheim, 26.—27. 9. 1958. Z. Laryng. 38, 192 (1959).
640. Naumann, P., Harnack, G. A. von: Meningitis purulenta — bakterioskopische Diagnostik und Therapie. Med. Bild-Dienst Roche, H. 4, S. 7—15 (1962).
641. van Nees: Über Schädelbasisbrüche. Dtsch. Z. Chir. 44, 593—609 (1897).
642. Nehls, K.: Technik der axialen Stirnhöhlendarstellung. Fortschr. Röntgenstr. 94, 751 bis 755 (1961).
643. Neuffer, H.: Zur Klinik und Prognose der Commotio cerebri. Bruns' Beitr. klin. Chir. 171, 362—374 (1940).
644. Neuss, O.: Zur Frage der Latenz rhinogener Spätmeningitiden nach Stirnbeinfrakturen. Z. Laryng. 38, 465—471 (1959).
645. Nickol, H. J.: Diagnostische Möglichkeiten der Tomographie mit hypocycloidaler Verwischung im Bereich der Nase und Nasennebenhöhlen. H.N.O. (Berlin) 12, 69 bis 78 (1964).

646. Nickel, H. J., Rollin, H.: Schichtaufnahmen der Nasennebenhöhlen zur Diagnostik von Frakturen, knochenabbauenden, raumfordernden Prozessen und unklaren Erkrankungen. Z. Laryngol. Rhinol. 45, 721—734 (1966).

647. Nikolai, N., Nockemann, P. F.: Der primäre traumatische Pneumocephalus. Langenbecks Arch. klin. Chir. 296, 493—516 (1961).

648. Novotny, O.: Über die operative Versorgung Stirnhöhlenverletzter mit Duraeröffnung. Mschr. Ohrenheilk. 85, 37—41 (1951).

649. — Rezidivierende Meningokokkenmeningitis nach alter Schläfenbeinfraktur. Wien. klin. Wschr. 70, 674—675 (1958).

650. — Iatrogene Folgen der Versorgung von Stirnhöhlenverletzungen. Wien. klin. Wschr. 71, 208—209 (1959).

651. — Glassplitter als Siebbein- und endokranieller Fremdkörper. Mschr. Ohrenheilk. 93, 246—249 (1959).

652. Nulsen, F.: (Zit. bei Rockett et al. [745], 1964.)

653. Nylen, C. O.: Posttraumatic extracerebral Pneumatocele. Acta otolaryng. 24, 302—311 (1936).

654. Oberdisse, K.: Befunde am vegetativen System bei Schädeltraumen. Zbl. Neurochir. 10, 69—73 (1950).

655. — Der Kohlenhydratstoffwechsel bei organischen Erkrankungen im Sellabereich. Dtsch. Arch. klin. Med. 198, 257—266 (1951).

656. Oblu, N., Sandulescu, Gh., Cozma, N.: L'opportunité de la fermeture operatoire des fistules liquidiennes fronto-ethmoido-nasales posttraumatiques. Rev. oto-neuro-ophthalm. 37, 92—98 (1965).

657. O'Connell, J. E. A.: Lumbar puncture in treatment of penetrating wounds of brain. Lancet 2, 389—392 (1945).

658. Okamoto, M., Takeuchi, M., Iwama, K.: Statistical observation of optic canal fracture. J. oto-rhino-laryng. Soc. Jap. 69, Suppl. zu Nr. 2, 31—39 (1966).

659. Olivecrona, H., Urban, H.: Über Meningeome der Siebbeinplatte. Bruns' Beitr. klin. Chir. 161, 224—253 (1935).

660. Ommaya, A. K.: Cerebrospinal fluid rhinorrhea. Neurology (Minneap) 14, 106—114 (1964).

661. Oppikofer, E. R.: Spätmeningitis nach Schläfenbeinfraktur. Arch. Ohrenheilk. 149, 156—170 (1941).

662. Oppolzer, R.: Ein Fall von Pneumocephalus traumaticus extraduralis. Zbl. Chir. 58, 2728—2732 (1931).

663. Orthner, H., Meyer, Eu.: Der posttraumatische Diabetes insipidus. Acta neurovegetat. (Wien) 30, 216—250 (1967).

664. Ostemberg, G.: Traumatic bitemporal hemianopsia (sagittal tearing of the optic chiasma). Acta ophthal. 10, 466—474 (1938).

665. Osterchrist, W.: Die Bedeutung der Blutzuckerbelastungsprobe für die Diagnose und das Wesen der Commotio cerebri. Langenbecks Arch. klin. Chir. 204, 332—338 (1943).

666. Otto, E.: Über Liquorfistel und Pneumatocele bei Schädelverletzungen. Zbl. Chir. 73, 638—640 (1948).

667. — Über Liquorfisteln und Pneumatocele bei Verletzungen und Erkrankungen des Schädels. Chirurg 21, 565—571 (1950).

668. Paillas, J.-E., Vigouroux, R.: Rhinorrhées cérébro-spinales. A propos de dix observations. Marseille chirurgical 3, 17—32 (1951).

669. — — Considérations sur huit observations de rhinorrhées cérébrospinales d'origine traumatique. Rev. neurol. 84, 536—538 (1951).

670. —, Bremond, J., Sédan, R., Winninger, J.: Syndromes chiasmatiques d'origine traumatique. Rev. oto-neuro-ophthal. 31, 390—394 (1959).

671. Paschoud, H.: Emphysème cérébrale ou pneumocéphale avec syndrome de compression à la suite d'une fracture du frontale gauche. Schweiz. med. Wschr. 9, 708—715 (1928).

672. Passarge, E. von: Über traumatischen Pneumocephalus. Zbl. Chir. 62, 3014—3019 (1935).

673. Passow, A.: Über Luftansammlung im Schädelinneren. Beitr. Anat. etc., Ohr. **8**, 257—270 (1914/1916).
674. Patscheider, H.: Seltene tödliche Komplikationen bei Schädel-Hirnverletzten. Mschr. Unfallheilk. **65**, 267—273 (1962).
675. Payr, E.: Diagnostik und Behandlung der Schädelbrüche. Dtsch. med. Wschr. **36**, 969—972 (1910).
676. — Über druckentlastende Eingriffe bei Hirndruck. Dtsch. med. Wschr. **38**, 625—627 (1912).
677. Peet, M. M.: Symptoms, diagnosis and treatment of acute cranial and intracranial injuries. N. Y. State J. Med. **28**, 555—560 (1928).
678. Peiper, H.: Die Kriegsschußverletzungen des Hirnschädels. In: Kriegschirurgie. 3. Aufl. Hrsg.: Borchard-Schmieden. Leipzig: J. A. Barth 1937.
679. — Über die Grundsätze in der Versorgung der fronto-basalen Hirnschüsse mit Beteiligung der Nebenhöhlen. Dtsch. med. Wschr. **70**, 319—321 (1944).
680. — Die Behandlung der Schußverletzungen des Gehirns, insbesondere der orbitalen Basisschüsse. Klin. Mbl. Augenheilk., Beih. 16. Stuttgart: Enke 1944.
681. — Chirurgische Behandlung intracranieller Erkrankungen und Verletzungen. In: Ophthalmologische Operationslehre. Hrsg.: R. Thiel. Leipzig: Thieme 1945, S. 793—892.
682. Pennybacker, J. B.: Abscess of the brain. In: Modern trends in Neurology. Ed.: A. Feiling. London: Butterworth 1951.
683. Peter, R.: Ein Beitrag zur Kenntnis des traumatischen Pneumocephalus. Chirurg **12**, 104—108 (1940).
684. Peters, G.: Die Gehirnveränderungen bei stumpfer Gewalteinwirkung von vorn (auf die Stirn). Luftfahrtmed. **7**, 344—379 (1943).
685. — Die gedeckten Gehirn- und Rückenmarkverletzungen. In: Handbuch der speziellen pathologischen Anatomie und Histologie. Bd. XIII, Teil 3. Berlin-Göttingen-Heidelberg: Springer 1955, S. 84—143.
686. — Die Differentialdiagnose gedeckter traumatischer Hirnschäden. Med. Klin. **60**, 376 bis 379 (1965).
687. Petit-Dutaillis, D.: Traitement chirurgical des plaies et des traumatismes cranio-cérébraux interessant les sinus fronteaux. J. de chirurgie **57**, 353—362 (1941).
688. —, Rouget, J.: Pneumatocèle intracranienne avec pneumocéphalie. Opération. Guérison. Mém. Acad. Chir. **71**, 103—106 (1945).
689. Philippides, D., Steimle, R.: Anévrysme post-traumatique du Siphon de la carotide interne. Rev. Otol. **28**, 140—147 (1956).
690. Phillips, J. P.: Epidural hematoma confined to the anterior fossa. A case report. Int. Surg. (Chicago) **48**, 442—446 (1967).
691. Pia, H. W.: Indikation zu chirurgischem Eingreifen bei Schädel-Hirnverletzungen unter besonderer Berücksichtigung der Verkehrsunfälle. Langenbecks Arch. klin. Chir. **279**, 178—180 (1954).
692. — Klinik und Behandlung der schweren gedeckten Hirnverletzungen. Langenbecks Arch. klin. Chir. **280**, 623—634 (1955).
693. — Therapeutische Maßnahmen bei gedeckten Schädelhirnverletzungen. Chirurg **27**, 415 bis 420 (1956).
694. — Liquorfisteln und Pneumatocelen. Chir. Praxis **3**, 369—378 (1958).
695. — Fehler und Gefahren bei der Diagnose und Behandlung gedeckter Hirnverletzungen. Langenbecks Arch. klin. Chir. **298**, 110—120 (1961).
696. Pichler, E.: Nykturie bei Schußverletzungen des Zwischenhirns. Nervenarzt **11**, 511—514 (1947).
697. Pinet: Pneumatocele externa mit Caries der Schädelknochen und geheilt durch Wiederanlegen der Galea aponeurotica ohne nachweisbare Exfoliation. Recueil des travaux de la Société médicale du Departement d'Indre et Loire, 1833. (Zit. n. Wernher [973], 1873, S. 392.)
698. Piroth, E., Czigany, J.: Beitrag zur Bedeutung der Entwicklungsanomalien bei spontanem nasalem Liquorfluß. Arch. Psychiatr. J. Neurol. **200**, 165—173 (1960).
699. Piscol, K.: Zur Opticusschädigung durch Schädeltrauma. Berl. Med. **15**, 7—8 (1964).

700. Placa, A.: La contusion des carotides internes et l'hypoxie des centres nerveux dans les traumatismes craniens graves. J. Chir. **74**, 158—167 (1957).

701. Plum, F. A.: Cerebrospinal rhinorrhea. Report of a case with a history of 18 years duration. Arch. Otolaryngol. **13**, 84—86 (1931).

702. Poos, F.: Chiasmasyndrom und Diabetes insipidus nach Schädelverletzung. Klin. Mbl. Augenheilk. **98**, 382 (1937).

703. Poppen, J. L.: Ligation of the internal carotid artery in the neck. J. Neurosurg. **7**, 532—538 (1950).

704. Porter, R. J., Miller, R. A.: Diabetes insipidus following closed head injury. J. Neurol. (Lond.) **11**, 258—262 (1948).

705. Potter, H. E.: A case of Hydro-pneumo-cranium with air in the ventricles. Amer. J. Roentgenol. **6**, 12—16 (1919).

706. Potter, J. M.: Carotid-cavernous fistula. Five cases of "spontaneous" cure. Brit. med. J. **1954**, 786—788.

707. Powiertowski, H.: Intracranial infections and their surgical treatment in a series of 240 patients with cranio-facial injuries. Third Int. Congress of Neurological Surgery, Copenhagen, 23.—27. 8. 1965. Excerpta Med., Int. Congr. Series 110, 282 (1966).

708. Preibisch-Effenberger, R.: Zur Versorgung der fronto- und laterobasalen Schädelverletzungen bei Mitbeteiligung der Nasennebenhöhlen und Mittelohrräume. Dtsch. Gesundh.-Wes. **18**, 2277—2285 (1963).

709. Pribram, H. F. W., Hass, A. C., Nishioka, H.: Radiographic lokalization of a spontaneous cerebrospinal fluid fistula. J. Neurosurg. **24**, 1031—1033 (1966).

710. Pringle, J. H.: Two cases of pneumocranium. Lancet 2, 724—726 (1938).

711. Prinz, H.: Posttraumatische Influenza-Meningitis nach Schädelverletzung. Chirurg **5**, 544—547 (1933).

712. Prym, P.: Spätmeningitis nach Trauma. Münch. med. Wschr. **64**, 299—300 (1919).

713. Psenner, L.: Die Röntgendiagnostik der Nase, der Nasennebenhöhlen und des Epipharynx. In: Handbuch der Med. Radiologie, Bd. VII, Teil 2. Hrsg.: L. Diethelm u. F. Strnad. Berlin-Göttingen-Heidelberg: Springer 1963, S. 130—364.

714. Pudenz, R. H.: The repair of cranial defects with tantalum. J. Amer. med. Ass. **121**, 478—481 (1943).

715. Pulido, R.: Rhinorrhée cérébro-spinale post-opératoire (complication de la chirurgie maxillo-ethmoido-sphenoidale). Rev. Laryng. **83**, 145—149 (1962).

716. Raaf, J.: Posttraumatic cerebrospinal fluid leaks. Arch. Surg. **95**, 648—651 (1967).

717. Radcliffe, A.: Fractures involving air sinuses. J. Laryng. **63**, 453—456 (1949).

718. Rahm, L.: Pneumatocele cranii. Zbl. Chir. **55**, 1112—1113 (1928).

719. Rand, C. W.: Traumatic pneumocephalus. Report of eight cases. Arch. Surg. **20**, 935 bis 958 (1930).

720. — Chiasma injury complicating fracture of the skull. Bull. Los Angeles neur. Soc. 2, 91—94 (1937); Ref. Zbl. Ophthalm. **42**, 68 (1939).

721. —, Davis, L.: In: Christopher's Textbook of Surgery, Ed. 4. Philadelphia: W. B. Saunders Comp. 1945, Chapt. 21, S. 316—327.

722. Raskind, R.: Cerebrospinal fluid rhinorrhea and otorrhea. Diagnosis and treatment in 35 cases. J. int. Coll. Surg. **43**, 141—154 (1965).

723. —, Doria, A.: Cerebrospinal fluid rhinorrhea and otorrhea of traumatic origin. Int. Surg. (Chicago) 46, 223—227 (1966).

724. Rasmussen, P. S.: Acute traumatic liquorrhea. Acta Neurol. Scand. **41**, 551—556 (1965).

725. Rathke, O.: Diskussionsbemerkung. 63. Tagung Dtsch. Ges. Chir., München, 1939. Langenbecks Arch. klin. Chir. **196**, 21—23 (1939).

726. Rauber-Kopsch, F.: Lehrbuch und Atlas der Anatomie des Menschen. Bd. 3, 16. Aufl. Leipzig: Thieme 1940.

727. Rauh, C.: Geruchsstörungen nach Schädeltraumen. H.N.O. (Berlin) **15**, 271—273 (1967).

728. Rault, M.: Etude des écoulements de liquide céphalorachidien et de matière cérébrale par le conduit auditif et les fossas nasales á la suite des fractures de la base du crâne. Thése de Paris 1913, Nr. 221. Ref.: Zentralorg. Chir. **4**, 538 (1913).

729. Rawling, L. B.: On fracture of the skull. Lancet 1904, I., S. 973, 1043 u. 1097.
730. Rebattu, J. P., Charachon, R.: Epistaxis post-traumatique graves. J. franç. Oto-rhino-laryng. Suppl. 5 (1965).
731. Redslob, E.: Bitemporale Hemianopsie und Diabetes insipidus. Klin. Mbl. Augenheilk. 43, 226—235 (1905).
732. Reisinger, E.: Über intrakranielle, aber extracerebrale Pneumatocele nach Schußverletzungen. Bruns' Beitr. klin. Chir. 109, 129—138 (1918).
733. Remky, H.: Verkehrsunfallfolgen im Bereich des Auges. (Ausgewählte Kapitel der Verkehrsunfallophthalmologie.) In: Augenheilkunde in Klinik u. Praxis. Vorträge vom Fortbildungskurs für Augenärzte, München 1957. Hrsg.: W. Rohrschneider. Stuttgart: Enke 1958.
734. Riccabona, A. v.: Posttraumatischer Stirnhirnabszeß. Mschr. Ohrenheilk. 82, 279—281 (1948).
735. Richter, Ch.: Schädelfrakturen und ihre Auswirkungen bei 100 Motorradunfällen. Chirurg 31, 416—421 (1960).
736. Ridley, F.: The intraocular pressure and drainage of the aqueous humour. Brit. J. Exp. Path. 11, 217—240 (1930).
737. Riechert, T.: Die posttraumatische nasale Liquorrhoe. Münch. med. Wschr. 97, 654—656 (1957).
738. — Klinik und operative Therapie der intrakraniellen infektiösen Erkrankungen. Arch. Ohrenheilk. 183, 147—164 (1964).
739. — Die operative Behandlung der frontobasalen Frakturen. Klin. Med. (Wien) 22, 448—451 (1967).
740. —, Hemmer, R.: Operationen am Canalis opticus bei Funktionsstörungen des Sehnerven. Acta neurochir., Suppl. III. Wien: Springer 1955, S. 100—105.
741. Riedel, H.: Spätmeningitis nach frontobasaler Fraktur. Dtsch. Gesundh.-Wes. 19, 1152—1155 (1964).
742. Riser, M., Lazorthes, G., Lavitry, Z.: Ecoulement de liquide céphalo-rachidien après traumatismes. Mesure de l'écoulement. Rev. neurol. 84, 538—539 (1951).
743. Rizzoli, H. V., Hayes, G. J., Steelman, H. F.: Rhinorrhea and pneumocephalus. Surgical treatment. J. Neurosurg. 11, 277—283 (1954).
744. Robinson, G. R., Macalister, A. D.: Acrylic cranioplasty. Brit. J. Surg. 42, 312—315 (1954).
745. Rockett, F. X., Wittenborg, M. H., Shillito, J. Jr., Matson, D. P.: Pantopaque visualization of a congenital dural defect of the internal auditory meatus causing rhinorrhea. Report of a case. Amer. J. Roentgenol. 91, 640—646 (1964).
746. Rodriguez de Mata, T.: Un caso de amaurosis total y transitoria consecutiva a una injección intraraquidea de lipiodol. Acta soc. chir. Madrid 2, 165—168 (1933).
747. Roer, H.: Luftembolie des Herzens — die akute Gefahr des Schädelbasisbruches und der Thoraxkompression. Zbl. Neurochir. 9, 237—248 (1949).
748. — Die Luftembolie beim Schädelbasisbruch, zugleich ein Beitrag zur Frage der tödlichen Luftmenge. Therapeut. Berichte (Bayer) 30, 383—388 (1958).
749. —, Teichert, G.: Über den röntgenologischen Nachweis von Luftembolien bei tödlichen Schädelbasisbrüchen. Mschr. Unfallheilk. 60, 257—265 (1957).
750. Röpke, F.: Die Verletzungen der Nase und deren Nebenhöhlen. Wiesbaden: J. F. Bergman 1905.
751. Röttgen, P.: Zur Behandlung der Carotis-Sinus cavernosus-Aneurysmen. Langenbecks Arch. klin. Chir. 260, 613—633 (1948).
752. — Impressionsbrüche und akute Hämatome. Beitr. Neurochir. 1, 56—62 (1959).
753. Rohrschneider, W.: Die Bedeutung von Augensymptomen bei stumpfen Schädelhirnverletzungen. Med. Klinik 36, 181—183 (1940).
754. Rollet, J., Paufique, L., Levy, A.: Arch. ophthal. (Paris) 47, 737 (1930). (Zit. n. Leitholf [518].)
755. Rosenmeyer, F. W.: Schnell herstellbare Kunststoffplastik zur Deckung von Schädelknochenlücken. Acta neurochir. (Wien) Suppl. III, 18—25 (1955).
756. Rossi, L., Zanchi, A.: Il pneumoencefalocele post-traumatico. Minerva neurochir. 7, 73—81 (1963).

757. Roth, H.: Traubenzuckerbelastung nach Schädeltrauma. Schweiz. med. Wschr. **73**, 865 bis 867 (1943).
758. Rous, J., Synek, K.: Eine polygraphische Methode zum objektiven Nachweis von Anosmie bei Zuständen nach kraniozerebralem Trauma. Z. Laryng. Rhinol. **46**, 635—643 (1967).
759. Rousseaux, R., Midon, J., Lepoire, J.: Les rhinorrhées cerébrospinales d'origine traumatique. Rev. neurol. **84**, 513—519 (1951).
760. Rowbotham, G. F.: Acute injuries of the head. 3. Aufl. Edinburgh: Livingstone 1949.
761. —, Maciver, I. N., Dickson, J., Bousfield, M. E.: Analysis of 1400 cases of acute injury to the head. Brit. med. J. 1954, 726—730.
762. Rowe, St. N., Turner, O. A.: Observations on infection in penetrating wounds of the head. J. Neurosurg. **2**, 391—401 (1945).
763. Ruggiero, G., Castellano, F.: Carotid-cavernous aneurysm. Acta radiol. (Stockh.) **37**, 121—140 (1952).
764. Ruttin, E.: Schädelbasisfraktur, intrameningeales Hämatom, Zerreißung der Dura des Schläfenlappens, Einklemmung eines Astes der A. meningea media, Infektion von einer chronischen Mittelohreiterung derselben Seite her, Operation, Heilung. Mschr. Ohrenheilk. **43**, 179—180 (1909).
765. — Zur Klinik der Schläfenbeinbrüche. Mschr. Ohrenheilk. **71**, 179—220 u. 288—303 (1937).
766. Rychlik, E. van: Gasabszeß des Gehirns. Münch. med. Wschr. **63**, 1713—1714 (1916).
767. Sachs, E.: An analysis of brain abscesses observed during the past 30 years. Ann. Surg. **123**, 785—788 (1946).
768. Sack, H.: Zur Frage der zentral-nervösen Regulationsstörungen beim Hirntraumatiker. Hamburg: Nölke 1947.
769. — Zur Frage der vegetativen Störungen nach Hirnverletzungen. In: Das Hirntrauma. Hrsg.: E. Rehwald. Stuttgart: Thieme 1956, S. 78—85.
770. Saint-Martin, R. de: Polymorphisme des complications oculaires dans les traumatismes du crâne. Sem. Hôp. (Paris) **28**, 2262—2265 (1952).
771. Samiy, E.: Der Hirnabszeß. Schweiz. Arch. Neurol. Psychiat. **62**, 261—304 (1948) u. **63**, 300—327 (1949).
772. Sattler, C. H.: Pulsierender Exophthalmus. In: Handbuch d. ges. Augenheilkunde, Bd. IX, Teil 1. 2. Aufl. Hrsg.: Graefe-Saemisch. Berlin: Springer 1920.
773. Schaack, W.: Die Schädelfraktur und ihre Behandlung mit besonderer Berücksichtigung der primären Schädelplastik (Reimplantation). Langenbecks Arch. klin. Chir. **97**, 700—728 (1912).
774. Schaltenbrand, G.: Luftdruck, Blutdruck, Liquordruck. Allg. Z. Psychiat. **102**, 153—155 (1934).
775. — Die Nervenkrankheiten. Stuttgart: Thieme 1951.
776. —, Wolff, H. G.: Die Produktion und Zirkulation des Liquors und ihre Störungen. In: Handbuch der Neurochirurgie, Bd. I, Teil 1. Hrsg.: H. Olivecrona u. W. Tönnis. Berlin-Göttingen-Heidelberg: Springer 1959, S. 91—207.
777. Scheid, W.: Die Zirkulationsstörungen des Gehirns und seiner Häute. In: Handbuch der inneren Medizin, Bd. V, Teil 3. 4. Aufl. Hrsg.: v. Bergmann-Frey-Schwiegk. Berlin-Göttingen-Heidelberg: Springer 1953.
778. Schiersmann, O.: Die Behandlung der leichten gedeckten Hirnverletzung. Beitr. Neurochir. **1**, 23—28 (1959).
779. Schildknecht, O., Sauter, R.: Beitrag zur Kenntnis der Hypoliquorrhoe, unter Abgrenzung einer akuten, febrilen Form. Schweiz. med. Wschr. **91**, 649—655 (1961).
780. Schima, E.: Die Schädelbasisfraktur und ihre akuten Komplikationen. Erfahrungen an 570 Fällen. Hefte Unfallheilk. 67. Berlin-Göttingen-Heidelberg: Springer 1961.
781. — Die große, temporär osteoklastische Schädeltrepanation als palliativer Eingriff bei posttraumatischer Hirndrucksteigerung. Mschr. Unfallheilk. **68**, 473—478 (1965).
782. Schleyer, F., Kersting, G.: Zur Systematik der anatomischen Makrobefunde an Schädel und Hirn bei Schädeltraumen durch stumpfe Gewalt. Bruns' Beitr. **206**, 410—423 (1963).
783. Schloffer, H.: Zur Behandlung der Sehstörungen beim Thurmschädel (Kanaloperation). Verh. Dtsch. Ges. Chir. **42**, 141—143 (1913).

784. Schloffer, H.: Luftfüllung aller Liquorräume nach Schädelbasisbruch. Langenbecks Arch. klin. Chir. **127**, 731—744 (1923).

785. Schlosshauer, B.: Die Bedeutung der Tomographie für die Nebenhöhlendiagnostik. H.N.O. (Berlin) **9**, 239 (1961).

786. —, Vosteen, K. H.: Diagnostik und Therapie der Carotisblutung nach Keilbeinhöhlenfraktur. Arch. Ohrenheilk. **165**, 270—277 (1954).

787. Schmid, K. O.: Pathologisch-anatomische Studie zum Problem der posttraumatischen Anosmie und der traumatischen Spätapoplexie. Wien. Z. Nervenheilk. **18**, 369—382 (1961).

788. Schmidt-Hackenberg, A.: Diskussionsbemerkung. 63. Tagung Dtsch. Ges. Chir., München 1939. Langenbecks Arch. klin. Chir. **196**, 23—24 (1939).

789. Schmuziger, P., Westmann, T.: Die eitrige Meningitis — Therapie und Prognose. Schweiz. med. Wschr. **95**, 149—161 (1965).

790. Schneider, J.: Über die physikalische Analyse und Erklärung der Kontrecoup-Verletzungen des Gehirns. Klin. Wschr. **26**, 43—47 (1948).

791. Schneider, K.: Psychosen nach Kopfverletzungen. Nervenarzt **8**, 567—573 (1935).

792. Schneider, R. C., Thompson, J.: Chronic and delyed traumatic cerebrospinal rhinorrhea as a source of recurrent attacks of meningitis. Ann. Surg. **145**, 517—529 (1957).

793. Schönbauer, L., Brunner, H.: Schädelbasisbrüche. In: Handbuch der Neurologie des Ohres, Bd. II, 1. Hrsg.: Alexander u. Marburg. Wien: Urban u. Schwarzenberg 1928, S. 327—400.

794. Scholtz, H. J.: Oberkieferbruch und Schädelbasis. Mschr. Ohrenheilk. **99**, 519—526 (1965).

795. Schredl, L.: Zur Diagnose und Therapie der Schädelbasisbrüche. Chirurg **10**, 237—242 (1938).

796. Schreiner, L., Herrmann, A.: Zum Verschluß nasaler Liquorrhoen durch die Septumoder Muschelschleimhautplastik. Zbl. Ohrenheilk. **94**, 242—248 (1967).

797. Schroeder, M. C.: Meningitis due to post-traumatic cerebrospinal rhinorrhea. Arch. Otolaryng. **40**, 206—207 (1944).

798. Schröder, E.: Zur Pfählungsverletzung des Gehirns. 114. Tagung der Vereinigg. Niederrhein.-Westfäl. Chirurgen, 25. 2. 1956, Dortmund. Zbl. Chir. **81**, 2133 (1956).

799. Schück, F.: Kopfverletzungen. Bericht über 300 Fälle. Langenbecks Arch. klin. Chir. **153**, 77—93 (1928).

800. Schürmann, K.: Die klinische Symptomatologie der raumfordernden Prozesse der Frontallappen. Zbl. Neurochir. **18**, 315—332 (1958).

801. — La orbitotomia transfrontal. Un método operatorio para la extirpación des los gliomas ópticos y de otros tumores de la órbita. Rev. esp. Oto-neuro-oftal. **114**, 5—11 (1961).

802. — Neurochirurgische Gesichtspunkte bei der Behandlung Schädel-Hirnverletzter. Ber. Unfallchir. Tagung Mainz 1962, 111—136.

803. — Gesichtspunkte bei der Frühversorgung frischer gedeckter Schädel-Hirnschädigungen. Nervenarzt **36**, 141—148 (1965).

804. — Offene Schädelhirnverletzungen. Chirurg **38**, 356—360 (1967).

805. —, Oppel, O.: Die transfrontale Orbitotomie als Operationsmethode bei retrobulbären Tumoren. Klin. Mbl. Augenheilk. **139**, 129—159 (1961).

806. Schurr, P. H.: Head injuries. In: Recent advances in the Surgery of trauma. Ed.: D. N. Mattews. Boston: Little, Brown & Co. 1936.

807. —, McLaurin, R. L., Ingraham, F. D.: Experimental studies on the circulation of the cerebrospinal fluid and methods of producing communicating hydrocephalus in the dog. J. Neurosurg. **10**, 515—525 (1953).

808. Schulze, H. E.: Zur operativen Therapie der Hirnabszesse. Zbl. Chir. **81**, 441—450 (1956).

809. Schuster, P.: Psychische Störungen bei Hirntumoren. Klinische und statistische Betrachtungen. Stuttgart: Enke 1902.

810. Schwab, S. I., Green, J. Jr.: Case of cerebrospinal rhinorrhea with retinal changes. Amer. J. med. Sci. **129**, 774—781 (1905).

811. Schwarz, M.: Topische Diagnose der traumatischen Carotisruptur durch gezielte Gefäß-
     zügelung. H.N.O.-Wegweiser 6, 221 (1956/58).
812. Scott, G.: Two cases of interest. Case 1. Air and fluid in the left cranium. Arch.
     Radiol. Electrother. 21, 237—239 (1917).
813. Scott, M., Wycis, H. T.: Stainless steel cranioplasty. J. int. Coll. Surg. 15, 161—171
     (1951).
814. Sedzimir, C. B.: Head injury as a case of internal carotid thrombosis. J. Neurol.
     Neurosurg. 18, 293—296 (1955).
815. Seeger, W.: Zur Frage der spontanen rhinogenen Liquorfisteln. Neurochirurgia 7, 173
     bis 184 (1964).
816. — Frontobasale Frakturen. Dtsch. med. Wschr. 92, 1009—1012 (1967).
817. Seidel, O.: Über Verletzungen der Nase und der Nasennebenhöhlen sowie deren Be-
     handlung. Chirurg 17/18, 342—345 (1947).
818. Seiferth, L. B.: Über Schußverletzungen der Nasennebenhöhlen. Z. Hals-Nasen-Ohren-
     heilk. 49, 378—392 (1944).
819. — Die Unfallverletzungen der Nase, der Nasennebenhöhlen und der Basis der vor-
     deren Schädelgrube. Arch. Ohrenheilk. 165, 1—98 (1954).
820. — Verletzungen der Nase, der Nebenhöhlen und die frontobasalen Verletzungen.
     In: Hals-Nasen-Ohrenheilkunde. Ein kurzgefaßtes Handbuch in 3 Bänden. Hrsg.:
     Berendes-Link-Zöllner. Stuttgart: Thieme 1964.
821. Seitz, R.: Über die akute irreversible und reversible Erblindung als Folge stumpfer
     Schädelverletzung. Klin. Mbl. Augenheilk. 143, 441—445 (1965).
822. Sellier, K., Unterharnscheid, F.: Mechanik und Pathomorphologie der Hirnschäden nach
     stumpfer Gewalteinwirkung auf den Schädel. Hefte Unfallheilk. 76. Berlin-Göt-
     tingen-Heidelberg: Springer 1963.
823. Semiria, C.: Le alterazioni della sensibilità olfattiva e gustativa consecutive a traumi
     cranici. Minerva otorinolaring. 7, 111—116 (1957).
824. Serfling, H. J., Parnitzke, K. H.: Über die arteriovenöse Fistel im Sinus cavernosus
     (Exophthalmus pulsans-Syndrom). Klin. Mbl. Augenheilk. 128, 641—657 (1956).
825. — —, Fritsche, H.: Standpunkte und Erfahrungen beim Hirnabszeß. Zbl. Chir. 81,
     425—441 (1956).
826. Sgalitzer, M.: Erfahrungen mit der Röntgenbehandlung von Liquorfisteln. Wien. med.
     Wschr. 80, 1195—1197 (1930).
827. Sharkey, P. C., Usher, F. C., Robertson, R. C. L., Pollard, C.: Lyophilized human
     dura mater as a dural substitut. J. Neurosurg. 15, 192—198 (1958).
828. Shea, J. J.: Cerebrospinal rhinorrhea with autopsy. Ann. Otol. 47, 253—260 (1938).
829. Siegmund, E.: Pneumocysta cerebri. Dtsch. Z. Chir. 198, 259—269 (1926).
830. Silvestri, E.: Pneumatocele intracranico posttraumatico (caso clinico). Arch. Radiol.
     (Napoli) 2, 461—468 (1953).
831. Simma, K.: Spontaner Pneumocephalus nach Schädelbasisfraktur. Wien. klin. Wschr.
     75, 547—548 (1963).
832. Sinanan, E. N., Tenney, R., McQueen, D.: An unusual case of occult cerebrospinal
     fluid rhinorrhea and a method of its determination by use of a tracer element.
     (Radioactive Arsenic, As$^{74}$). Laryngoscope (St. Louis) 76, 102—108 (1966).
833. Skinner, E. H.: Intracranial aerocele. J. Amer. med. Ass. 66, 954—955 (1916).
834. Skoog, T.: Intrakranielle Luftansammlung nach Schädigung der pneumatischen Räume
     des Schädels. Acta chir. scand. 68, 310—324 (1931).
835. Slaugter, H., Alvis, B. Y.: Pneumo-encephalocele secondary to a puncture wound of
     the lid. Amer. J. Ophthal. (3rd Ser.) 27, 617—620 (1944).
836. Smith, J. S., Malcolmson, P. H.: Traumatic pneumocephalus. Canad. med. Ass. J. 30,
     650—651 (1934).
837. Smith-Agreda, V.: Über die Verteilung der Impressiones gyrorum an der Innenseite
     des Gehirnschädels des Menschen. Dtsch. Z. Nervenheilk. 173, 37—68 (1955).
838. Snoeck, J., Kluyskens, P., Kriekemans, J.: Waarde en gevaar van sommige onder-
     zoekingen bij cerebrospinale rhinorrhoe. Maandschr. Kindergeneesk. 35, 49—57 (1967).
839. Som, M. L., Kramer, R.: Cerebrospinal rhinorrhea pathological findings. Laryngoscope
     (St. Louis) 33, 1167—1177 (1940).

840. Sommer: Diskussionsbemerkung. 63. Tagung Dtsch. Ges. Chir., München, 1939. Langenbecks Arch. klin. Chir. 196, 26—27 (1939).
841. Souttar, H. S.: Hunterian lecture on new methods of surgical acces to the brain. Brit. med. J. 89, 295—300 (1928).
842. Spatz, H.: Pathologische Anatomie der gedeckten Hirnverletzungen mit besonderer Berücksichtigung der Rindenkontusion. Arch. Psychiat. Nervenheilk. 105, 80—83 (1936).
843. — Über die Bedeutung der basalen Rinde. Auf Grund von Beobachtungen bei Pickscher Krankheit und bei gedeckten Hirnverletzungen. Z. ges. Neurol. Psychiat. 158, 208—232 (1937).
844. — Die traumatischen Hirnschädigungen. Zbl. Neurochir. 10, 350—351 (1950).
845. — Die Pathologie der Hirnverletzungen. Kongr. Dtsch. Ges. Neurochir., Bonn, 1950. Zbl. Neurol. Psychiat. 113, 9—10 (1951).
846. — Menschwerdung und Gehirnentwicklung. Nachr. Gießener Hochschulges. 20, 32—55 (1952).
847. — Gehirn und Endokranium. Homo 5, 49—52 (1954).
848. — Die Evolution des Menschenhirns und ihre Bedeutung für die Sonderstellung des Menschen. Nachr. Gießener Hochschulges. 24, 52—74 (1955).
849. — Über die Anatomie, Entwicklung und Pathologie des „basalen Neocortex". Livre jubilaire du Dr. Ludo van Bogaert. Acta Medica Belgica 1962, S. 766—779.
850. —, Peters, G.: Über das Ergebnis der Gehirnuntersuchung bei 200 Fällen von Flugzeugunfall. Mittlg. aus dem Gebiet d. Luftfahrtmed. (o. J.). (Zit. n. Unterharnscheidt [921].)
851. Spiller, W. G.: Aerocele of the brain. Med. clin. North America 5, 651—666 (1921).
852. Sprockhoff, H.: Erniedrigung des Schädelinnendruckes. Nervenarzt 11, 609—617 (1938).
853. — Postoperative Zustände von Erniedrigung des Schädelinnendruckes bei Hirnoperierten. Beitrag zur Pathophysiologie des Liquorsystems. Nervenarzt 13, 341—350 (1940).
854. Spurling, R. G.: In: Surgical treatment of the nervous system. Ed.: F. W. Bracroff and C. Pilcher. Philadelphia-London-Montreal: Lippincott u. Co. 1946.
855. Starlinger: (Zit. bei Rousseaux u. Mitarb. [759], 1951.)
856. Stenger, H.: Zur Diagnostik der Schädelbasisbrüche. Z. Hals-, Nas.- u. Ohrenheilk. 21, 532—538 (1928).
857. Stenger, H. H.: Dauertamponade bei schwerem arteriellem Nasenbluten nach Trauma. H.N.O.-Wegweiser 6, 276—279 (1957).
858. — Rezidivierende Pneumococcenmeningitis als Folge unauffälliger Stirnhöhlenhinterwandfrakturen bei scheinbaren Bagatellverletzungen des Fronto-Basalschädels. H.N.O.-Wegweiser 7, 65—68 (1958).
859. Steurer, O.: In: Handbuch d. ges. Unfallheilkunde, Bd. 4. Stuttgart: Enke 1934, S. 235. (Zit. n. Schloßhauer u. Vosteen [786].)
860. Stewart, W. H.: Fracture of the skull with air in the ventricle. Amer. J. Roentgenol. 1, 83—87 (1913).
861. Storm-Mathisen, A.: Traumatic pneumocrania and subdural spinal fluid. Neurology 4, 78—82 (1954).
862. Straus, D. C.: Intracranial pneumocephalus. Report of a case. Arch. Surg. 56, 766—784 (1948).
863. Streli, R.: Behandlung schwerer Kopfverletzungen. Hefte Unfallheilk. 56, 133—147 (1958).
864. Stuck, R. M., Weatherby, F. E.: Pneumocephalus. Arch. Neurol. Psychiat. 44, 1093 bis 1097 (1940).
865. Sturm, A.: Zentrogener Hochdruck und Trauma. Nervenarzt 17, 92—95 (1944).
866. Sugita, S., Sugita, Y., Yamada, J., Kawabe, Y.: Die Sehstörung nach Schädeltrauma und ihre operative Behandlung. Klin. Mbl. Augenheilk. 147, 720—730 (1965).
867. Sultan, G.: Über Zystenbildung im Gehirn nach Schußverletzung. Dtsch. med. Wschr. 42, 745—748 (1916).
868. Sunder-Plassmann, P., Tiwisina, Th.: Die Behandlung der Aneurysmen im Sinus cavernosus (Exophthalmus pulsans). Chirurg 23, 376—381 (1952).

869. Suwanwela, C., Alexander, E., Davis, C. H.: Extradural Aerocele. J. Neurosurg. **19**, 401—404 (1962).

870. Tänzer, A.: Die diagnostischen Vorteile der axialen Aufnahme der Stirnhöhlen. Röntgen-Bl. **7**, 282—287 (1954).

871. Taft, R. B.: An unusual case of traumatic pneumocephalus. Amer. J. Roentgenol. **25**, 800—801 (1931).

872. Taren, J. A.: Unusual complication following pantopaque myelography. J. Neurosurg. **17**, 323—326 (1960).

873. Teachenor, F. R.: Pneumoventricle of the cerebrum following fracture of the skull. Ann. Surg. **78**, 561—567 (1923).

874. — Intracranial complications of fracture of skull involving frontal sinus. J. Amer. med. Ass. **88**, 987—989 (1927).

875. Teng, P., Edalatpour, N.: Cerebrospinal fluid rhinorrhea with demonstration of cranio-nasal fistula with pantopaque. Radiology **81**, 802—806 (1963).

876. —, Papatheodorou, Ch.: The use of Teflon as a dural substitute and its other neuro-surgical applications. J. Neurol. Neurosurg. Psychiat. **26**, 244—248 (1963).

877. Teschendorf, W.: Über Stereo-Projektionen des Schädels. Fortschr. Röntgenstr. **41**, 17—34 (1930).

878. Theissing, G.: Intracranielle Komplikationen nach stumpfen Schädeltraumen im oberen Nebenhöhlengebiet und die Bedeutung der operativen Frühversorgung. Arch. Ohren-heilk. **165**, 277—283 (1954).

879. — Diskussionsbemerkung. 42. Versammlung Südwestdtsch. Hals-Nasen-Ohrenärzte, 26.—27. IX. 1958, Bad Dürkheim. Z. Laryng. **38**, 194 (1959).

880. Thomalske, G.: Die plastische Deckung von Schädelknochendefekten im Schnellverfah-ren nach Woringer. Med. Bild-Dienst Roche, Heft 2, 1962, S. 3—7.

881. Thomas: Pneumatocele cranii. Thèse de Paris 1866. Archives générales 1866, H-1. (Zit. n. Wernher [973], 1873, S. 389—390.)

882. Thomas, L. M., Webster, J. E., Gurdjian, E. S.: A note on the use of Methylmetha-crylate for sealing the bony portion of a cranionasal fistula. J. Neurosurg. **17**, 355 bis 356 (1960).

883. Thompson, C. E., Reed, J. V.: Traumatic pneumocephalus. J. Amer. med. Ass. **98**, 981—983 (1932).

884. Thomson, St. Clair.: The cerebro-spinal fluid; its spontaneous escape from the nose. London: Cassell & Co. 1899.

885. Thorton, E., Schear, W. W.: Use of unreported treatment in spontaneous pneumo-ventricle following trauma. J. Amer. med. Ass. **151**, 728—730 (1953).

886. Thum, H. J.: Pneumocephalus nach nicht erkanntem Schädelbruch. Mschr. Unfallheilk. **62**, 14—19 (1959).

887. — Die Beurteilung und Behandlung Schädelverletzter. Beobachtungen bei 7486 Schädel-verletzten. Dtsch. med. Wschr. **85**, 31—34 (1960).

888. Thun, F.: Die nasalen Liquorfisteln, ihre Genese, Diagnostik und Therapie. Diss. Köln 1960.

889. Thurel, R.: Diskussionsbemerkung. Rev. neurol. **84**, 506 (1951).

890. Tillaux, P. J.: Traité d'anatomie topographique, avec applications à la chirurgie. Paris: Asselin & Houzeau 1903, p. 1183 ff.

891. Tilmann, O.: Über Hirnverletzungen durch stumpfe Gewalt und ihre Beziehungen zu den Brüchen des knöchernen Schädels. Langenbecks Arch. klin. Chir. **66**, 750—791 (1902).

892. — Zur Diagnose der Verletzungen des Schädels und des Gehirns. Mschr. Unfallheilk. **17**, 383—388 (1910).

893. Timm, C.: Diskussionsbemerkung. 42. Versammlung Südwestdtsch. Hals-Nasen-Ohren-ärzte, 26.—27. IX. 1958, Bad Dürkheim. Z. Laryng. **38**, 191—192 (1959).

894. — Über Celenbildung im Kopf- und Halsbereich. Z. Laryng. **38**, 472—480 (1959).

895. Tönnis, W.: Behandlung stumpfer Schädelverletzungen. Nervenarzt **8**, 573—576 (1935).

896. — Zur Operation der Meningeome der Siebbeinplatte. Zbl. Neurochir. **3**, 1—7 (1938).

897. — Postoperative Liquorveränderungen. Zbl. Neurochir. **3**, 27—48 (1938).

898. Tönnis, W.: Die Behandlung der frischen, gedeckten Hirnverletzung. Zbl. Chir. **72**, 803 bis 811 (1947).
899. — Sollen die Verletzungen der vorderen Schädelbasis primär operativ versorgt werden? Chirurg **19**, 13—15 (1948).
900. — Die Chirurgie des Gehirns und seiner Häute. In: Die Chirurgie, Bd. III. 2. Aufl. Hrsg.: Kirschner-Nordmann. Wien: Urban u. Schwarzenberg 1948, S. 453—880.
901. — Zur Behandlung der frischen, gedeckten, traumatischen Hirnschädigungen. Langenbecks Arch. klin. Chir. **270**, 372—384 (1951).
902. — Die Anzeigestellung zur operativen Behandlung der frischen Schädel-Hirnverletzungen. Ber. Unfallchir. Tagung, Bad Ems, 7.—8. 5. 1955, 1955, S. 121—131.
903. —, Frowein, R. A.: Liquorfisteln und Pneumatozelen nach Verletzungen der vorderen Schädelbasis. Zbl. Neurochir. **12**, 323—347 (1952).
904. — — Die Verantwortung des Arztes bei der Erstversorgung von Schädel-Hirnverletzungen. Dtsch. med. Wschr. **89**, 361—368 (1964).
905. —, Seifert, E., Riechert, T.: Kopfverletzungen. München-Berlin: Lehmann, 1. Aufl. 1938, 2. Aufl. 1943.
906. Traquair H. M., Dott, N., Russell, W. R.: Traumatic lesions of the optic chiasma. Brain **58**, 398—411 (1935).
907. Traut, E. F.: Recurences of pneumococcic meningitis. J. Amer. med. Ass. **129**, 273 bis 275 (1945).
908. Turner, J. W. A.: Indirect injuries of the optic nerve. Brain **66**, 140—151 (1943).
909. Uffenorde, W.: Die Verletzung der Nase und ihrer Nebenhöhlen. In: Handbuch d. Hals-Nasen-Ohren-Heilkunde, Bd. III, Teil 3. Hrsg.: A. Denker u. O. Kahler. Berlin-München: Springer u. Bergmann 1928, S. 468—528.
910. Uhthoff: (Zit. bei Rohrschneider [753], 1940.)
911. Ulrich, K.: Verletzungen des Gehörganges bei Schädelbasisfrakturen. Acta otolaryng. (Stockh.) **9**, Suppl. 6, 1—150 (1926).
912. — Heilungsvorgänge bei alten Labyrinthbrüchen in röntgenologischer Darstellung. Z. Hals-Nasen-Ohrenheilk. **35**, 263—271 (1934).
913. Umbach, W.: Permanent closure of post-traumatic rhinoliquorrhea by means of fasciae attached by steel pins. (Report on 48 cases.) Third Intern. Congr. Neurol. Surgery, Copenhagen, 23.—27. 8. 1965. Excerpta med. (Amst.), Int. Congr. Series 110, 242—245 (1967).
914. Umdenstock, R., Dany, A.: Le test au papier réactif du glucose (papier à la Glucoseoxydase) pour le diagnostic de la rhinorrhée de liquide céphalo-rachidien. Neurochirurgie **9**, 108—109 (1963).
915. Ungeheuer, E., Wurche, H.: Die Schädelbasisfraktur und die traumatische Meningitis. Chirurg **31**, 413—416 (1960).
916. Unger, R. R.: Operativ zu versorgende Komplikationen nach Schädel-Hirn-Verletzungen. Dtsch. Gesundh.-Wes. **19**, 2096—2103 (1964).
916ª. Unger, H. H., Umbach, W.: Transorbitale Schädelhirntraumen durch Fremdkörper. Klin. Mbl. Augenheilk. **140**, 269—281 (1962).
917. Ungerecht, K.: Die operative Behandlung einer nasalen Liquorrhoe infolge frontobasaler Frakturen. Arch. Ohrenheilk. **185**, 839—844 (1965).
918. Unterberger, S.: Zur Versorgung fronto-basaler Verletzungen. Arch. Ohrenheilk. **172**, 463—484 (1958).
919. — Diskussionsbemerkung. 42. Versammlung Südwestdtsch. Hals-Nasen-Ohrenärzte, 26.—27. 9. 1958, Bad Dürkheim. Z. Laryng. **38**, 187 u. 194 (1959).
920. — Neuzeitliche Behandlung von Schädelverletzungen mit Beteiligung der fronto- und laterobasalen Räume. Z. Laryng. Rhinol. **38**, 445—458 (1959).
921. Unterharnscheidt, F.: Die gedeckten Schäden des Gehirns. Berlin-Göttingen-Heidelberg: Springer 1963.
922. Urech, E.: Emphysème cérébrale posttraumatique. Rev. méd. Suisse rom. **51**, 88—98 (1931).
923. — Die Prophylaxe der post-traumatischen Meningitiden. Zbl. Chir. **59**, 1516—1519 (1932).

924. Usbeck, W.: Was leisten zentrale vegetative Regulationsprüfungen zur Objektivierung von bleibenden Stammhirnschäden nach alten gedeckten Hirnverletzungen? Psychiatrie 4, 240—246 (1952).

925. — Über primär infizierte Hirnwunden, insbesondere über ihren Verlauf unter der Einwirkung von Antibiotika. (Tierexperimentelle Untersuchungen.) Langenbecks Arch. klin. Chir. 285, 613—645 (1957).

926. — Posttraumatische arterio-venöse Fisteln und Aneurysmen im Sinus cavernosus. Ärztl. Wschr. 13, 48 (1958).

927. — Die Maskierung von eitrigen Encephalitiden und Hirnabszessen durch Antibiotika. Bruns' Beitr. klin. Chir. 198, 105—112 (1959).

928. Valerio, M.: Contributo clinico alla conoscenza del pneumoencefalo e della rinoliquorrea secondari a fracture dei seni craniofacciali. Riv. oto-neuro-oftal. 30, 279—304 (1955).

929. Vance, B. M.: Complications and causes of death. Arch. Surg. 14, 1023—1092 (1927).

930. Vara-Lopez, R., Solis, J.: Über intracranielle Luftansammlungen. Ein Fall von Pneumocephalus intraventricularis und aerogenem Abszeß. Zbl. Neurochir. 6, 48—58 (1941).

931. Varga, L.: Fälle von Pneumocephalus internus. Magy. Radiol. 9, 119—122 (1957). Ref.: Zbl. ges. Radiol. 56, 58 (1958).

932. Veil, W. H., Sturm, A.: Die Pathologie des Stammhirns. Jena: Fischer 1942.

933. Verbiest, H.: Posttraumatic pulsating exophthalmus caused by perforation of an eroded orbital roof by a hydrocephalic brain. J. Neurosurg. 10, 264—271 (1953).

934. Vincent, Cl.: Diagnostic des tumeurs compriment le lobe frontal. Rev. neurol. 35, 801—884 (1928).

935. — Le traitement des absces sub-aigus et chroniques du cerveau. Schweiz. med. Wschr. 68, 101—103 (1938).

936. —, David, M., Askanasy, H.: Absces sub-aigus et chroniques des hémisphères cérébraux: une méthode de traitement. Paris: Masson & Cie 1937.

937. Vogel, K.: Zur Lokalisation und Behandlung der nasalen Liquorrhoe. H.N.O.-Wegweiser 4, 159 (1953/54).

938. Vogeler, K.: Über die Indikation zum operativen Eingriff beim Schädelbasisbruch. Zbl. Chir. 28, 1545—1551 (1939).

939. Vogl, A.: Über traumatischen Pneumocephalus. Fortschr. Röntgenstr. 35, 587—592 (1926).

940. Vogt, G.: Plastischer Verschluß knöcherner Schädellücken mit Kunststoffprothesen. Acta neurochir. (Wien) Suppl. III, 26—30 (1955).

941. Vondra, J., Blaha, R.: Verletzungen der Schädelknochen. (Artia Prag, VEB Verl. Volk und Gesundheit.) Berlin 1957.

942. Voris, H. C., Basile, J. X. R.: Recurrent epistaxis from aneurysm of the internal carotid artery. Case report with cure by operation. Neurosurg. 18, 841—842 (1961).

943. Voss, G., Meyer, G.: Zur Begutachtung der Schädelverletzungen. Nervenarzt 3, 129—141 (1930).

944. Voss, O.: Operativ geheilter Fall von frischer Schädelbasisfraktur mit Beteiligung von Mittelohr und Labyrinth. Verh. Dtsch. Otolog. Ges. 1909, S. 297.

945. — Operatives Vorgehen bei Schädelbasisfrakturen bei Mitbeteiligung von Ohr und Nase. Pasow-Schäfer's Beitr. 3, 385—405 (1910).

946. — Die Chirurgie der Schädelbasisfrakturen auf Grund 25jähriger Erfahrungen. Leipzig: Barth 1936.

947. — Zur Operation der intrakraniellen Pneumatocele. Dtsch. Z. Chir. 257, 316—321 (1943).

948. Vrabec, D. P., Hallberg, O. E.: Cerebrospinal fluid rhinorrhea. Intranasal approach, review of the literature and report of a case. Arch otolaryngol. 80, 218—229 (1964).

949. Walch, R.: Orbitalhirn und Charakter. In: Das Hirntrauma. Hrsg.: E. Rehwald. Stuttgart: Thieme 1956, S. 203—213.

950. Walker, E. A.: Attachments of the dura over the base of the skull. Anat. Rec. 55, 291—295 (1933).

951. Walker, E. A.: Cerebrospinal fluid rhinorrhea following removal of an acoustic neurinoma. A case report. J. Neurosurg. 13, 199—204 (1956).

952. Walker, E. A., Allegre, G. E.: Carotid-cavernous fistulas. Surgery 39, 411—422 (1956).
953. Wallace, P. B., Meirowsky, A. M.: The repair of dural defects by grafts. An analysis of 540 penetrating wounds of the brain incurred in the Korean war. Ann. Surg. 151, 174—180 (1960).
954. Walsh, F. B., Lindenberg, R.: Die Veränderungen der Sehnerven bei indirektem Trauma. In: Entwicklung und Fortschritt in der Augenheilkunde, 3. Fortbildungskurs der Dtsch. Ophthalmolog. Ges., Hamburg 1962. Hrsg.: H. Sautter. Stuttgart: F. Enke 1963, S. 83—107.
955. Walther-Büel, H.: Die Psychiatrie der Hirngeschwülste und die cerebralen Grundlagen psychischer Vorgänge. Acta Neurochir., Suppl. Bd. II. Wien: Springer 1951.
956. Wanke, R.: Störungen des Wasserhaushaltes nach traumatischer Hirn-Schädigung. Chirurg 17/18, 577—579 (1947).
957. — Pathologische Physiologie der frischen geschlossenen Hirnverletzung. Stuttgart: Thieme 1948.
958. Wannamaker, G. T.: Transventricular wounds of the brain. J. Neurosurg. 11, 151—160 (1954).
959. Wappenschmidt, J., Grote, W.: Zur Klinik und Behandlung frontobasaler Liquorfisteln. Chirurg 29, 369—376 (1958).
960. Weaver, Th. A., Frishman, A. J.: Report on the treatment of craniocerebral wounds in an evacuation hospital. J. Neurosurg. 3, 148—156 (1946).
961. Weber, G.: Der Hirnabszeß. Stuttgart: Thieme 1957.
962. Webster, J. E., Schneider, R. C., Lofstrom, J. E.: Observations upon the management of orbitocranial wounds. J. Neurosurg. 3, 329—336 (1946).
963. Weickmann, F., Steinke, H. J.: Deckung großer Duradefekte mittels lyophilisierter Fremddura. Chirurg 30, 320—322 (1959).
964. — — Duraplastik mit Gewebskonserven. Med. Bild-Dienst Roche, Nr. 9, Febr. 1960, S. 10—13.
965. Weiland, H.: Über endocranielle Verwicklungen bei traumatisch entstandenen Stirnhöhleneiterungen. H.N.O.-Wegweiser 1, 168—171 (1947/49).
966. Welin, S.: The Roentgen ray examination of the paranasal sinuses with particular reference to the frontal sinuses. Brit. J. Radiol. 21, 431—435 (1948).
967. Welt, L.: Über Charakterveränderungen des Menschen infolge von Läsionen des Stirnhirns. Dtsch. Arch. klin. Med. 42, 339—357 (1888).
968. Welte, E.: Über die Zusammenhänge zwischen anatomischem Befund und klinischem Bild bei Rindenprellungsherden nach stumpfem Schädeltrauma. Arch. Psychiat. Nervenkr. 118, 243—315 (1948).
969. — Neuere Forschungsergebnisse über die Patho-Physiologie der Commotio cerebri. Kongr. Dtsch. Ges. Neurochir., Bonn, 1950. Ref.: Zbl. Neurol. Psych. 113, 10 (1951).
970. — Über gedeckte Hirnverletzung. In: Das Hirntrauma. Hrsg.: E. Rehwald. Stuttgart: Thieme 1956, S. 138—145.
971. Wendel, K.: Pneumatokele der Schädelhöhle. Zbl. Chir. 55, 1053 (1928).
972. Wendling: Diskussionsbeitrag zu Henschen [356]. Helvet. Med. Acta 5, 836 (1938).
973. Wernher, O.: Pneumatocele cranii, supramastoidea; chronische Luftgeschwulst von enormer Größe durch spontane Dehiszenz der Zellen des Processus mastoideus entstanden. Dtsch. Z. Chir. 3, 381—401 (1873).
974. Wertheimer, P., Mansuy, L., Allègre, G.: A propos des écoulements de liquide céphalorachidien dans les traumatismes craniens. Rev. neurol. 84, 520—521 (1951).
975. Wessels, A.: Report of a case of spontaneous cerebrospinal rhinorrhea with operative cure. Ann. Otol. 48, 528—530 (1939).
976. Wessely, E.: Entzündliche Komplikationen nach Nebenhöhlenverletzungen. Arch. Ohrenheilk. 165, 283—286 (1954).
977. Wheeler, W.: Traumatic intracranial aerocele. Lancet 1, 529—531 (1923).
978. White, F.: Cerebrospinal rhinorrhea. Laryngoscope (St. Louis) 37, 541—542 (1927).
979. Wiemert, K. H.: Langzeitergebnisse von 48 Patienten mit Rhinoliquorrhoe oder Pneumatocele. Diss. Freiburg 1965.
980. Williamson, W. P., Barelli, B. A.: Intranasal encephalocele. J. Neurosurg. 8, 231—235 (1951).

981. Willis, Th.: Cerebri anatomia. London 1664.
982. Wilson, Ch. B., Markesbery, W.: Traumatic carotid-cavernous fistula with fatal
     epistaxis J. Neurosurg. 24, 111—113 (1966).
983. Winterstein, O.: Über 3 Fälle von Pneumocephalus traumaticus. Arch. klin. Chir. 159,
     610—623 (1930).
984. Wiškovsky, B.: Zwei Fälle von Schädelbasisfraktur. Zbl. Hals-Nasen-Ohrenheilk. 19,
     448 (1933).
985. Witter, H., Tascher, R.: Hypophysär-hypothalamische Krankheitsbilder nach stumpfem
     Schädeltrauma. Fortschr. Neurol. Psychiat. 25, 523—546 (1957).
986. Wodarz, A.: Zur Kasuistik der intrakraniellen Pneumatocele. Münch. med. Wschr. 62,
     968—969 (1915).
987. Wörner, E.: Gesichtsschädelfraktur und Brillenhämatom. Langenbecks Arch. klin. Chir.
     178, 224—241 (1933).
988. Wolff, E.: Luftansammlung im rechten Seitenventrikel des Gehirns (Pneumocephalus).
     Münch. med. Wschr. 61, 899—903 (1914).
989. Wolff, H.: Die Bedeutung des verminderten Liquordruckes in der Klinik. In: Samm-
     lung psych. und neurol. Einzeldarstellungen. Bd. 17. Hrsg.: A. Bostroem, K. Ber-
     niger u. G. Schaltenbrand. Leipzig: Thieme 1942.
990. Wolman, L.: The neuropathological effects resulting from the intrathecal injection of
     chemical substances. Paraplegia (Edinb.) 4, 97—115 (1966).
991. Woods, A. H., Meleney, F. L.: Fracture into frontal sinuses with discharge of cerebro-
     spinal fluid for over a year; case with death from pneumococcus meningitis. Arch.
     Neurol. 19, 694—698 (1928).
992. Woolf, J. I., Walker, A. E.: Cranioplasty. Collective review. Int. Abstr. Surg. 81,
     1—23 (1945).
993. Woringer, E., Schwieg, B., Brogly, G., Schneider, J.: Nouvelle technique ultra-rapide
     pour la réfection de brèches osseuses craniennes à la résine acrylique. Rev. neurol.
     85, 527—535 (1951).
994. —, Thomalske, G.: Über die plastische Deckung von Schädelknochendefekten mit auto-
     polymerisierender Kunstharzmasse. Eine neue Schnellmethode. Arch. Psychiat.
     Nervenkr. 191, 100—113 (1953).
995. Work, W. P.: Trauma to the frontal sinuses. Initial and subsequent care. Arch. Oto-
     laryng. 59, 54—64 (1954).
996. Worms, G., Didiee, J.: Pneumatocèle intracranienne posttraumatique de la région
     frontale. Bull. Soc. nat. Chir. 56, 1403—1411 (1930).
997. Wuest, F. G.: Bitemporal hemianopsia following a traumatic lesion of the optic
     chiasma. Arch. Ophthal. 63, 721—723 (1960).
998. Wullstein, H. L.: Plastischer Wundverschluß ausgedehnter Duraverletzungen, ins-
     besondere an der Schädelbasis. Z. Laryng. Rhinol. 32, 617—623 (1953).
999. Wustrow, F.: Zur Versorgung frontobasaler Frakturen. H.N.O.-Wegweiser 8, 65—71
     (1959).
1000. Wycis, H. T.: The mechanical role of the cerebrospinal fluid in cerebral concussion.
      Confin. neurol. (Basel) 8, 292—299 (1947).
1001. Yuhl, E. T., Estridge, M. N.: Traumatic pneumocephalus. A brief review of a case.
      Bull. Los Angeles neurol. Soc. 15, 93—97 (1950).
1002. Zampa, G.: Sindrome diencephalo-ipofisaria da frattura della base del cranio. Con-
      tributo alla conoscenza degli esiti dei traumi cranici. Ann. ital. Chir. 26, 193—207
      (1949).
1003. Zander, C.: Das doppelseitige posttraumatische Kavernosus-Aneurysma. Zbl. Chir. 84,
      560—561 (1959).
1004. Zander, E., Oberson, R.: Diagnostic des fistules de liquide céphalo-rachidien par la
      cisternographie radioisotopique. Neurochirurgia (Stuttg.) 10, 163—169 (1967).
1005. Zange, J.: Die chirurgische Behandlung der Meningitis, der gewöhnlichen oto-rhino-
      pharyngogenen und der traumatischen nach Schädelbasisverletzungen. Langenbecks
      Arch. klin. Chir. 152, 335—380 (1928).
1006. — Operationen im Bereich der Nase und ihrer Nebenhöhlen. In: Ophthalmologische
      Operationslehre, Teil IV. Hrsg.: R. Thiel. Leipzig: Thieme 1950, S. 1091—1342.

1007. Zange, J.: Über Versorgung fronto- und laterobasaler Verletzungen. Mschr. Ohrenheilk. **95**, 226—228 (1961).
1008. Zeitler, E., Dietz, H., Schürmann, K., Wolf, R.: Diagnostische Ergebnisse mit der RIHSA-Myelographie und RIHSA-Ventrikulographie. VII. Int. Symp. Bad Gastein, 10.—13. 1. 1966. In: Radioaktive Isotope in Klinik und Forschung, Bd. VIII. Hrsg.: K. Fellinger u. R. Höfer. München-Berlin-Wien: Urban & Schwarzenberg 1967, S. 401—408.
1009. —, Wolf, R., Dietz, H., Schürmann, K.: Der szintigraphische Nachweis traumatischer Liquorfisteln nach gedeckten Schädelhirnverletzungen mit RIHSA-$^{131}$J. 48. Tagung Dtsch. Röntgenges., 20.—34. 4. 1967, Baden-Baden. In: Dtsch. Röntgen-Kongreß 1967. Stuttgart: Thieme 1968, S. 150—151.
1010. Zeller, O.: Die chirurgische Behandlung des durch Aneurysma arteriovenosum der Carotis int. im Sinus cavernosus hervorgerufenen pulsierenden Exophthalmus. Ein neues Verfahren. Dtsch. Z. Chir. **111**, 1—39 (1911).
1011. — Die ersten Versuche der Behandlung eitriger Meningitis mit Ausblasung der subarachnoidalen Räume mit Acetylen. Dtsch. Z. Chir. **234**, 838—847 (1931).
1012. — Zur Behandlung der eitrigen Meningitis. Wien. klin. Wschr. **46**, 847—850 (1933).
1013. — Diskussionsbemerkung. 63. Tagung Dtsch. Ges. Chir., München, 1939. Langenbecks Arch. klin. Chir. **196**, 27—28 (1939).
1014. — Zur Therapie des Aneurysma der Carotis im Sinus cavernosus (Exophthalmus pulsans) mit besonderer Berücksichtigung der Verfahren von Zeller und von Brocks, sowie neuer Versuche. Zbl. Neurochir. **9**, 45—67 (1949).
1015. Zenker, R., Hardt, E.: Die Gefahren der Austrocknungsbehandlung bei Gehirnerschütterung. Langenbecks Arch. klin. Chir. **193**, 673—675 (1938).
1016. Zintz, R.: Zur Frage der traumatischen Chiasmaschädigung. Klin. Mbl. Augenheilk. **127**, 539—546 (1955).
1017. Zwillinger, H.: Die Lymphbahnen des oberen Nasenabschnittes und deren Beziehungen zu den perimeningealen Lymphräumen. Arch. Laryng. Rhin. (Berl.) **26**, 66—78 (1912).
1018. Zülch, K. J.: Vegetative und psychische Symptome bei umschriebenen traumatischen Zwischenhirnschädigungen und ihre Beurteilung im Gutachten. Zbl. Neurochir. **10**, 73—97 (1950).
1019. — Die klinische Erkennung der „Hirnverletzung". Dtsch. med. Wschr. **75**, 536—539 (1950).
1020. — Anatomische Befunde bei gedeckten Hirnverletzungen. Hefte Unfallheilk. **42**, 213 bis 217 (1951).
1021. — Hirnschäden bei Verletzungen des Gesichtes und Schädels, insbesondere bei Vorliegen von Frakturen. In: Fortschritte der Kiefer- und Gesichtschirurgie. Ein Jahrbuch. Hrsg.: K. Schuchardt. Band II. Stuttgart: Thieme 1956, S. 70—76.

# Sachverzeichnis

# Monographien aus dem Gesamtgebiete der Neurologie und Psychiatrie